# GESUND DURCH BLÜTENESSENZEN

## Handbuch Kalifornischer Blütenbehandlung

### Dirk Albrodt

*Für Ute*

Dirk Albrodt

# *Gesund durch Blütenessenzen*

*Mit einem Vorwort von*
*Patricia Kaminski und Richard Katz*
*Direktoren der*
*Flower Essence Society*
*Nevada City, Kalifornien USA*

LAREDO VERLAG MÜNCHEN

Umschlaggestaltung: Barbara Klauer

Zeichnungen: Ingrid Bader

Druck und Herstellung: Loibl, Neuburg/Donau

Printed in Germany

ISBN 3-927518-12-3

*Diese Gefängnisse des Innern*
*sind schlimmer als die schlimmsten steinernen Verliese*
*und solange sie nicht geöffnet werden*
*bleibt all euer Aufruhr*
*nur eine Gefängnisrevolte*
*die niedergeschlagen wird*
*von bestochenen Mitgefangenen*

Peter Weiss

*Denke nicht,*
*der Mond ginge auf, wenn die Wolken verschwunden sind.*
*Die ganze Zeit über stand er am Himmel*
*in vollkommener Klarheit.*

Unbekannter Zen–Meister

*What about a mouthful of something?*

Winnie–the–Pooh

# *Vorwort*

Vor nahezu 60 Jahren schrieb Dr. Edward Bach ein kurze, aber revolutionäre Abhandlung mit dem Titel *"Heile dich selbst"*. Die in diesem Buch enthaltenen Ideen standen in radikalem Widerspruch zu den medizinischen Annahmen, die die Kollegen von Dr. Bach vertraten. Dr. Bach äußerte die Überzeugung, daß körperliche Krankheit ihren Ursprung hat in einem Konflikt zwischen dem Höheren Selbst, oder der Seele, und der Ego-Persönlichkeit, wie sie sich in Gefühlen und Verstand ausdrückt. Wenn sich physische Symptome im Körper manifestieren, sei dieses oft das Endergebnis, weil latente Kräfte in der Psyche ein Ungleichgewicht erzeugen.

Zur damaligen Zeit hatte die medizinische Wissenschaft kein Mittel zur Verfügung, Bach's Behauptungen nachzuprüfen, da sie sich auf die wissenschaftlichen Prinzipien von Newton und Descartes stützte, die vor hunderten von Jahren entwickelt worden waren. Von dieser mechanistischen und materialistischen Anschauungsweise der Medizin wurde der Körper als äußerst komplizierte Maschine angesehen und folglich die Möglichkeit eines Zusammenwirkens von Körper, Seele und Geist abgeleugnet. Aber selbst zu Dr. Bach's Zeit führten Erlebnisse der Kriegszeit zu den Anfängen der psychosomatischen Medizin, wobei der Zusammenhang von Trauma und Stress mit physischen Symptomen erkannt wurde. Mittlerweile haben die Entwicklungen in der Physik das experimentelle und begriffliche Gerüst geliefert für ein erweitertes wissenschaftliches Modell der Wirklichkeit. Die Relativität von Zeit und Raum, die Wesensgleichheit von Materie und Energie, das duale Verhältnis von Welle und Teilchen, das Unsicherheitsprinzip und die Feld-Theorie postulieren eine vieldimensionale Welt von aufeinander wirkenden Kräften und bieten einen begrifflichen Zusammenhang, um die Bachschen Erkenntnisse über die gegenseitige Abhängigkeit von mental-emotionalen Vorgängen und physischen Symptomen zu verstehen, aber auch die Verwendung energetischer Medizin in Gestalt von Blütenessenzen zu begreifen.

Während der letzten 10 Jahre wurde die gegenseitige Verflechtung von Körper und Geist in zunehmendem Maß akzeptiert innerhalb der Schulmedizin. Psychocuroimmunologie, ein neuer Zweig angewandter Forschung, liefert bereits Fallstudien-Dokumentationen darüber, von welch grundlegender Wichtigkeit emotionale und mentale Faktoren für das allgemeine Wohlbefinden und die Selbstheilungskräfte jedes Menschen sind. Eine Anschauungsweise, die sich kräftig entfaltet und die im allgemeinen als "holistische Medizin" bezeichnet wird, versucht, hinauszugehen über bloße Diagnose von Krankheitszuständen und Verabreichung von Medikamenten, die physische Symptome unterdrücken, und will stattdessen den allgemeinen Gesundheitszustand und die Vitalität jedes einzelnen verbessern.

Jedoch nimmt selbst auf dem Feld holistischer Medizin die Therapie mit Blütenessenzen eine führende Stellung ein. *Diese Therapie verlagert den eigentlichen Schwerpunkt des Heilens vom physischen Körper auf die Seele selbst.* Ihr Ziel ist nicht nur, Symptome zu lindern, sondern Blockierungen auf dem Weg spiritueller Entwicklung zu beseitigen und das ganze Potential menschlicher Möglichkeiten verwirklichen zu helfen. Aus dieser Perspektive wird Krankheit eher als Gelegenheit für Wachsen und innere Entwicklung gesehen, denn als ein Feind, den es zu besiegen gilt. Um ein Blütenmittel richtig zu verordnen, muß man lernen, den Ausdruck der Seele ebenso präzise und klar zu sehen, wie die zeitgenössische Medizin gegenwärtig den physischen Körper. Die Pioniere, die mit Blütenessenzen therapieren, stehen auf der Schwelle dazu, eine ganz neue Arena der Erkenntnis zu entwerfen, die über ein gewaltiges Heilungspotential für die Entwicklung des menschlichen Bewußtseins verfügt.

In diesem Geiste begrüßen wir dankbar die Veröffentlichung des Buches *"Gesund durch Blütenessenzen"* von Dirk Albrodt. Als Therapeut hat sich Dirk Albrodt tief in die Seelenqualitäten der Heilmittel, die wir vor 12 Jahren erforscht und der Öffentlichkeit vorgestellt haben, eingelebt. Diese Essenzen wurden in die Welt gebracht unter der Inspiration von Dr. Bach's ursprünglicher Vision und Botschaft. Unser Interesse und fachlicher Hintergrund lagen auf dem Feld der Naturwissenschaften, Mathematik, der sozialen Dienste und des Heilens und veranlaßten uns, nach Heilmitteln zu suchen, um das ursprüngliche Repertorium von 38 Blüten zu erweitern, das Dr. Bach 1936 bei seinem frühen Tod im Alter von 50 Jahren hinterließ.

Viele Sozialwissenschaftler haben festgestellt, daß die Ereignisse in unserer industriellen Nachkriegswelt Wandel und Umwälzungen in solch atemberaubender Geschwindigkeit herbeigeführt haben, daß kulturelle Normen und Werte, die früher vielleicht ein Jahrhundert lang galten, nun in einer Dekade oder weniger sich ändern. Obgleich wir Dr. Bach's Essenzen während vieler Jahre mit großem Erfolg anwendeten, bemerkten wir doch viele Herausforderungen in der modernen menschlichen Seele, für die es unter den ursprünglichen 38 Heilmitteln noch kein deutliches Spezifikum gab. Während wir hier die Fragen stellten und mit den Wildblumen lebten, entfaltete sich unsere neue Arbeit allmählich. Wir fingen mit einigen wenigen Essenzen an, die von einem Kreis örtlicher Praktiker mit großem Erfolg angewendet wurden. Die Essenzen sprachen für sich selbst, ihre Wirksamkeit wurde von einem immer größeren Kreis von Therapeuten bestätigt. Jetzt sind es über 72 hauptsächliche Heilmittel, die von Praktikern auf dem Feld der Gesundheit in der ganzen Welt angewendet werden.

Wir sind uns einer ungeheuren moralischen Verantwortung bewußt, wenn wir neue Blütenmittel in der Welt einführen. Die Informations-explosion unter der Schirm der sogenannten "New Age"–Bewegung kann Bewußtsein und Gewissen leicht überwältigen und sogar lähmen. Es bleibt die große Aufgabe unserer Zeit, die weiten neuen Räume von Heilung und menschlichem Potential, die uns winken, zu integrieren und innerlich für sie wach zu werden. Zu diesem Zweck ist es unumgänglich, daß wir wissenschaftliche Methodik nicht aufgeben, sondern sie im Gegenteil mit immer größerer Hingabe pflegen.

Wir sind uns darüber klar, daß die Therapie mit Blütenessenzen wichtiges wissenschaftliches Arbeiten auf drei voneinander verschiedenen aber mitsammen verbundenen Gebieten erfordert:

*Pflanzenbeobachtung und Feldstudien* – Die Blüten–Heilmittel wirken in der menschlichen Seele mit solch erstaunlicher Genauigkeit, weil die Pflanze selbst nicht eine bloße *quantitative* bio–chemische Entität ist, sondern eine lebendige, *qualitative* Kraft. Ausnahmslos jedes Blütenmittel wurde von uns zuerst als lebendige Pflanze studiert. Nur wenn man in intimer Weise mit der Pflanze durch die verschiedenen Zyklen und Jahreszeiten hindurchgeht, ihr zuhört und sie beobachtet, erkennt man nach und nach ihre archetypische Natur oder Seelenschrift. Zu diesem unmittelbar erworbenen Wissen kommt das Studium von Botanik und Heilkräuterkunde. Die Grundlagen unserer Arbeit in Pflanzenbeobachtung und Phänomenologie verdanken wir besonders unseren Studien von Goethe und der goetheanistischen Naturwissenschaft, wie Rudolf Steiner sie weiterentwickelt hat. Obwohl wichtige Anfangs-stufen in der Wahrnehmung und Beobachtung von Pflanzen geholfen haben, daß unsere Arbeit ins Licht der Welt treten konnte, ist uns klar, daß jede Pflanze nie ausreichend genug studiert oder verstanden werden kann. Mit den Pflanzen leben ist eine stetig weitergeführte Art der Forschung, die uns unentwegt fordert und inspiriert.

*Begriffliche und theoretische Modelle für das Verständnis der Schwingungsmedizin* – Wie oben bemerkt, hat die bahnbrechende Arbeit der modernen Physik bereits Zusammenhänge geliefert, um zu begreifen, warum Blütenheilmittel eine heilende Wirkung haben können. Jedoch bleiben in der Forschung viele Fragen wichtige unbeantwortet. Können wir überzeugende und genaue Modelle der feinstofflichen und subtilen Bereiche entwickeln, in denen die Blütenessenzen primär wirken?

Welches sind die Ähnlichkeiten und Unterschiede zwischen Blütenessenzen und anderen Formen von Schwingungsmedizin wie z. B. Homöopathie? Wenn die Blütenheilmittel ihre Heilwirkung nicht von biochemischen Kräften herleiten, ist es möglich, den Charakter der unsichtbaren Kräfte, die die Heilung bewirken, genau zu beschreiben und zu dokumentieren? Verfahren wie empfindliche Kristallisation und Kirlian-Photographie zeigen, daß jede Blütenessenz ein unverwechselbares energetisches Muster hat und nicht bloß aus Wasser und Alkohol besteht. Die Bemühungen in der Forschung haben erst begonnen – solche Bemühungen sind wichtig nicht nur deshalb, weil sie die Wirksamkeit der Blütenessenz-Therapie in breiteren wissenschaftlichen Kreisen überzeugend klar machen, sondern auch, weil sie den Praktikern ermöglichen, eine klareres Verständnis zu entwickeln über die exakte Rolle der Therapie mit Blütenessenzen im Verhältnis zu anderen holistischen Verfahren.

*Empirische Fall-Dukumentationen* – Dieses dritte und lebenswichtige Gebiet wissenschaftlichem Forschens war äußerst wichtig für die bahnbrechende Wirkung der Blütenessenz-Therapie in den vergangenen Jahrzehnten. Gleichgültig, ob wir wissen, *wie* die Blütenessenzen wirken, können wir objektiv ihre beträchtliche Kraft im Heilungsprozeß beobachten. Genau auf diese Weise hat die Blütenessenz-Therapie ihre gegenwärtige Glaubhaftigkeit errungen, trotz geringer Anerkenntnis durch die Institutionen, wenig professioneller Literatur oder finanzieller Unterstützung für Forschung und Werbung. Um es einfach auszudrücken, haben sich die Blüten durch Mund-zu-Mund-Propaganda verbreitet, da Therapeuten und Laien, die die Heilmittel verwendet haben, ihre dramatischen Ergebnisse erlebten.

Sowie empirische Fallstudien sorgfältiger aufgezeichnet werden, kann unser kollektives Wissen, wie die Blütenessenzen in der menschlichen Seele wirken, fortfahren zu wachsen. In dieser Hinsicht sind wir für die in diesem neuen Buch dargestellte Arbeit von Dirk Albrodt besonders dankbar. Jedes der Heilmittel aus unserem Hauptrepertorium wird hier in einer neuen, erweiterten Bedeutung dargestellt, die aus der Einsicht des Autors kommt. Wir halten ein solches Werk für einen unschätzbaren Beitrag für Therapeuten, die Tag für Tag mit den Blütenessenzen arbeiten, damit sie lebendige Bilder und Ideen erwerben hinsichtlich der tatsächlichen Wirkungsweise der Blütenessenzen auf die Klienten, die sie behandeln.

Wir selbst haben es absichtlich vermieden, in den ersten Jahren unserer Arbeit zu ausführlich über die Blüten zu schreiben. Stattdessen zogen wir es vor, die Heilmittel von einem möglichst weiten Kreis von

Praktikern anwenden zu lassen, sodaß sich die Arbeit auf sehr reale Weise entwickelt durch die Herzen und Seelen derer, die die Heilmittel anwenden. Empirische Fall-Dokumentation erfordert als wissenschaftlichen Grundsatz, daß die subtilen Qualitäten der Heilmittel nicht nur für unser eigenes persönliches Verstehen existieren. Solche Anfangsindikationen müssen vielmehr verfeinert und weiter geklärt werden durch die vielen Therapeuten, die die Heilmittel anwenden. Auf diese Weise gründet sich jedes Blütenmittel auf spezifische und doch universale menschliche Erfahrung. Was am wichtigsten ist: wenn man das Hauptgewicht darauf legt, die *menschliche Erfahrung* zu verstehen, hilft uns eine solche Haltung es vermeiden, die Essenzen als Allheilmittel oder Palliativ zu verwenden. Die Therapie mit Blütenessenzen ist vor allem eine alchemistische Reise, wobei die Seele negativen Eigenschaften begegnet und sie umwandelt durch innere Entwicklung. Mit der geistvollen Beobachtung jedes Laien und Therapeuten, der die Mittel anwendet, kann für alle ein zunehmend größeres und exakteres Bild, wie jede Essenz in der menschlichen Seele wirkt, entstehen, das allen zugänglich ist. So ist *"Gesund durch Blütenessenzen"* ein bedeutendes Buch, um unsere Bibliothek lebendiger Bilder über die Essenzen zu erweitern in Gestalt wahrnehmbarer menschlicher Eigenschaften und Erfahrungen.

Das heilende Gewebe der Blütenessenzen breitet sich weiter auf unserem Planeten aus und schafft ein großes Gewand leuchtender Schönheit, welches nicht nur unsere eigenen Seelen erwärmt, sondern den ätherischen Mantel der Erde selbst weitet. Mögen die Blüten fortfahren, unsere Seelen zu öffnen für eine Neues Millenium, ein neues Zeitalter der Menschheit. Und möge jeder von uns, der vom inneren Licht und der heilenden Anmut der Blüten angerührt wurde, bereit sein, den Weisheitsschatz, den diese neue Therapie so dringend braucht, zu mehren.

Patricia Kaminski und Richard Katz
Direktoren
The Flower Essence Society
Nevada City, Kalifornien USA
November 1990

# Ein paar einleitende Worte

Blütentherapie ist Therapie der Seele. Und Therapie des Körpers über die Seele. Blütentherapie heißt: Therapie mit Blütenessenzen.
Um Blütenessenzen herstellen zu können, benötigt man Blüten. Diese legt man in Wasser und fischt sie nach einigen Stunden wieder heraus – das Wasser ist die Essenz. Chemisch nichts als Wasser.
Wer glaubt, damit irgend etwas ausrichten zu können, muß doch einfach irgendwie ein bißchen meschugge sein...
Ich gebe zu: ich bin ein bißchen meschugge. Was niemand erklären, wiegen, messen kann, ist in der "modernen" Welt irrelevant – oder esoterisch.
Bücher über esoterische Heilweisen beginnen des öfteren damit, daß der Autor schildert, wie er die "seine" entdeckt hat. Meistens hat irgendein Busch gebrannt, hat es geblitzt und gedonnert, oder zumindest ist ihm im Traum (oder in der Meditation) ein Engelchen erschienen und hat ihm geflüstert: "Ey, du, guck doch mal da!" Was soll ich sagen? Nix hat geblitzt oder gedonnert, nicht mal ein ganz klein wenig. Kein Engel. Keine Erleuchtung. Schon schade.
Niemand ist mir im Traum erschienen und hat gesagt: "Kalifornische Blütenessenzen, Halleluja!"
Was ich damit sagen will: ich bin kein Guru, dies Buch ist keine Bibel. Die Wirklichkeit ist ganz profan. Und wir sind die Dummen, wenn wir uns nicht auch am Profanen freuen können.
Da gibt es ein paar Freunde, die benutzen Bach-Blüten, und dann probiert man sie einfach mal aus. Nimmt sie selber, gibt sie weiter. Und denkt: "Ist das denn die Möglichkeit! So gut habe ich mich schon lange nicht gefühlt!" Die Freunde empfinden ebenso. Man schwebt ein bißchen. Man singt und pfeift, und all die verdammten Widrigkeiten und Ärgernisse des Lebens lassen einen auf einmal ganz kalt – ist doch alles halb so wild.
Ich kann ganz schön neugierig sein, und wenn mir jemand erzählt: "Du, es gibt außer den Bach-Blüten noch andere Blütenpräparate", dann muß ich unbedingt wissen, wie diese denn funktionieren.
Naja, diese nachgemachten Dinger können ja gar nicht wirken, höre ich von allen Seiten, und wirklich: Null Erfolg, wenn ich sie anwende.
Aber irgendwie packen sie einen doch, immer tropf' ich mal eine Kalifornische Blüte in die Bach'sche Mischung, ohne mir wirklich

sicher zu sein, was ich damit bewirke. Bach-Blüten-Literatur gibt es in Fülle, will man etwas anderes probieren, steht man dumm da.

Und darin liegt der Zweck dieses Buches: Nicht mehr (ganz so) dumm dastehen. Mal ein wenig anreizen zum Ausprobieren. Eine Lücke in der Literatur füllen, ein paar Eckdaten geben.

Mehr ist nicht drin. Ewige Wahrheiten schon gar nicht.

Man muß die Blütenessenzen kennen, wenn man sie anwenden und auch noch Erfolg damit haben will. Diese Kenntnis fehlte bisher.

Was mir jetzt fehlt, ist der geringste Zweifel an der Effektivität der Kalifornischen Blütenessenzen. Ich habe ihre wunderbare Wirkung an mir selbst und an anderen erfahren und wünsche mir, daß davon viele Menschen profitieren.

Kurz gesagt: Ich habe mich in diese Blüten verliebt.

Und da Liebe ja bekanntlich blind macht, meine inständige Bitte an alle, die diese Arbeit zu Gesicht bekommen und lesen: Bildet Euch Eure eigene Meinung, experimentiert, stoßt, wo es nötig ist, hier Geschriebenes um und ersetzt es durch die genaueren Beobachtungen. Wir haben noch keine Möglichkeit, die Wirkungen wie auch immer zu messen. Also müssen wir sie beobachten, möglichst unvoreingenommen und intuitiv erfassen.

Vielleicht kommt einmal der Tag, an dem wir es so leicht haben werden wie die Wissenschaft heute – dann legen wir eine Blüte in irgendein Meßinstrument und lesen einfach ab, was der Computer uns vortickert.

Aber ehrlich gesagt: mein Wunsch ist *das* nicht.

# TEIL 1:

## Was ist Blütentherapie und wie funktioniert sie?

### Zu Beginn einige Worte zu Bach, zu Blüten und zu Essenzen

Wer sich heute mit Blütenessenzen beschäftigen will, kommt an Dr. Bach nicht vorbei – und das ist gut so. Dr. Edward Bach war Arzt in England. Er praktizierte erst rein schulmedizinisch, dann homöopathisch und entdeckte schließlich die nach ihm benannte Bach-Blütentherapie. Er hatte seine Praxis in London aufgegeben, um sich auf dem Lande den Kopf frei für Neues zu machen, um auf Entdeckungsreise zu gehen, welche noch unentdeckten Möglichkeiten zu heilen die Natur zu bieten hätte. Dr. Bach stellte hohe Ansprüche an seine Forschungen und damit an sich selber. Er suchte eine Methode, die sicher, sanft und nebenwirkungsfrei auf die Kranken einwirken sollte. Und sie sollte so einfach zu handhaben sein, daß ein jeder leicht mit ihr umgehen könne. Wie er letztendlich auf die geniale Idee kam, die Kraft der Blüten wildwachsender Pflanzen zu nutzen und diese in den sogenannten "Essenzen" einzufangen, ist vielleicht noch nachzuvollziehen, aber nicht mehr beschreib- oder mitteilbar.
Er hatte begonnen, Menschen in bestimmte Typen einzuteilen, in die Stillen, die Dominanten, die Ruhelosen, die Besorgten etc., und er entdeckte auf seinen Wanderungen durch die Natur Blüten, die er als ebenfalls still, dominant oder ruhelos empfand. Er sammelte solche Blüten, extrahierte die wesentliche Essenz und gab sie den entsprechenden Kranken. Nicht die Krankheit behandelte er somit, sondern einzig den individuellen Kranken.
Die Erfolge dieser intuitiv entdeckten Behandlungsmethode stellten sich schnell ein, und da Dr. Bach fühlte, daß er auf dem richtigen Wege war, baute er seine Blütentherapie innerhalb weniger Jahre zu einem komplexen System aus. Immer hatte die Einfachheit der Methode bei ihm im Vordergrund gestanden, und immer war er bemüht gewesen, die Zahl der Blütenpräparate so gering wie möglich zu halten. Die Übersichtlichkeit sollte erhalten bleiben.
Auch hatte er es zeitlebens abgelehnt, ein riesiges Lehrwerk aufzubauen. So schrieb er sein erstes Büchlein, nur wenige Seiten stark,

*11*

mit dem Titel "The Four Healers", die vier Heiler. Er bemerkte, daß ganze vier Blütenessenzen nicht ausreichen konnten, um alle Fälle mit ihnen zu erfassen und behandeln zu können. Er suchte weiter, und sein nächstes Werk (die überarbeitete Fassung des ersten) hieß dann schon "The Seven Healers". Doch auch hierbei blieb er nicht stehen. In weniger als einem Jahrzehnt der Suche und des Forschens, des Ausprobierens und auch Verwerfens war das Bach-Blüten-System mit insgesamt 38 Blütenessenzen geschaffen.

Und dann starb Dr. Edward Bach, Ende 1936. Er war gerade 50 Jahre alt geworden. Seine Freunde und Mitarbeiter führten sein Werk fort und hielten es lebendig, indem sie Schriften von und über Edward Bach herausgaben und die von ihm entdeckten Blütenessenzen erst in England, schließlich auch weltweit vertrieben und dies auch heute noch tun.

Wer sich gerne intensiv mit Edward Bach und der Bach-Blütentherapie befassen möchte, entnehme bitte dem Literaturverzeichnis die dort gegebenen Hinweise. Ebenfalls im Anhang findet sich die Adresse des Dr. Edward Bach Healing Centre in England, an das man sich wenden kann, wenn man weitere Informationen sucht, und das auch für Besucher offen ist.

### Blütentherapie nach Dr. Bach

Dr. Bachs Entdeckung der Beeinflussung der Psyche ohne langwierige Psychotherapie trat einen Siegeszug um die Welt an.

Jahrzehntelang gab es zu den Bach-Blüten keine Alternative. Das Bach'sche System galt als abgerundet und in sich geschlossen, eine Erweiterung daher als überflüssig.

Dennoch entstand in den siebziger Jahren in vielen Ländern der Erde beinahe gleichzeitig und doch voneinander unabhängig eine Bewegung zur weiteren Erforschung der Heilkräfte von Blütenessenzen. Wenn erst einmal ein solches Bedürfnis entstanden ist, erübrigt sich eine Diskussion über die Notwendigkeit.

Noch in den siebziger Jahren waren die ersten "neuen" Essenzen erhältlich. Die Flower Essence Society (FES) in Kalifornien hatte ein "Set" aus 24 verschiedenen Essenzen entwickelt. Es war nicht ihr Anliegen, die bewährten Bach-Blütentropfen zu verdrängen, sondern vielmehr, sie zu ergänzen und geänderten Bedingungen anzupassen.

Bach hatte seine Therapie zwischen den Weltkriegen entdeckt. In dieser historischen Situation hatten die Menschen Englands ihre ganz speziellen Probleme, wenn sie sich auch weitestgehend mit denen anderer Erste-Welt-Länder deckten.

Nur drei Jahre nach Bach starb Siegmund Freud, der Begründer der Psychoanalyse, und sein Werk, das schon vor seinem Tod zu zersplittern begann, drohte mit ihm unterzugehen.

Die Technikbegeisterung kannte keine Grenzen, der Kommunismus entwickelte sich zur Macht, die Nazis bedrohten die Welt, die Kirche hatte ihren großen Einfluß, und Sexualität war trotz Freud – immer noch irgendwie igitt.

Ein halbes Jahrhundert nach Bach sieht die Welt anders aus: die Menschen fürchten sich vor Dingen, die sie weder sehen, hören, fühlen, schmecken noch riechen können. Ist das nicht wahrhaft esoterisch? Dioxin, Radioaktivität, Ozonloch und was noch alles – die Gefahr kommt von irgendwoher und gleichzeitig von überall her, keiner weiß genau woher, keiner weiß, was sie anrichten wird, keiner weiß, wie sie abzuwenden ist.

Wir hatten zwar eine "sexuelle Revolution", aber hat sie uns wirklich befreit, und welche Arznei würde Dr. Bach einem Peep-Show-Besucher der achtziger Jahre empfehlen?

Bach kannte zwar die Morphinisten, aber ahnte er auch, daß dereinst schon Kinder Klebstoff schnüffeln würden, daß Spielen an Automaten eine Sucht werden würde, daß manche Frauen und auch ein paar Männer sich Unmengen von Lebensmitteln regelrecht hineinstopfen würden, nur um sie gleich darauf wieder zu erbrechen?

Zu Bachs Zeiten war England wirklich noch eine Insel. Da lebten in England die Engländer, in Frankreich die Franzosen, in Deutschland die Deutschen. Die Welt war geordnet – na gut, die Grenzen wurden schon einmal unter Inkaufnahme tausender Toter verschoben, aber im großen und ganzen wußte man, woran man war. Heute leben in England Hunderttausende Menschen aus ehemaligen Kolonialgebieten: Inder, Afrikaner, in Deutschland Türken, Italiener, Griechen. Die Kulturen vermischen sich, so gerne Nationalchauvinisten aller Seiten dies verhindern würden, die Probleme ändern sich.

Nun gibt es unter den konservativen Therapeuten viele, die der Meinung sind, das Bach'sche System sei flexibel genug, auch für sich ändernde Fragestellungen Antworten finden zu können.

*13*

Darauf kann es weder Antwort noch Erwiderung geben. Die Bach-Blüten werden ihren Wert behalten, und gebe es noch aber Tausende anderer Blütenessenzen. Die Therapeuten werden ihre Erfolge haben, und schließlich sollte dies das einzige Kriterium bleiben, das wirklich zählt.

In beinahe jeder Richtung der Naturheilkunde werden heillose Glaubenskriege ausgetragen und meist nicht darum, wie man den Kranken am besten helfen kann, sondern wer als eitler Anführer die Richtung dominieren kann.

Weiten wir den Streit nicht auch noch auf die Blütentherapie aus, sondern lassen jeden auf die Art und Weise den Kranken *dienen,* wie er es am besten versteht.

Wer jedoch neugierig ist, der stürze sich in ein wunderbares, oft überraschendes Gebiet: die Kalifornische Blütentherapie.

Offensichtlich taten dies schon vor einigen Jahren in Amerika sehr viele Menschen, denn in kurzer Zeit bot die FES zwei weitere Sets mit je 24 Essenzen an. Diese drei Sets, bestehend aus insgesamt 72 Blütenessenzen, sind das Thema dieser Arbeit.

Sie wurden von mir deswegen ausgewählt, da sie nun von den vielen neuen Essenzen diejenigen sind, die wiederum die ältesten, also am weitesten erforschten sind. Die Flower Essence Society bietet inzwischen sehr viele weitere an; wie oben bereits erwähnt, gibt es in vielen Ländern der Erde eigene Blütenpräparate – ein paar Worte über diese werden im Anhang noch gesagt werden.

Auf diese Blüten einzugehen, wird sicher eines Tages notwendig werden, Aussagen über sie zum jetzigen Zeitpunkt wären jedoch Spekulation, außer man beschränkte sich auf jeweils einige wenige Worte.

Für die Anwendung einzelner Blüten gibt es im wissenschaftlichen Sinne keine festgelegte Indikation. Durch die reine Individualität der Methode sind auch große Feldstudien zwecklos. Das Wesen und die Wirkung der Blüten werden intuitiv erfaßt und nur durch Ausprobieren und Beobachten bestätigt oder korrigiert. Von daher bietet es sich an, die Beschreibung der Essenzen auf die am längsten und häufigsten beobachteten zu beschränken.

Die Blüten, die Dr. Bach gefunden hatte, sind inzwischen bis in beinahe die letzte Nuance beschrieben, man weiß, welche Redewendungen bestimmte Blüten–Typen häufig verwenden (und das sogar in verschiedenen Sprachen), man kennt typische Reaktionsweisen (auch in verschiedenen Kulturkreisen), es gibt sogar so etwas wie eine Typologie des Aussehens und der Gestalt der einzelnen Blütenkonstitutionen. Dafür freilich hat es ein halbes Jahrhundert gebraucht – bis ähnlich sichere Aussagen über die Kalifornischen Blüten gemacht werden können, wird es vermutlich nicht ganz so lange dauern – dies ist jedoch abhängig von der Häufigkeit der Beobachtung ihrer Wirkungen. Was natürlich für alle Blüten nach Bach gilt. Ein wirklich fest umrissenes System gibt es für die Kalifornischen Blüten (noch) nicht.

Schon jetzt übersteigt die Zahl der Kalifornischen Blüten eine Menge, die manche als gerade noch überschaubar empfinden. Es stellt sich die Frage, wie viele Blütenessenzen man sinnvollerweise einsetzen kann und soll. Je mehr einem zur Verfügung stehen, desto exakter kann man für den entsprechenden Patienten die Auswahl treffen. Und desto schwieriger wird sie damit. Der Charakter einer Therapie, die jeder anwenden kann, ginge verloren, es entwickelte sich ein neues Spezialistentum.

Eine jede Blüte besitzt in sich bestimmte Heilkräfte, einige haben ihre Wirkungen auf Tausende Menschen, andere nur auf wenige – jede hat ihren Wert.

Eine ganz spezifische mag für den einen darauf hundertprozentig rea– gierenden Menschen das Leben von Grund auf umkrempeln können – für die große Menge mag sie gleichzeitig völlig wertlos sein. Während auf der anderen Seite eine "große" Blüte durchaus in der Lage ist, auch diesem einzelnen mit seinen ganz besonderen Problemen zu helfen.

Auch Dr. Bach benutzte einmal eine Blüte, die sich im Nachhinein als wenig umfassend und daher nicht so wirksam, wie erwünscht, heraus– stellte. Er verwarf sie, nahm eine andere in sein System auf.

So sollten auch wir uns verhalten, die wir die Blütentherapie erweitern und verbessern wollen.

Ob es für immer bei 72 Kalifornischen Blüten bleiben wird, es mehr oder weniger werden, ob die eine oder andere Blüte ausgetauscht wird, liegt in unserer Hand, und das bedeutet auch, daß wir bereit sein müssen, "Stopp" zu sagen, wenn es genug ist, und nicht wie die gierige Wissenschaft nach immer kleineren Partikeln suchen, immer explosi– veren Bombenstoffen und immer gefährlicheren Medikamenten.

So werden wir für das ausgehende zwanzigste Jahrhundert eine praktikable und erfolgreiche Therapie erhalten, und wenn die Zeit dafür reif sein wird, werden andere nach uns kommen und die dann für sie passenden Blüten finden.

## *Was ist denn nun der Unterschied zwischen Bach'schen und Kalifornischen Blüten?*

Zuerst einmal werden die Bach'schen und die Kalifornischen Blüten natürlich aus unterschiedlichen Pflanzen hergestellt. Dadurch erweitert sich das Spektrum der Blütentherapie von bisher 38 auf über 100 Essenzen.

Einige Blütenpräparate, die von Dr. Bach entwickelt wurden, und einige aus dem Kalifornischen Sortiment sind durchaus vergleichbar in ihrer Wirkung (z. B. die Bach-Blüte Wild Rose und California Wild Rose), andere ergänzen sich (wie die Bach-Blüte Walnut und die Kalifornische Blüte Cayenne). Die übrigen Kalifornischen Essenzen berücksichtigen dagegen Aspekte der Psychologie und der Esoterik, die Dr. Bach nicht bekannt waren oder die er zumindest unbeachtet ließ. Sie stellen hier eine wertvolle Erweiterung der Therapiemöglichkeiten dar.

Es gibt jedoch auch einen wirklich gravierenden Unterschied dieser beiden doch so ähnlichen Therapien.

Dr. Edward Bach war ausdrücklich auf der Suche nach pflanzlichen Heilmitteln für jeweils festumrissene Menschengruppen, die sich durch sehr ähnliche Verhaltensweisen, ähnliches Naturell, ähnliche Reaktionsmuster auszeichneten und entsprechend an ähnlichen Erkrankungen litten. Einer solchen Menschen- oder auch Patientengruppe ordnete er eine bestimmte Blütenessenz als ihr Konstitutionsmittel zu. Wurde ein Mensch einer so bezeichneten Gruppe krank, bekam er von Bach das passende Konstitutionsmittel und eventuell noch weitere Mittel in Kombination, mit denen er die momentane Situation des Kranken psychisch wie sozial so genau wie nur möglich zu treffen suchte. Durch die Einnahme dieser Blütenmischung nun fand der Kranke Genesung.

Es handelt sich also bei der Bach-Blütentherapie eindeutig um eine Therapie im eigentlichen Wortsinne mit einer eigenen Pathologie.

Dieses Konzept findet sich auch für die meisten Kalifornischen Blüten, trifft jedoch nicht für alle zu. Bach definierte jeweils einen negativen wie einen positiven "Blütenzustand". Befand sich jemand beispielsweise im negativen Zustand "herrisch, unterdrückend" (= Vine), so konnte er mit Hilfe der entsprechenden Blüte in den positiven, hier "weise Führerpersönlichkeit", überwechseln.

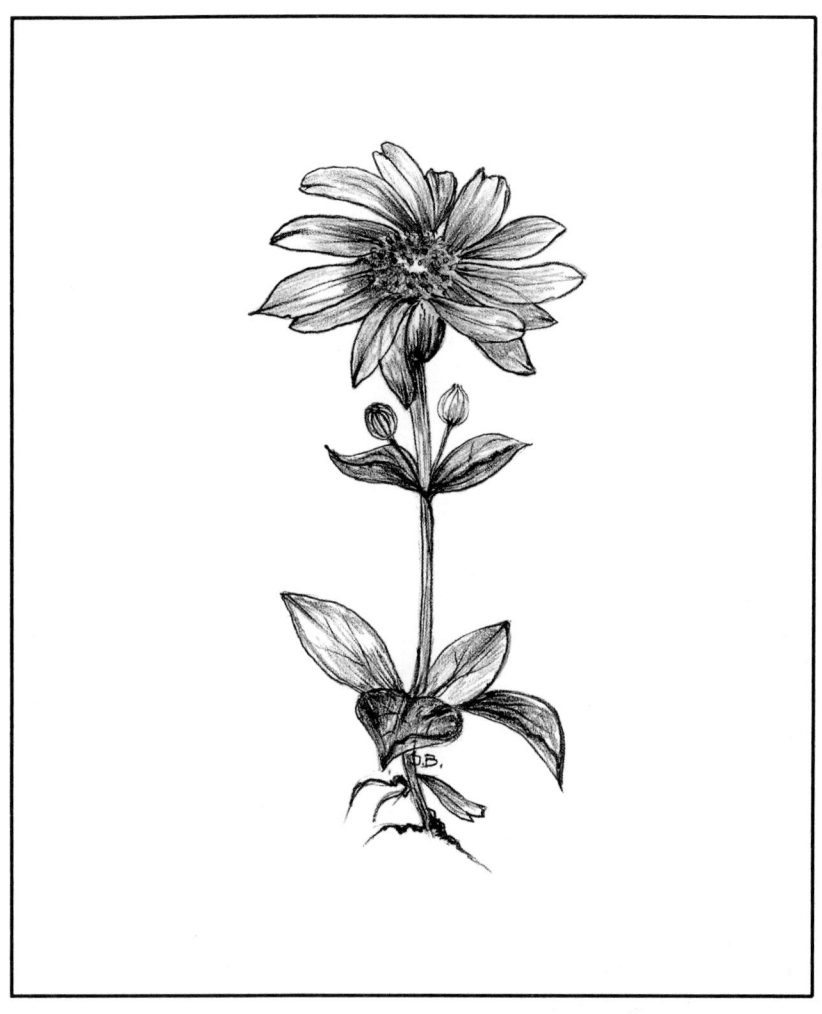

*Arnica*     *Arnica mollis*     *Arnika*

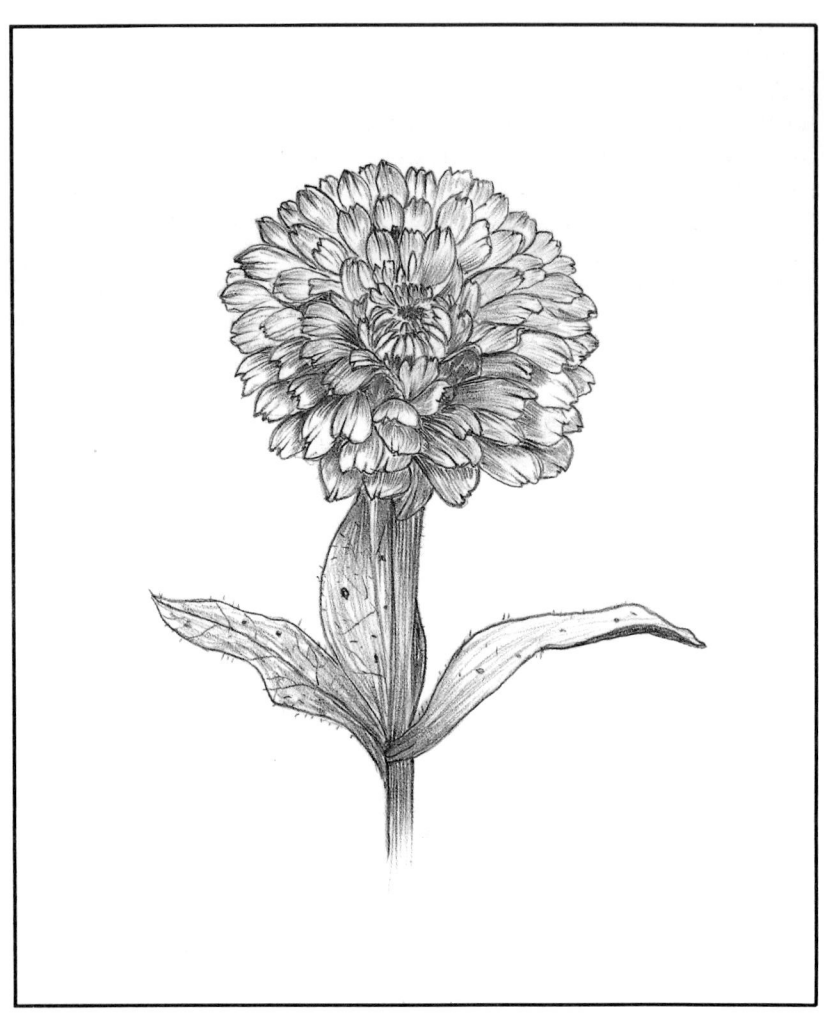

*Calendula*          *Calendula*          *Echte*
                     *officinalis*        *Ringelblume*

Das bedeutet, Bach stellte eine "Blüten-Diagnose" und verschrieb daraufhin die Essenz, wobei Diagnose und Therapie in diesem Falle identisch sind, denn die Feststellung, jemand mache gerade einen definierten Blüten-Zustand durch, zieht die Verordnung eben dieser Blüte nach sich.

Auch in dieser Arbeit wird der Versuch unternommen, eine "Blüten-Diagnose" mit diesmal Kalifornischen Essenzen aufzuzeigen und zu erleichtern. Sie ist in erster Linie als Hilfe zur Therapie gedacht.

Darüber hinausgehend können Kalifornische Essenzen auch genommen werden, wenn man im Sinne einer Bach'schen Pathologie überhaupt nicht krank ist, gar keinen Negativ-Zustand durchlebt. Einige Kalifornische Blüten entfalten besondere Qualitäten, wenn es darum geht, in einem spirituellen Sinne größere Gesundheit, Bewußtseinserweiterung und Weisheit zu erfahren.

Wer nicht krank ist, aber sich weiterentwickeln möchte, dazulernen, sich verändern, dem seien die Kalifornischen Blüten besonders an's Herz gelegt.

Ihr Ziel ist Eins-Werden, innere Ruhe und inneren Frieden finden, Verständnis gewinnen für Dinge, die man weder zählen noch messen kann.

Als Parallele möchte ich hier nur auf den Yoga hinweisen. Yoga kann gezielt als Therapie eingesetzt werden, Yoga ist aber auch ein Weg der Selbsterkenntnis und Selbstverwirklichung.

In diesem doppelten Sinne mag auch die Kalifornische Blütentherapie verstanden werden.

## *Wie findet man heilkräftige Blüten und wie macht man daraus Essenzen?*

Jemand, der sich nicht an die hier oder anderswo gegebenen Vorschläge zur Auswahl "seiner" Blütenessenz halten mag, hat natürlich die Möglichkeit, sich seine ganz persönliche Blüte in der Natur zu suchen und eine Essenz daraus herzustellen.

Aber welche Blüte mag die richtige sein?

Um das herauszufinden, stelle man sich beispielsweise die Frage, welche Blüten eine Rolle gespielt haben in seinem Leben. Mit welcher Pflanze verbindet man eine ganz besondere Bedeutung (das kann auch ein Baum sein), welche bevorzugt man im eigenen Garten, welche sticht einem immer wieder ins Auge, egal wohin man kommt? Welche hat man ganz besonders gern, welche schenkt einem Trost, und welche hellt die Stimmung auf? Wenn man darüber ernsthaft nachdenkt, wird einem schon die eine und/oder andere einfallen.

Vielleicht meditiert man über diese Fragen, vielleicht versenkt man sich ins Autogene Training (siehe auch Anhang) und stellt sich dabei eine Wiese, einen Garten, eine Landschaft vor und schaut, was dort wächst. Oder man stellt sich vor seinem inneren Auge besondere Situationen vor. Wie war das noch, als ich mich zum erstenmal verliebt hab' – war da nicht ganz in der Nähe diese eine Blüte? Oder damals, als ich im Krankenhaus lag – alle brachten mir Blumen, aber über die eine hab' ich mich besonders gefreut, obwohl es eigentlich eine ganz unscheinbare war.

Möglicherweise findet die Leserin/der Leser auch eine ganz eigene Methode, wie er "seine" Blüte findet. Dies hier sollen nur Vorschläge sein, keine Gesetze.

So wie ein jeder eine Lieblingsspeise hat, ein Lieblingsbuch, eine Lieblingsfarbe (siehe auch im Anhang: Farbtherapie), so gibt es auch die liebste Blüte für jeden. Herausfinden muß er sie schon selber, und er wird auch wissen, wie er das tun kann.

Vielleicht stellt er auch fest, daß es eine von den Bach'schen oder den Kalifornischen Blüten ist – dann hat er seine Konstitutionsblüte schnell gefunden und kann anhand der Beschreibung hier oder in anderen Büchern überprüfen, ob das Thema der entsprechenden Essenz das seine ist.

Dann gibt es auch den entgegengesetzten Weg. Man frage sich: Welche Pflanze kann ich überhaupt nicht leiden, über welche habe ich mich schon immer geärgert, welche würde ich am liebsten gleich ausreißen, wenn ich sie sehe? Doch, doch, das gibt es, man denke nur an die vielen Brennessel–Feinde und Löwenzahn–Vernichter. Wenn man sich ehrlich anzuschauen in der Lage ist, wird man feststellen, daß es kein Zufall ist, wenn man eine besondere Abneigung gegen bestimmte Pflanzen verspürt.

Deren Blüte mag in und mit ihrem Wesen etwas ausdrücken, was man an sich selbst nicht leiden kann, was nicht ins Selbstbild paßt.

Die Einnahme einer daraus hergestellten Essenz kann einem dann ein großes Stück Selbsterkenntnis vermitteln und Einsicht.

Dasselbe gilt übrigens auch, wenn man beim Lesen der Beschreibung der Eigenschaften einer bestimmten Blüte besondere Abneigung empfindet und sich so ganz und gar nicht damit identifizieren kann. Die Pfeile, die wehtun, sind diejenigen, die getroffen haben....

Aber machen wir einen Schritt fort von der Theoretisiererei, denn man kann sich auch einfach aufmachen in die Natur und dort seine Blüte suchen. Dazu sollte man allerdings in großem Maße aufnahmefähig sein für die Botschaften, die einem dort gegeben werden. Das heißt, man sollte ausgeschlafen sein, die Nacht vorher nichts Vernebelndes getrunken haben etc. Und man sollte am frühen Morgen losgehen, damit man ausreichend Zeit hat und die Essenz an Ort und Stelle herstellen kann.

Wichtig ist auch, daß man dort sucht, wo die Natur im allgemeinen in Ruhe gelassen wird. Die gleiche Pflanze mag auch an der eigenen Garageneinfahrt durch's Pflaster gebrochen sein, ob sie allerdings so abgasverseucht die gleichen Qualitäten entwickeln kann wie eine unberührt gewachsene – diese Frage stellt sich eigentlich gar nicht. Sein Suchgebiet sollte man also vorher sorgfältig auswählen.

Übrigens kann man auch aus vielen Gartenpflanzen brauchbare Blütenessenzen bereiten – doch auch hier gilt, daß sie so gesund wie nur möglich sein müssen, d. h. sie dürfen weder pestizidbehandelt noch künstlich gedüngt werden.

Wie sollte eine kranke und mißhandelte Natur uns wohl heil machen können!

Und nun ist man am Ort angekommen, an dem man sich die eigene Blüte erhofft. Was nicht heißt, daß man sie auch unbedingt dort finden muß.

Weiß man vorher, was man sucht? Welches Problem man lösen möchte? Zum Beispiel: ich will mich nicht mehr über jede Kleinigkeit ärgern. Ich will die Kinder nicht mehr so herumkommandieren. Ich will endlich von meinem Partner loskommen. Dann halte man Ausschau nach Pflanzen, die genau dieses Problem symbolisch repräsentieren. Schwierig.

Denn jetzt hat man es genau mit der Aufgabe zu tun, die auch Dr. Bach und die Kalifornier zu bewältigen hatten. Eine Pflanze finden und definitiv sagen zu können: du bist diejenige, die hilft, folgendes Problem zu verstehen und damit zu lösen ....

Der "Laie" mag sich da einzig auf sein Gespür und seine Intuition verlassen. Der "Profi" dagegen, der nicht nur eine spezielle Blüte für sich selbst sucht, sondern ein Konzept verfolgt, um möglichst umfassend alle Lebensbereiche mit Blütenessenzen abdecken zu können, muß schon ein bißchen besser vorbereitet sein. Er muß eine Menge von Pflanzenheilkunde verstehen, da die Wirkungen der Essenzen oft analog auf der psychischen und spirituellen Ebene einsetzen, wo diejenigen des Tees, des Auszuges oder welcher Zubereitung der Pflanze auch immer auf der physischen Ebene zum Tragen kommen. Deutlich wird dies beispielsweise bei Chamomile, also Kamille, die als Tee zubereitet Magenschmerzen lindert, als Essenz die Nervosität nimmt, die zu Magenschmerzen führen kann.

Zu berücksichtigen sind weiter die Erkenntnisse, die die Homöopathie bereits gewonnen hat. Viele der Kalifornischen Blüten werden auch als homöopathische Zubereitung verwendet, wobei die Wirkung der Essenz und des Homöopathikums freilich nicht identisch sind. Die Homöopathie stellt viele ihrer Arzneien ja auch aus ganzen Pflanzen her, beschränkt sich nicht nur auf die Verwendung ihrer Blüten.

Die chinesische Heilpflanzenlehre bringt wiederum andere Aspekte einer Pflanze in den Vordergrund, die ebenfalls beachtet werden sollten.

Wir verfügen ja über kein Meßsystem, mit Hilfe dessen wir die Wirkung einer Blütenessenz bestimmen können (auch wenn z. B. mit Kirlian–Fotographie versucht wird, eines zu schaffen). Um diese Wirkung möglichst genau ermessen und interpretieren zu können, sollten wir alle vorhandenen Quellen zur Beurteilung nutzen, auch wenn diese selber anderen Systemen und Kriterien unterliegen. Das Herausfinden der Qualitäten einer Blütenessenz ist bis zur Bestätigung durch die Anwendung reine Interpretationssache!

Und dann gibt es noch so etwas wie eine Signaturenlehre, eine Lehre der Bedeutung der Farben, eine der Bedeutung der Zahlen etc. Hat man sich hier kundig gemacht, verfügt man über das zweitwichtigste Kriterium zur Beurteilung einer Blüte. Man ist in der Lage, die Form der ganzen Pflanzen und die ihrer Blüten, ihre Farbe, ihre Anordnung und Zahl, die Zahl der Blütenblätter und so weiter zu beurteilen und zu interpretieren und kann so auf die Wirkung und den Nutzen der Essenz schließen.

Die wichtigste Methode jedoch besteht darin, sich innerlich leer zu machen, aufnahmefähig für die Botschaft der Pflanze zu werden. Man muß es fühlen, was die Blüte einem sagen will, man muß es intuitiv wahrnehmen können und begreifen. Dazu ist immer Meditation notwendig oder eine verwandte, vielleicht ganz eigene Methode des Blütensuchers.

Der Beobachter muß das Beobachtete werden. Dann weiß er sofort, woran er ist. Wem dies zu hochgestochen klingt, wer es absurd findet oder albern, dem wird es selber nie gelingen. Er möge sich dadurch aber nicht vom Ausprobieren der Blütentherapie abhalten lassen. Die hier beschriebenen Essenzen ebenso wie die Bach–Blütenessen sind über dieses Entdeckungsstadium längst hinaus. Sie mögen noch nicht umfassend genug und endgültig erforscht sein, ihre Wirkung beruht aber nicht mehr auf "Spekulation", sondern auf Beobachtung am Patienten oder im (überhaupt nicht heroischen) Selbstversuch.

Na, hat der Leser/die Leserin, die sich vorhin in die Natur aufgemacht hat, nach alledem eine Pflanze gefunden, die vielversprechend erscheint?

Dann soll jetzt daraus die Essenz hergestellt werden.

Wenige Dinge sind dazu nötig. Zuerst ein Glasschälchen, in dem die Essenz bereitet werden soll, das kann z. B. ein Dessertschälchen sein – nur gut abgewaschen, möglichst ausgekocht sollte es sein und keine Reste von Spülmittel mehr aufweisen. In dieses Schälchen füllt man möglichst frisches Quellwasser, eine Quelle war ja direkt nebenan. Nicht? Für diesen seltenen Fall hat man zur Sicherheit eine Flasche vorher abgefüllt und mitgenommen. Auch nicht? Also, dann tut's in Gottes Namen auch eine Flasche *guten* Wassers, das man irgendwo gekauft hat – am besten im Bioladen oder Reformhaus. Dies ist aber im wahrsten Sinne des Wortes eine Notlösung – gleich gute Ergebnisse wie mit Quellwasser kann man auf diese Weise nicht erzielen. Bitte kein Leitungswasser mit all dem Chlor und Nitrat und Pestizid nehmen. Und auf keinen Fall kohlensäurehaltiges Wasser benutzen.

Man mache sich die Sache aber nicht zu leicht, je genauer man diese Anweisungen befolgt, desto sicherer wird die Essenz wirkungsvoll. Also erst einmal nach gutem Quellwasser Ausschau halten, das besitzt schon eine eigene Kraft, die die Blütenwirkung positiv unterstützt. (Nebenbei bemerkt besteht eine der Bach'schen "Blüten" überhaupt nur aus solchem Quellwasser – ohne Blüte!)

Da wir für die Blütensuche einen wirklich sonnigen Tag erwischt haben, bestehen beste Voraussetzungen für das Gewinnen der Essenz. Die Blüte, aus der sie hergestellt werden soll, ist auch gefunden. Es handelt sich um ein paar besonders kräftige und gesunde Exemplare der gesuchten Pflanze. Nun müssen die Blüten abgepflückt werden und sollten dabei möglichst nicht mit den Händen oder anderen Körper-teilen in Berührung kommen. Man klebt sich am besten mit etwas

Spucke Blätter dieser Pflanze auf Daumen und Zeigefinger und zupfe einige der schönsten Blüten vorsichtig von verschiedenen Pflanzen derselben Art ab. Diese werden anschließend in das Glasschälchen mit dem Quellwasser gelegt, bis die Oberfläche vollständig mit Blüten bedeckt ist.

Das was der aktive Teil der Essenzengewinnung.

Das Schälchen stelle man nun an einen Ort, der ebenso vor Kippen, Wind und Tieren geschützt ist wie der vollen Morgensonne ausgesetzt. Die Sonne erledigt dann alles weitere.

Nach mindestens drei Stunden – besser noch etwas länger – kann man die Essenz als fertig betrachten, spätestens aber dann, wenn die Blüten sichtlich zu welken beginnen. Dann ist mit Sicherheit keine Kraft mehr in ihnen, die man extrahieren könnte.

Daß wir auf diese einfache Art und Weise eine hochwirksame Essenz gewonnen haben, mag manchem nicht glaubhaft erscheinen. Er sei eingeladen, dies Experiment selbst nachzuvollziehen.

Sonne, Blüten und Wasser reagieren irgendwie miteinander. Es läßt sich nicht erklären, was da geschieht, das Wasser jedoch hat nach der Prozedur eine eindeutig andere Qualität als vorher. Die Oberflächenspannung ist größer, es steigen auch Bläschen auf. Jeder, der es ansieht, merkt sofort, daß hier etwas geschehen ist, auch wenn er nicht sagen kann, was.

Am einfachsten füllt man den Inhalt des Glasschälchens dann durch einen mit einem Leinentuch ausgelegten Trichter in ein Braunglasfläschchen (gibt es für wenig Geld in jeder Apotheke). Zur Haltbarmachung fügt man noch einmal die gleiche Menge 38 %igen Cognac hinzu – fertig ist die Urtinktur (oder Mutteressenz).

Fertige Blütenessenzen bekommt man im allgemeinen als Stock Bottles zu kaufen. Um diese zu erhalten, nimmt man von der Urtinktur 5 Tropfen und gebe sie in ein mit Cognac gefülltes 30 ml Fläschchen. Dieses Fläschchen sollte einige Male geschüttelt und – ähnlich wie beim homöopathischen Potenzieren – in die Handfläche geschlagen werden.

Die nächste Verarbeitungsstufe führt dann zum Einnahmefläschchen. Hierfür benötigt man ein weiteres 30 ml Fläschchen mit Pipetten-Einsatz. Dieses wird mit einer Wasser–Cognac–Mischung im Verhältnis 1 : 1 gefüllt, dazu kommen 3 Tropfen aus der Stock Bottle – schütteln, schlagen, fertig.

Es hat also alles bisher ausgezeichnet funktioniert, oder? Meistens aber, wenn man den Schritt von der Theorie, wo ja immer alles klappt, zur Praxis hin macht und das womöglich allein, ohne daß einen jemand beim Händchen nimmt und die Sache schon regelt – dann geht bestimmt irgendetwas ganz furchtbar schief. Auch ohne daß wir uns dazu besonders täppisch anstellen müssen ....

Zum Beispiel nimmt man sich frohgemut vor, den morgigen freien Tag seiner eigenen, ganz persönlichen Blütenessenz zu widmen, besorgt Schälchen, Trichter, Fläschchen und stellt schon mal die Wanderschuhe raus – und dann regnet es. Und regnet weiter und hat nach vier Wochen immer noch nicht aufgehört. Was dann?

Dann könnte man dasselbe machen, was man auch mit denjenigen Blüten, deren Blütezeit so früh oder so spät im Jahr ist, daß die Sonnenkraft für eine effektive Essenzenbereitung nicht mehr stark genug ist, macht. Man greift zur altbewährten, von Dr. Bach selbst vorgeschlagenen Koch–Methode.

Und das geht so: alle Bedingungen wie gehabt, alles Zubehör wie bereits erwähnt und auf in die Natur. Man sucht und findet vielversprechende Blüten, pflückt sie ab und begibt sich auf schnellstem Wege nach Hause oder an eine erreichbare Kochstelle. Man bringt Quellwasser in einer feuerfesten Glasschüssel (Auflaufform o. ä.) zum Kochen, das heißt, es sollte nicht sprudeln, sondern nur leicht vor sich hinköcheln, dann gibt man die Blüten hinein und läßt das Ganze etwa eine halbe Stunde lang auf dem Ofen. Anschließend wird gefiltert, das Wasser läßt man abkühlen und verfährt dann genau wie bei der Sonnen–Methode weiter. Urtinktur, Stock Bottle, Einnahmeflasche.

## Einnahme und Dosierung der Essenzen

Man ist also nun im Besitze einer oder mehrerer Stock Bottles, selbst hergestellt oder gekauft.

Im allgemeinen bereitet man sich daraus eine individuelle Mischung. Es gibt auch einige Mischungsvorschläge für bestimmte Lebenssituationen, auf sie wird im Anhang eingegangen werden.

Bevor man seine Mischung zusammenstellt, sollte man sich darüber klar werden, welches Ziel man mit ihrer Hilfe erreichen will. Ist es eine grundlegende Veränderung der eigenen Person, das Ausschalten lästiger Gewohnheiten und Unzulänglichkeiten, die Befreiung von Krankheit oder auch eine generelle Bewußtseinserweiterung, die man erzielen will? Man sollte sich darüber im klaren sein, daß je nach Zielsetzung Resultate nicht im Handumdrehen erreicht werden können. Man plane den Aufbau seiner persönlichen Therapie daher etwas langfristiger. Die Wirkung tritt mitunter bereits nach wenigen Tagen der Einnahme ein, sollte allerdings nicht mit dem Erreichen des selbstgesetzten Zieles verwechselt werden.

Oft muß man, bevor man Neues aufbauen kann, erst einmal alten Schutt wegräumen. Das bedeutet, am Beginn des Therapieplanes sollten solche Blüten eingesetzt werden, die Reinigung und Befreiung zum Thema haben. Wer noch an alten Schmerzen zu beißen hat, muß zuerst diese überwinden – so er nicht akut krank oder depressiv ist. In einem solchen Falle bewältigt man zuerst die akute Situation, wendet sich dann der Verarbeitung vergangener Prägungen zu, bevor man den Schritt auf die Zukunft hin wagt (siehe Teil 3: der fünfte Schritt. Die Zeitschiene).

Grundsätzlich sollte bei solch einer längeren Therapie die Konstitutionsblüte stets in der Mischung enthalten sein. Dazu gebe man dann die Blüten, die einem helfen sollen, Klarheit in die Vergangenheit zu bringen und mit ihr abzuschließen. Dies ist dann der Inhalt der ersten Einnahmeflasche (vorausgesetzt, daß keine akuten Störungen bestehen, wie bereits erwähnt): jeweils 3 Tropfen aus der Stock Bottle der Konstitutionsblüte und denen der "Vergangenheitsbewältiger".

Insgesamt sollten nicht mehr als 4 oder 5 verschiedene Blüten in eine Einnahmeflasche gegeben werden. Viel hilft hier nicht viel, sondern verwässert und verschleiert mögliche gute Ergebnisse.

Anschließend wird das 30 ml Einnahmefläschchen mit einer 1 : 1 Wasser–Cognac–Mischung aufgefüllt, verschlossen und kräftig geschüttelt. Dieses Schütteln sollte möglichst vor jeder Einnahme wiederholt werden.

Wie oft man wie große Dosen aus dieser Einnahmeflasche wirklich einnehmen sollte, ist schon öfter diskutiert worden, und manch einer hat bei einer ganz persönlichen Dosierung beste Ergebnisse beobachten können. Bewährt hat sich allerdings ausnahmslos die Dosierungsanleitung Edward Bachs, die da vorschreibt: vier mal täglich 4 Tropfen aus der Einnahmeflasche mit einer Pipette auf oder unter die Zunge tropfen und eine Weile im Mund behalten, da die Wirkung bereits hier einsetzt.

Solange man noch Anfänger ist, halte man sich an diese "Vorschrift", bei längerer Beobachtung der Blütenwirkung an sich selbst und anderen mag man für den einzelnen individuelle Lösungen finden. Ratsam ist allerdings, nicht die Tagesdosis zu ändern, sondern eher den Einnahmerhythmus (möglich wären statt 4 x 4 Tropfen auch 6 x 2 oder 3 x 7 – in diesem Rahmen bewegen sich die Vorschläge).

Einige Experten schwören auch darauf, daß zwei Tropfen aus der Stock Bottle in einem Glas Wasser aufgelöst und über den Tag verteilt dann getrunken beste Ergebnisse zeitigen.

Bei allen Einnahmeformen und –möglichkeiten gilt jedoch immer: Blütentropfen vor dem Essen nehmen.

Regelmäßig eingenommen, reicht die erste Einnahmeflasche für etwa 4 Wochen, dann ist sie leer. Zu diesem Zeitpunkt gehe man in sich und befrage sich genauestens und ehrlich, welche Veränderungen man wahrgenommen hat, wie man sich fühlt, ob man bereit ist für den nächsten Schritt.

Dann bereite man die nächste Flasche mit vielleicht der alten, vielleicht einer neuen Mischung. Wählt man eine andere Zusammensetzung der Blütenkombination, behalte man die Konstitutionsblüte bei und füge ihr diejenigen Blüten hinzu, die dem *aktuellen* Zustand am meisten entsprechen.

In die dritte Flasche möge man dann diejenigen Blüten geben, die das Erreichen der eigenen Ziele fördern.

Ratsam erscheint mir bei der Veränderung der Zusammensetzung der Einnahmeessenz eine gewisse Behutsamkeit, d. h. man sollte nicht auf einen Schlag 4 verschiedene Essenzen durch 4 andere ersetzen, sondern durch Austausch nur der Hälfte der enthaltenen Blüten ein sanftes Hinübergleiten in einen weiteren Therapieabschnitt ermöglichen.

Der soeben geschilderte war allerdings ein Idealfall, wie ja in Büchern immer alles ganz glatt und ideal verläuft. Das mag aber beim einzelnen ganz anders aussehen. Möglicherweise benötigt er viel längere Zeit für die Bewältigung akuter Probleme und dann noch einmal soviel für die Befreiung von alten Verletzungen und Störungen, stellt dann aber fest, daß ihn im Augenblick überhaupt keine gravierenden Probleme bedrücken. Dann mag er eine Therapiepause machen oder gleich eine Blütenkombination zusammenstellen, die der oben erwähnten dritten Mischung entspricht.

Nach längstens einem halben Jahr (Ausnahmen sind möglich) muß grundsätzlich erst einmal eine Pause eingelegt werden, um sich selbst die Möglichkeit zu geben, die neue Art und Weise, dem Leben

gegenüber zu stehen, unbeeinflußt und ohne Blütenkrücken kennen-
zulernen.

Die Kalifornischen Blüten können jedoch auch kurzfristigen Zielen
dienen. Man befindet sich in einer ganz bestimmten seelischen
Situation und wünscht sich Hilfe, diese heil überstehen zu können. Das
kann eine Phase besonderer beruflicher Belastung sein, der Streß einer
Prüfungsvorbereitung, der Tod eines geliebten Menschen, das kann
aber auch eine völlige Umstellung der Lebensumstände durch den
Umzug in eine fremde Stadt sein oder auch eine Schwangerschaft.

Situationen, in denen man nicht gerne allein ist, gibt es ja genügend,
die Blüten können hier wertvolle Stütze sein, Aufmunterer und
Mutmacher in einer kurzen Überbrückungsphase, bis man wieder in der
Lage ist, sein Leben ohne Hilfe zu meistern.

Solche "Akut-Blüten" sind in der Regel leichter herauszufinden als
diejenigen, die einer langfristigen Umstimmung dienen. Meist mag da
ein Blick ins Repertorium schon den wichtigsten Hinweis geben. Man
liest dann die Beschreibung der genannten Blüten durch und entscheidet sich daraufhin für die eine oder auch mehrere, die im
Augenblick am passendsten erscheinen.

Nach 4 Wochen beobachtet man die Ergebnisse, um dann die Kombination zu wiederholen, zu verändern oder ganz abzusetzen.

Handelt es sich um einen akuten Notfall, den man mit Blüten behandeln will, bereite man sich eine Mischung aus den im Repertorium
genannten Notfallblüten und nehme oder gebe diese unter die Lippe
oder äußerlich auf Stirn und Nacken. Es empfiehlt sich, diese Mischung stets griffbereit zu haben, in der Hausapotheke, im Auto-
verbandskasten oder an ähnlichen Orten. Man mische hier direkt aus
den Stock Bottles die Notfallblüten zu gleichen Teilen in die Einnahmeflasche ohne weitere Verdünnung.

Diese Mischung kann allerdings in keinem Falle weitere Erste-Hilfe-
Maßnahmen ersetzen. Andere Akutzustände lassen sich mit Blütentherapie nur schlecht beeinflussen. Die Blüten brauchen ihre Zeit, um
ihre Qualitäten auf den Einnehmenden zu übertragen, eine Einnahme-
zeit von unter 14 Tagen ist daher wenig sinnvoll. Es gibt zwar
Menschen, die sich alle 10 Minuten einen Tropfen aus der Stock Bottle
genehmigen, wenn sie gerade aufgeregt oder ärgerlich sind, großartige
Wirkungen kann ich aber hier nicht bestätigen. Wer es ausprobieren
möchte, dem sei es unbenommen.

Grundsätzlich halte ich eine grundlegend umstimmende Therapie dann für sinnvoller, wenn man regelmäßig in einen solchen Ärger–Zustand gerät, wenn der permanente Ärger ein Teil der psychischen Struktur geworden ist. Das Leben und der Alltag bieten nicht täglichen Sonnenschein, man sollte sich schon bemühen, die üblichen kleinen Widrigkeiten gelassen hinzunehmen und mit ihnen fertig zu werden. Auch Blütentropfen können mißbraucht werden wie andere Medikamente. Wer unüberlegt dauernd bei der kleinsten Gelegenheit und dann noch verschiedene Blüten nimmt, läuft Gefahr, nicht mehr von ihnen profitieren zu können, wenn er sie *wirklich* braucht.

Die Aufgabe der Blütenessenzen, wie jeder anderen Arznei auch, ist es, sich selbst überflüssig zu machen. Gesundheit ist ein Zustand, der auf Arzneihilfe getrost verzichten kann.

Dann stellt sich noch die Frage nach dem Alkohol in den Essenzen. Heißt das, daß damit Blütentherapie für all die vielen alkoholkranken Menschen tabu ist, die doch gerade eine Stärkung des Ichs so nötig haben? Zum Glück heißt es das nicht. Ganz heraushalten läßt sich der Alkohol leider nicht aus der Einnahmeflasche, da der Inhalt der Stock Bottle ja damit konserviert ist, jedoch die Einnahmeflasche selbst benötigt nicht unbedingt alkoholischen Zusatz. Man fülle sie in diesem Falle mit Wasser, dem man einen Teelöffel Obstessig beigegeben hat, auf. Der Alkohol wird dadurch so verdünnt, daß er weder als solcher wirken kann, noch durch den Geschmack alte Süchte weckt – da ist der Essig einfach stärker. Die Flower Essence Society bietet neuerdings auch ein besonderes Glycerin an zur Haltbarmachung der Einnahme-blüten, wenn man den Essiggeschmack vermeiden will.

Wie bereits oben erwähnt, müssen die Blütentropfen nicht unbedingt durch den Mund eingenommen werden. Grundsätzlich ist diese Ein-nahmeform allen anderen vorzuziehen, aber lediglich aus dem Grund, daß sie am leichtesten zu handhaben ist und unserer Gewohnheit, Arzneien "einzunehmen", am weitestgehenden entgegenkommt.

Das heißt aber nicht, daß es nicht auch anders ginge .....

Zum Beispiel mag man die Blüten als Badezusatz verwenden. Zu empfehlen sind hier die erfrischenden und regenerierenden Blüten mit je 10 bis 20 Tropfen aus der Stock Bottle auf ein Vollbad.

Oder man kann den Meditationsraum "präparieren", indem man einen Becher Wasser mit mindestens 10 Tropfen (Stock Bottle–) Lotus auf ein Stövchen mit brennendem Teelicht stellt. Die Essenz verdampft und verteilt sich in der Atemluft und fördert so die Vertiefung der Meditation oder anderer Entspannungs- oder Atemübungen.

Die äußerliche Anwendung funktioniert folgendermaßen: man stellt sich eine geeignete Mischung für seine Zwecke zusammen (für die Meditation z. B. Lotus, Lavender und Star Tulip) und lasse sich vom Apotheker eine Creme daraus bereiten. Dazu benötigt es eine Salbengrundlage, die gut und schnell von der Haut aufgenommen wird – der Apotheker wird schon eine geeignete empfehlen können – und pro ml Salbe 2 Tropfen aus der Stock Bottle. Ein 30 ml Salbentöpfchen für die vertiefte Meditation müßte also je 20 Tropfen der genannten Blüten enthalten.

Neuerdings gibt es ja auch in beinahe jeder Stadt einen Naturkosmetikladen; wer sich seine Salbe selbst herstellen möchte, lasse sich dort beraten.

Die Salbe wird dann dünn auf Stirn, vielleicht Nacken und/oder Herzgegend verteilt.

Sicherlich werden experimentierfreudige Leser weitere Anwendungsmöglichkeiten finden – ich bin auf jeden Tip neugierig und bedanke mich schon mal dafür.

## *Wie wirkt die Blütentherapie und wie verläuft sie?*

Bisher war immer die Rede davon, daß man sich selbst entscheidet, einmal eine persönliche Blütenkur zu unternehmen, und wie man seine eigene Blüte findet, aus ihr eine Essenz bereitet und diese einnimmt. Was aber, wenn man für jemand anderen eine Blütentherapie "dirigieren" will? Oder soll? Der Anfänger beginnt natürlich immer mit sich selbst. Hat er dann gemerkt, wie die Therapie funktioniert, fängt er an, Freunden, Bekannten, Verwandten und Nachbarn seine Blütenessenzen aufzuschwatzen. Was verständlich, aber nicht vernünftig ist. Oder er hat einen Beruf aus dem Gesundheitsbereich – dann wird er seine neuentdeckte Therapie im Rahmen seiner Arbeit einsetzen wollen.

Für einen Freund die richtigen Blüten herauszufinden mag ja noch relativ einfach sein – so man einen offenen und vertrauten Umgang miteinander pflegt. Man kennt die Probleme des anderen, weiß, ihm mangelt es an Selbstvertrauen, sie ist zu nervös, er zu schüchtern, sie zu verletzlich ... Mit ein wenig Kenntnis der Blütencharaktere verabreicht man seinen Freunden die Essenzen, die aufpäppeln, Ruhe geben, Mut machen und stark – alles noch kein echtes Problem.

Aber nun kommt ein völlig fremder Mensch namens Patient X, der Ihnen nicht traut, der sich verstellt, der sich seiner Persönlichkeit schämt und Ihnen deshalb etwas vorspielt und im Grunde nur seine Symptome loswerden will, aber nichts selber dafür tun. Dieser Patient X ist – wie sich noch zeigen wird im Verlaufe dieses Buches – ein verdammt harter Brocken und wird uns immer wieder vor neue Probleme stellen ...

Wie jetzt in der Praxis mit einem uns unbekannten Menschen zu verfahren ist, wie man die exakt auf ihn zutreffende Blütenkombination bestimmen kann, soll allerdings nicht an dieser Stelle, sondern etwas später in einem eigenen Teil "Die passende Mischung finden" besprochen werden.

Bevor also solche Praxisfragen angegangen werden sollen, ist es vielleicht erst einmal angebracht, zu erklären, was die Blütentherapie überhaupt mit einem macht. Und wie sie das macht.

Keine leicht zu beantwortende Frage.

Die Blütentherapie senkt erhöhten Blutdruck, lindert Entzündungen und Kopfschmerzen und beseitigt Schlaflosigkeit.

Alles zutreffende Aussagen, und doch ist keine davon wirklich charakteristisch für die Wirkung Kalifornischer Blütenessenzen. Ja, man könnte sogar sagen, all die genannten Aussagen betreffen nicht etwa die eigentlichen Wirkungen der Blüten, sondern bezeichnen dagegen eher Nebenwirkungen ...

Blütentherapie ist keine materielle Therapie. Was bedeutet, daß es nicht irgendwelche chemischen Stoffe sind, die an irgendwelchen Angriffspunkten im Körper zur Wirkung kommen. Was da zur Wirkung kommt – seien wir ehrlich – das weiß im Grunde kein Mensch.

Esoteriker sprechen gerne von kosmischen Energien und Schwingungen. Wobei diese eher Postulat, nicht aber erwiesene Tatsachen sind. Wie kann man mit etwas Unbeweisbarem (zumindest bisher) versuchen, etwas bisher ebenso Unbeweisbares zu erklären ...?

Große Begriffe von Universum, Kosmos, Äther haben alle eines gemeinsam – sie werden herangezogen, um Dinge zu erklären, die sich nicht erklären lassen.

Das – man verstehe mich da bitte nicht miß – soll keineswegs abwertend oder gar beleidigend gemeint sein. Es besagt nur, daß esoterische Theoretiker eben mit Theorien bestimmte Phänomene zu erklären versuchen, was ja durchaus legitim ist. Solange man aber mangels handfester Beweise (und ich spreche hier von Beweisen für den Normal–Patienten, nicht für übersinnlich Begabte) genötigt ist, die Theorien einfach zu glauben – solange kann man doch gleich ohne theoretischen Umweg an die Wirkung der Blütenessenzen glauben, oder nicht?

Bei den Theorien von kosmischen Strahlen und Energien handelt es sich um Erklärungs*modelle*, die zu veranschaulichen suchen, was beim augenblicklichen Stand der wissenschaftlichen Erkenntnisse nicht nachzuweisen ist.

Es stellt sich die Frage, ob diese fehlende Nachweisbarkeit und Erklärbarkeit im wissenschaftlichen Sinne uns in der Anwendung oder eben Nicht–Anwendung der Kalifornischen oder auch der Bach'schen Blütentherapie beeinflussen sollte, oder ob wir eine daraus resultierende Ablehnung der Therapie nicht den Nasturtium– oder Star Tulip Menschen (siehe dort) überlassen sollten.

Schließlich läßt sich trotz alltäglichstem Umgang auch "die Zeit" nicht beweisen, es gibt Hinweise, daß sie unter bestimmten Bedingungen gar rückwärts laufen kann, es gibt Wissenschaftler, die Zeit ohnehin nur als relativ ansehen, wir aber, die im Wartezimmer des Zahnarztes sitzen oder ein Rendezvous erwarten, wir haben die Zeit am eigenen Leibe erlebt, für uns erübrigt sich die Frage, ob es Zeit gibt und wenn ja, wie sie funktioniert. Mal rennt sie, und mal schleicht sie – und das hängt von uns ab und nicht etwa von der Zeit selber.

Und ebenso hängt die Wirksamkeit der Blütenessenzen ganz von uns ab, nicht von den Blüten. Lassen wir die Wirkung zu, werden wir sie erleben, wie wir ja auch Zeit erleben – wozu braucht es dann noch Experten, die behaupten: Zeit gebe es nicht, Blütenessenzenwirkung gebe es nicht.

Seit Beginn der Homöopathie vor immerhin knapp zweihundert Jahren wurden immer wieder Erklärungsmodelle aufgestellt, deren Wahrheitsgehalt letztlich bisher nicht zu überprüfen war. Da in den homöopathischen Arzneien (genau wie in Blütenessenzen) zumindest in den höheren Potenzen überhaupt kein Wirkstoff mehr vorhanden ist, so heißt es, müsse durch die Potenzierung, das Verreiben und Verschütteln der Arznei eine Heilinformation des Ausgangsstoffes auf eine Trägersubstanz (Alkohol oder Milchzucker) übertragen worden sein, die dann wiederum auf den kranken Menschen übertragen wird, von diesem entschlüsselt und schließlich zur Selbstheilung eingesetzt wird. Ich könnte zum Beispiel einem gestreßten Patienten·die Information geben: Sie sollten mehr schlafen. Diese Information wird, so der

Patient sie beherzigt, tatsächlich eine Besserung des Befindens herbeiführen. Ohne daß ich ihm dafür eine chemische oder sonstige Substanz
zuführen mußte. Das Wort ist der Träger der Information, sie wird entschlüsselt und verarbeitet und wirkt dann.

In diesem Sinne könnten homöopathische Mittel ebenso wie Blütenessenzen Träger hochkomplexer Informationen sein, die vom Einnehmenden auf eine noch unbekannte Weise dechiffriert werden und
in einen Heilungsprozeß umgesetzt.

Womit ich hoffentlich nicht die Tatsache verdeckt habe, daß auch ich
in Wirklichkeit keine Vorstellung davon habe, weshalb und wie nun
Blütenessenzen zur Heilung des einzelnen beitragen.

Und womit ich natürlich all denen Aufwind verschaffe, die bei jeder
"unerklärlichen" oder "übernatürlichen" Therapie sofort: "Placebo-
Effekt" schreien, als sei dies das Allerverwerflichste und Verabscheu-
enswürdigste, was es in der ganzen Medizin und Naturheilkunde
überhaupt nur gibt.

Ich persönlich habe überhaupt nichts gegen einen Placebo-Effekt, finde
ihn im Gegenteil höchst erfreulich. Wenn ich einem Patienten zur
Gesundheit verhelfen kann, indem ich ihm im wahrsten Sinne des
Wortes "nichts" gebe, dann habe ich doch eigentlich allen Grund zur
Freude und auch zum Stolz. Andere müssen stärkste Medikamente
verabreichen und erreichen mit ihnen vielleicht dasselbe – unter In-
kaufnahme von Nierenbelastungen oder sonstigen unerwünschten
Nebenwirkungen.

Der Placebo-Effekt spielt im übrigen bei jeder Therapie eine Rolle. Es
ist bekannt, daß die Erwartung der Genesung diese beschleunigt. Das
trifft für Antibiotika ebenso zu wie für Akupunkturstiche.

Aber *nur* Placebo-Effekt? Da wir als Verordner der Kalifornischen
Blüten nur eine Vorstellung davon haben, auf welche Weise sie wirken,
nicht aber gesichertes Wissen – wie sollte der Patient es dann wissen?
Dieser kommt zu uns, weil er Rückenschmerzen hat oder Depressionen
oder ein offenes Bein. Und genau das will er "weghaben". Verabreichen wir also ein Placebo, wird der Patient, so er sich etwas
vorschummeln läßt (Placebos wirken schließlich auch nicht in allen
Fällen und hundertprozentig) erwarten, daß seine Rückenschmerzen und
seine Depression verschwinden, das offene Bein sich schließt.

Eine andere Frage ist es, ob er die Behebung seiner körperlichen
Symptome immer noch erwartet, wenn wir uns ausführlich mit ihm
unterhalten haben, um seine persönlichen und psychischen Probleme zu

ergründen, und uns kaum um seine körperlichen Beschwerden gekümmert haben. Da ist dann also vielleicht zwei Stunden lang nichts weiter geschehen, als daß gesprochen wurde. Kein Blut wurde abgenommen, keine Urinprobe untersucht, Blutdruck und Reflexe blieben unbeachtet, all die typischen Erkennungszeichen heilerischer Autorität und Kompetenz unterblieben. Und dann bekam der Patient ein Fläschchen mit einem Inhalt, der nach Cognac schmeckt, und wurde entlassen. Und vielleicht ist es einzig der Cognacgeschmack, der ihn die Tropfen regelmäßig einnehmen läßt ...

Wir haben also – wenn auch ungewollt – durch unsere Vorgehensweise eher die Skepsis des Patienten geweckt. Er mußte auch nicht vor uns auf einer Couch liegen, ohne uns sehen können, und wir zwangen ihn auch nicht zu peinlichen Geständnissen. Stattdessen behandelten wir ihn als gleichgestellten, ebenbürtigen Menschen, schenkten ihm Aufmerksamkeit und Anerkennung seiner Person, ohne auf unsere eigene Autorität zu achten oder Wert zu legen.

Es ist möglich, die aufkeimende Skepsis des Patienten durch allerhand Gesten und Worte zu beeinflussen, wir könnten bestimmte Rituale durchführen, um von der Banalität der Behandlung (= Gespräch) ab-zulenken. Der zu erwartende Effekt wäre eine gewisse Hörigkeit des Patienten, der Verlust seiner Kritikfähigkeit und nicht zuletzt die Entlassung aus seiner Eigenverantwortung für seine Heilung.

Was nun mit der Einnahme der Blütenessenzen auf ihn zukommt, das weiß er nicht. Vielleicht erwartet er noch das Zuheilen seines offenen Beines. Aber gerade das wird nun nicht der erste Effekt sein, der sich bei ihm einstellen wird.

Und genau dieser erste Effekt, der so von niemandem erwartet wird, der jedoch übereinstimmend von der ganz großen Mehrheit der Patien-ten und Blütenfans berichtet wird, läßt den Schluß zu, daß hinter den Veränderungen doch etwas anderes stecken muß als nur ein Placebo-Effekt.

Bekommt jemand die genau auf ihn zutreffende Blütenmischung und nimmt sie auch vorschriftsmäßig ein, so wird er bereits nach wenigen Tagen in ein Stadium einer leichten Euphorie eintreten. Er wird sich erleichtert fühlen, als habe man ihm eine große Last von den Schultern genommen, er wird sich für ganz "normale" Dinge begeistern können, den Anblick eines Baumes zum Beispiel oder den Geschmack eines Käsebrotes, und einen spürbaren Anstieg seiner Lebensqualität verzeichnen. Ohne daß sich seine äußere Situation in irgendeiner Weise geändert hätte. Er wird sein Leben in dieser Zeit vielleicht zum erstenmal seit langem wieder genießen.

Somit wird dieses Stadium prägend für den gesamten weiteren Verlauf der Therapie. Ist dieser Punkt erreicht, verstärkt die zuversichtliche Erwartung einer Besserung des Befindens die Wirkung, die allein schon von den eingenommenen Blüten ausgeht. Eigentlich erst hier tritt der erwünschte Placebo–Effekt ein. Der Patient erlebt ganz deutlich, daß etwas mit ihm geschieht, etwas, das er eben nicht erwartet hat, das ganz schwer nur zu beschreiben ist, das ihm aber unendlich gut tut. Er ist optimistisch, gut gelaunt, fühlt sich auf dem richtigen Wege und auch körperlich besser, wenn auch seine starken Symptome, die ihn sich so krank fühlen ließen, natürlich noch nicht behoben oder verschwunden sind.

Unterbleibt diese deutliche körperliche und psychische Aufhellung während der ganzen ersten Einnahmeperiode, ist davon auszugehen, daß nicht die passenden Blüten verabreicht wurden. Oder daß der Patient zu den 5 – 10 % der Bevölkerung zählt, die auf Blütentherapie nicht ansprechen.

Es handelt sich also um ein "Muß", dieses Stadium. Eine erfolgreich begonnene Therapie muß es aufweisen.

Und doch liegt hier eine, wenn auch kleine Gefahr für den Patienten, auf die man ihn hinweisen sollte. Es können während dieser leicht euphorischen Phase kleinere Störungen auftreten (müssen aber nicht), die sich zum Beispiel als kleine Unaufmerksamkeiten zeigen, als leicht verlangsamte Reaktionen und Reflexe – welche bei Beobachtung beispielsweise eine Pause beim Autofahren nahelegen oder sonstigen Tätigkeiten, die absolute Aufmerksamkeit erfordern. Diese Störungen treten sekundenweise auf, um sofort wieder zu verschwinden. Insofern ist auch die Blütentherapie nicht ganz nebenwirkungsfrei. Diese Erscheinungen sollten beachtet, aber nicht überbewertet werden. Nach einigen Tagen sind sie überstanden, ohne daß es notwendig ist, ihretwegen etwas zu unternehmen. Des weiteren werden in seltenen Fällen leichte Mißempfindungen auftreten, ein Kribbeln in Händen und/oder Füßen oder an der Kopfhaut – das ist es aber auch schon. Als Nebenwirkungen kann man diese Erscheinungen getrost vernachlässigen. Im allgemeinen behält der Patient bis zum Ende der ersten Einnahmeperiode ein insgesamt positives Körpergefühl und die deutliche Stimmungsaufhellung.

In einigen Fällen hingegen kann es zu einer Erstverschlimmerung wie bei so vielen naturheilkundlichen Therapien kommen. Das bedeutet, daß der Patient gleich zu Beginn der Behandlung durch eine Phase verstärkter Symptomatik geht. Er ist dann besonders traurig, besonders hoffnungslos oder besonders gereizt. Diese Phase kann täglich oder auch im mehrtägigen Rhythmus mit der erwähnten euphorischen Phase wechseln. Sie kann aber auch eine ganze Woche lang ununterbrochen andauern, bis die deutliche Besserung spürbar wird. Dem ist nur insofern Beachtung zu schenken, als der Patient in dieser Zeit nicht aufgeben sollte. Er muß hindurch – um eine grundlegende Besserung zu erreichen. Ein solches Wechselbad der Emotionen ist in der Regel nach 14 Tagen überstanden und weicht dann einem ausgeglichenen und zuversichtlichen Gefühl.

In dieser Zeit, also zu Beginn der Therapie, können weitere, wenig bedeutsame, Erscheinungen auftreten – meist gleichzeitig mit der Erstverschlimmerung –, die allesamt mit dem Einschwenken in das ausgeglichene Stadium wieder verschwinden. Dazu gehören kleine Mundgeschwüre (Aphten), Kitzeln im Hals verbunden mit Hustenreiz und bisweilen verstärktes Schwitzen.

Es kann geschehen, daß der Patient nach den vier Wochen der ersten Einnahmeperiode behauptet, er habe nicht die geringste Wirkung verspürt. Das kann zum einen daran liegen, daß tatsächlich keine Wirkung bei ihm aufgetreten ist, zum anderen aber auch daran, daß er sie einfach nicht bemerkt hat, ja möglicherweise nicht hat bemerken wollen. Auch ist nicht jeder für sich selbst so sensibel, daß ihm auch kleinste Veränderungen an sich nicht entgehen. In einem solchen Falle ist der Patient eingehend zu befragen und zwar nach all den Details, die bereits im ersten Gespräch besprochen wurden. Möglicherweise wird er dann doch gewisse Änderungen seines Befindens und/oder Verhaltens angeben, denen er zuvor keinerlei Bedeutung zugemessen hatte. Manchmal sind es auch die Familienmitglieder oder Freunde, die Veränderungen bemerken, während der Betreffende weiter stur dabei bleibt, er merke überhaupt nichts.

In anderen Fällen meldet sich der Patient mit Begeisterung zurück und berichtet von Verhaltensänderungen, die so automatisch abgelaufen seien, daß er sie erst jeweils im Nachhinein wirklich registriert habe. Dann mag er beispielsweise äußern, er habe seinem Chef spontan die Meinung gesagt, als dieser ihn zum wiederholten Male für eine Sache verantwortlich gemacht habe, mit der er nichts zu tun hatte – wo er doch normalerweise eher den Kopf einziehe und auch ungerechtfertigte Anschuldigungen lieber auf sich nehme und herunterschlucke, als sich dagegen zu wehren. Der Chef habe sich entschuldigt, sei wieder gegangen, und er selbst sei völlig verdattert über sein eigenes Verhalten erst einmal ein paar Minuten reglos an seinem Stuhl festgeklebt gewesen, bis er habe weiterarbeiten können.

Manche Verhaltensweisen verändern sich in der Tat so spontan, natürlich und daher kaum merklich, daß es oft eher andere sind als man selbst, die sie zu erst bemerken. Dies gilt es in der Rückschau auf die erste Einnahmeperiode zu erfragen. Man bringt ja nicht alles, was mit und um einen herum so geschieht, gleich mit den Blütenessenzen in Verbindung – wenn der Schüchterne gut gelaunt ist, wird er schon einmal auf einen Fremden zugehen, sich mit ihm unterhalten können. Daß er es aber gerade jetzt ist und daß diese gute Laune länger als nur einen Augenblick dauert und nicht etwa auf andere äußere Ursachen zurückzuführen ist wie eine unerwartete erfreuliche Nachricht, eine bestandene Prüfung, ein frisches Verliebtsein, das sollte schon den Schluß erlauben, daß die Blüten in ihm am Werke sind.

Dieser gehobene Zustand soll nun sanft in eine dauerhafte Veränderung der Persönlichkeit und mit ihr eine ebenso dauerhafte Auflösung der ihn in seiner Entfaltung behindernden Probleme hinübergeführt werden. Es sind ja nicht die Kopfschmerzen das Problem, dann ließe es sich mit Aspirin lösen, sondern die Kopfschmerzen sind Ausdruck einer Schwierigkeit, sein Leben zur eigenen Zufriedenheit zu leben. Sie sind Symptom, sind Signal, sie sagen: Du mußt jetzt etwas tun.

Tut man wirklich etwas, setzt sich mit sich selbst auseinander, stößt auf den Kern und die Ur–Sache der eigenen Schwierigkeiten und arbeitet an ihrer Bewältigung, dann werden die Kopfschmerzen zur Neben–sache, bedürfen keiner besonderen Beachtung mehr – man wird eines Tages überrascht feststellen, daß man schon seit einiger Zeit keine Schmerzen mehr verspürte. Die Beseitigung der körperlichen Symptome geschieht meist so schleichend und kaum merklich als Neben–effekt der psychischen Erleichterung, daß sie zu irgendeinem Zeitpunkt als nicht mehr vorhanden registriert werden und der Betreffende dann meist nicht genau angeben kann, seit wann er denn nun beschwerdefrei ist.

Wir finden hier deutliche Parallelen zur Psychotherapie, und in der Tat *ist* Blütentherapie Psychotherapie, zumindest in ihrer wichtigsten Wirkweise. Es ist nicht möglich, eine Therapie zu einem erfolgreichen

Abschluß zu führen, wenn man drängenden Fragen und Problemen aus dem Weg geht. Was man erreichen kann, ist allenfalls das Zudecken der Symptome, die sich schließlich auf andere Art und an anderer Stelle wieder melden werden, solange das, wofür sie stellvertretend stehen, nicht wirklich angenommen und bearbeitet wird.

Die Blütentherapie hat allerdings einen ganz wesentlichen Vorteil gegenüber anderen Psychotherapien, da sie zu nichts zwingt. Sie überläßt in gewissem Sinne den Kranken sich selber, seinen Instinkten und seinen Selbstheilungskräften. Im Kranken selbst entsteht das Bedürfnis, weiter zu gehen, tiefer zu graben, endlich Schluß zu machen mit altem, belastendem Problemmüll. Einsichten und Selbsterkenntnis kommen wie von alleine, und zwar zumeist in dem Tempo und in der Dosierung, daß der Behandelte sie gut ertragen kann. Seine Erkenntnisse kommen oft in plötzlichen Aha–Erlebnissen. Er erinnert sich auf einmal lang vergessener Dinge und empfindet sie gleichzeitig als nicht mehr so schmerzhaft und bedrohlich, wie sie ihm früher immer vorkamen.

Eine Überschwemmung mit unheimlichen, verängstigenden und schmerzenden Emotionen ist jedoch nicht ganz ausgeschlossen. Bei stetem Kontakt von Behandler und Patient läßt sich allzu Aufwühlendes durch die Besänftiger unter den Blüten auffangen und abmildern, indem man direkt zu Beginn der ersten solcher Anzeichen die Dosierung herabsetzt, eventuell diese Besänftiger (Yerba Santa, Self–Heal, Chamomile) als Zwischengaben verabreicht oder sie der bisherigen Mischung hinzufügt.

Das plötzliche Ins–Bewußtsein–Kommen von Erinnerungen, die lang verschollen waren, im ganz besonderen Zusammenhang mit der Zielrichtung der eingenommenen Blütenessenz, ist eine typische Wirkung und deutliche Anzeige, daß die Therapie läuft.

Wir können also feststellen, daß bereits während der ersten Einnahmeperiode Dinge geschehen (spontane Verhaltensänderungen und Erinnerungen), die den Patienten in seiner Gesamtheit positiv beeinflussen.

Wie soll es nun weitergehen? Zuerst müssen wir alle Einzelheiten der Blütenwirkung erfassen, um uns ein Bild von den Fortschritten machen zu können. Anschließend gibt es verschiedene Möglichkeiten, weiterzuverfahren.

Haben wir das Gefühl (= die innere Überzeugung), der Mensch, der da vor uns sitzt, sei in sich gefestigt, können wir ihn, so er diesen

Eindruck von sich aus bestätigt, sich selber überlassen. Er selbst soll entscheiden, ob er die Therapie fortsetzen will oder deren Wirkung in einer einnahmefreien Zeit überprüfen will. Da er die positiven Effekte der Blütenessenzen am eigenen Leibe erfahren hat, können wir sicher sein, daß er sich bei Schwierigkeiten oder gar Rückschlägen in der persönlichen Entwicklung wieder melden wird.

Ein solcher Fall wird aber nicht die Regel sein. Beibehalten oder Veränderung der bisherigen Blütenkombination wird die übliche Frage sein, die sich uns stellen wird.

Wir erfragen jede bisher verordnete Blüte nach ihrer spezifischen Wirkung und nach den Wirkzusammenhängen und gegenseitigen Beeinflussungen – sind keine besonderen Veränderungen aufgetreten, lassen wir die entsprechende Einzelblüte weg. Ziel der Blütenauswahl muß immer sein zu reduzieren. Je weniger Blütenessenzen auf einmal genommen werden, desto effektiver wirken die einzelnen. Ist mit einer anderen Blüte das angestrebte Ziel bereits erreicht worden, wird sie ebenfalls aus der Mischung herausgenommen. Wurden mit einzelnen Blüten jedoch nur Teilerfolge erzielt oder zeigen sich nur ansatzweise Veränderungen, behalten wir sie bei.

Die Zweitverordnung sollte in jedem Fall etwa zur Hälfte aus bereits verwendeten und neuen Blüten bestehen. Ein idealer Verlauf wäre eine Erstverordnung bestehend aus der Konstitutionsblüte, zwei spezifischen und einer Verstärker–Blüte (siehe Teil 3: Die passende Mischung finden, Der sechste Schritt), gefolgt von einer Zweit– bzw. Drittverordnung, bei denen jeweils eine der spezifischen Blüten durch eine neue ersetzt wird, wobei Konstitutions– und Verstärker–Blüte in der Kombination behalten werden. Nach diesen drei Einnahmeperioden legt man eine vier– bis sechswöchige Einnahmepause ein, um anschließend zu entscheiden, ob eine Fortsetzung der Blütentherapie sinnvoll oder notwendig ist.

Die Freiheit des Therapeuten, andere Wege einzuschlagen und eigene Modelle zu entwickeln, muß an dieser Stelle wohl nicht besonders betont werden. Der Idealfall hat immer den Vorteil, ideal zu sein, verbunden mit dem Nachteil, nicht einzutreten ...

Als feste Regel möge man nur akzeptieren, daß es nicht sinnvoll ist, zuviele Blütenessenzen gleichzeitig zu verabreichen, da sollten sechs die Obergrenze sein. Dann sollte man seinen Patienten oder auch sich selbst nach spätestens sechs Monaten (= sechs Einnahmeperioden) die Möglichkeit geben, das neue Leben auf eigenen Beinen stehend auszuprobieren, die eigene Standfestigkeit zu überprüfen. Und man sollte den Verlauf der Therapie stets im Auge behalten, alle Eventualitäten im Gespräch mit dem Klienten/Patienten ansprechen und abklären. Die Blütentherapie ist durchaus flexibel in der Handhabung; bemerkt man einen Fehler, ist es möglich, die alte Blütenmischung sofort abzusetzen und auf eine andere überzugehen. Ebenso kann man, wenn unangenehme Erscheinungen auftreten, die Dosierung verringern oder mit der Einnahme ganz aussetzen lassen. Die Möglichkeit in die "laufende" Einnahme hinein Stabilisatoren oder Besänftiger hineinzugeben, wurde bereits oben erwähnt.

Und dann gibt es natürlich den Fall, sozusagen das Negativ-Ideal, wo man einfach keinen Ansatz findet, das Gespür verläßt einen, man weiß nicht, ist das echt, was mir da erzählt wird, oder wird mir etwas vorgespielt. In solchen Fällen weiß der Patient manchmal selber nicht, wo genau seine Probleme liegen. Weitere Möglichkeiten, einem die Sache zu erschweren, gibt es in ausreichender Menge.

Man benötigt eine Art Hebel, um die Oberfläche, die panzerartig alles von sich abprallen läßt, aufzuknacken und die Therapie individuell und zielgerecht ausrichten zu können. Bevor man sich in einem derartigen Falle der schieren Verzweiflung übergibt, besteht jedoch die Möglichkeit, dem Patienten mit einer Mischung aus Self-Heal und Lotus eine bessere Einsicht in sein Leiden zu verschaffen. Nach vier Wochen der Einnahme wird er seine Probleme klarer sehen und präziser artikulieren können, so daß dann der erste Schritt der eigentlichen Therapie erfolgen kann.

Eine weitere Erschwernis mag auftauchen, wenn eine Therapie, die vielversprechend begonnen hat, plötzlich stagniert, so daß über Wochen keine Veränderungen und kein Fortschritt mehr eintreten, der Patient eventuell gar in alte Verhaltens- und Gewohnheitsmuster verfällt. So ein Stillstand im Therapieverlauf ist eine völlig normale Erscheinung. Die Therapie verläuft nie in einem Fluß, sondern eher treppenförmig, wobei anscheinend auf jeder Stufe eine kleine Pause eingelegt wird. Was nicht heißt, daß nicht in manchen Fällen jemand gleich zwei oder drei Stufen auf einmal nehmen könnte. Dehnt sich aber diese Pause zu lange aus, wird der Patient frustriert und der Behandler natürlich auch. Wieder einmal sei die genaue Überprüfung der bisher verordneten Blüten anempfohlen. Möglicherweise trafen sie nur zu einem Teil auf den Patienten zu, taten das, was sie vermögen, die Entwicklung blieb nach kurzer Zeit entsprechend stecken, die potentielle Wirkung

verpuffte. Mit einer veränderten Blütenkombination müßte die Stagnation überwunden werden können. Wenn sich dann immer noch nichts
tut, bleiben noch zwei Möglichkeiten: einmal eine Therapiepause
machen, bis der Patient von sich aus zu einer persönlichen Weiterentwicklung bereit ist (manch einer hat sich gut mit seinem Kranksein
arrangiert – was ihm Probleme macht, ist die Gesundung) – oder einen
Neuanfang mit Cayenne machen, einer Blütenessenz, die motiviert und
vorwärtsbringt.
In keinem Falle sollte man seinen Patienten zu irgendetwas zwingen,
er ist der einzige, der wirklich weiß, was ihm gut tut, auch wenn dieses
Wissen oft verschüttet ist – man verlasse sich lieber auf den Instinkt
des Patienten als auf seinen eigenen.
Sich zum Herrn über Patienten aufzuschwingen, wäre höchst anmaßend
und indizierte dringend eine Blütentherapie für den Therapeuten ...
Zum Abschluß dieser Erörterung noch eine dringende, wenngleich
höchstwahrscheinlich überflüssige Empfehlung: ein jeder, der mit
Blütenessenzen arbeitet, sollte sie und ihre Wirkung am eigenen Leibe
erfahren haben. Er wird sich besser in den Patienten hineinversetzen
können, besser dessen Gefühle und Entwicklungen nachvollziehen, und
er vergrößert seinen eigenen Horizont, er macht sich ein wenig freier
von sich selbst, kann selbstloser und offener werden und daher die
Signale, die ihm sein Patient sendet, besser verstehen. Will er im Patienten nicht stets nur sich selbst erkennen, muß er einen gewissen Grad
der Freiheit für sich selbst erreicht haben.

# TEIL 2:

## *Die einzelnen Essenzen und ihre Wirkung*

Im folgenden wird jede einzelne der 72 Blütenessenzen mehr oder weniger ausführlich besprochen. Dies "mehr oder weniger" möge bitte nicht gleichgesetzt werden mit einer Wertigkeit. Eine Essenz, die ausführlicher beschrieben wird, ist deswegen nicht unbedingt wichtiger als andere – sie mag in ihren Wirkungen nur besser erforscht sein. Manch eine ist auch einfach in wenigen Sätzen deutlich zu charakterisieren, während andere wiederum schwerer zu erfassen sind.

Natürlich wird jeder, der sich mit Blütentherapie beschäftigt, nach einer Weile seine "Lieblinge" unter den Blüten haben – d. h. er wird eine persönliche Beziehung zu ihnen entwickeln. Andere wird er vielleicht eher unbeachtet lassen. Der Grund dafür liegt darin, daß er seine persönlichen Probleme leichter wiedererkennt als solche, die ihm fernliegen. Hier wird ihm ein gehöriges Maß an Objektivität und Unvoreingenommenheit abverlangt, der Therapeut muß einfühlsam sein, sich in die Person seines Patienten hineinversetzen können, um dessen Lage wirklich verstehen zu können. Dennoch werden sich ihm wichtige und weniger wichtige Essenzen zu seinem ganz persönlichen System herausbilden.

Es lasse sich dadurch niemanden verunsichern. Der Therapeut und die Therapie werden nicht dadurch ineffektiver, daß nicht die gesamte Bandbreite erfaßt wird. Bisher hieß es zum Beispiel auch, man könne die breite Palette aller Persönlichkeiten und Charaktere allein mit der Bach–Blütentherapie abdecken. Soll man daraus den Schluß ziehen, der sei ein schlechter Therapeut, der auf die Kalifornischen Blüten verzichtet, weil er ihre ungeheuren Möglichkeiten einfach außer acht läßt? Das tue niemand der Bach–Blütentherapie an. Wer allein mit den Bach–Blüten arbeiten will, der soll dies tun, und er wird Erfolge haben, so er nur gut und gewissenhaft arbeitet.

Die Beschreibung der Wirkweise der Essenzen ist nun eine etwas heikle Sache. Wir können sie nicht in irgendwelche chemischen Bestandteile zerlegen und diesen auf dem Weg durch den menschlichen Körper folgen, um an bestimmten Stellen eindeutige Reaktionen festzustellen. Eine Überprüfung nach streng kausalen und wissenschaftlichen Methoden ist somit nicht möglich. Bisher zumindest. Auch ein rein empirischer Nachweis der Wirkungen kann nicht gelingen, wenn man zum Beispiel im Doppelblindversuch einer Patien-tengruppe eine bestimmte Blütenessenz verabreicht, einer weiteren Gruppe nur wasserverdünnten Cognac, wobei selbst der Therapeut nicht wissen darf, welcher Patient zu welcher Gruppe gehört. Hier ist die Versuchsanordnung untauglich, da die Blütentherapie eine rein individuelle ist – bei zwei Patienten mit gleichen Symptomen können – genau wie in der Homöopathie – zwei verschiedene Mittel wirksam sein, da beide ganz unterschiedliche Persönlichkeitsstrukturen aufweisen.

So muß man den mühsamen Weg gehen, die durch Intuition und Beschäftigung mit der Symbolsprache der Blüten gewonnenen Erkenntnisse immer und immer wieder in der Therapie – nicht in der Theorie – zu erhärten, um zu einem abgerundeten Bild der Blütenessenz zu gelangen. So kann eine Beschreibung einer Kalifornischen Blüte noch nicht so präzise und detailliert sein wie die einer Bach Blüte, die nun über ein halbes Jahrhundert so oft in ihrer Wirkweise beobachtet wurde, daß kaum noch offene Fragen übrigblieben.

Daraus folgt, daß die hier gegebenen Charakterisierungen der einzelnen Blüten keinesfalls endgültig und der Weisheit letzter Schluß sind. Vielmehr handelt es sich bedauerlicherweise um immer noch höchst oberflächliche Beschreibungen, die nur eine grobe Orientierung geben können. Dennoch können sie von einigem Nutzen sein, wenn man sie wieder und wieder hinterfragt und seinen kritischen Verstand behält. Segelten doch die Seeleute im Mittelalter auch unter Zuhilfenahme von aus heutiger Sicht absolut indiskutablen Karten recht erfolgreich über's Meer. Hoffen wir, daß diese indiskutablen Blüten-Beschreibungen recht bald durch bessere und genauere ersetzt werden können, was allerdings voraussetzt, daß die Essenzen oft verwandt und in ihren Wirkungen genauestens beobachtet werden.

Nach all dem bisher Gesagten wird nun hoffentlich niemand mehr erwarten, unter einer Überschrift mit dem Namen einer Kalifornischen Blüte eine detaillierte Auflistung aller Symptome zu finden, die diese in der Lage zu heilen sei. Der noch ungeübte Leser wird stattdessen eine diffuse Charakterisierung bestimmter Menschentypen finden, die besonders auf die bezeichnete Essenz ansprechen, mag er auch unter noch so verschiedenen Krankheitserscheinungen leiden. Eine Wirkung im Sinne irgendeiner Arzneitherapie kann es bei der Blütentherapie gar nicht geben. Ziel jeder einzelnen Blüte ist das Heilwerden. Der Patient, der Kranke, der Niedergeschlagene – sie haben an den Lektionen des

Lebens zu knabbern, ihnen fehlen Erkenntnisse, Einsichten, Mut und das Vermögen, abstrakt Gelerntes konkret werden zu lassen. Mögen sie auch wissen: ich bin zu aufbrausend, ich bin zu verklemmt, ich bin zu eigensinnig. Was sie nicht wissen, ist: wie werde ich ruhig, frei, offen und großzügig. Blütenessenzen können den Weg dahin zeigen.

Die Blüten wirken auf zwei parallelen Wegen: einmal durch die ihnen innewohnende Heilkraft, dann aber auch durch die Beschäftigung des Patienten mit seinem Problem. Manches wird bewußt gemacht, manches provoziert ihn auch. Die Blüten zwingen zu einer Auseinandersetzung mit sich selbst.

Natürlich gibt es "typische Erkrankungen" – der Choleriker wird eher am Bluthochdruck leiden, der Schüchterne an kalten Füßen, der Asket am Diabetes Mellitus. Für die Blütentherapie ist dies jedoch zweitrangig. Diese Symptome sind lediglich der Ausdruck einer bestimmten Gemütsverfassung, sind ein Zeichen (= Symptom) dafür, daß der betroffene Mensch "unheil" ist, daß ihm etwas fehlt: die Integrität von Körper, Seele und Geist. Wer in diesem Sinne heil ist, wird nicht krank und benötigt weder Blüten– noch sonst eine Therapie.

Genau dies wird in der Naturheilkunde und den Weisheitslehren angestrebt, sei es in der Homöopathie, in der Akupunktur, sei es in Meditation, Schamanismus, Yoga, Tai Chi Chuan oder anderen Lehren. Dadurch wird die Blütentherapie mit all diesen Verfahren kombinierbar und auf diese verstärkend einwirken.

Und es ist dies, was die Wirkung der Essenzen so schwer erfaßbar macht. Die Blütentherapie krempelt keinen Menschen um, macht aus keinem Zwerg einen Riesen, aus keinem Gärtner einen Musiker. Sie hilft vielmehr dem einzelnen, so zu werden, wie er natürlicherweise sein muß, eben ein Zwerg, ein Riese oder ein Gärtner. Aber ein toller Zwerg, ein richtiger Riese und ein wahrer Gärtner. Das Ergebnis einer jeden erfolgreichen Blütentherapie ist ein ausgeglichener, in sich ruhender Mensch, der all seine Möglichkeiten nutzt und aus ganzem Herzen lebt.

Und natürlich leidet er nicht mehr am Magengeschwür. Oder an sonst etwas. Er folgt seiner Bestimmung und stirbt, wenn es an der Zeit ist.

Die Wirkung einer jeden Blüte verläuft von daher "gleich", die Schritte heißen: Selbsterkenntnis – Einsicht – Selbstverwirklichung – Ganzheit. Aus diesem Grunde werden die Beschreibungen der einzelnen Blüten sich sehr ähneln. Man nehme sich also etwas Zeit zum Lesen und versuche nicht, auf einen Schlag alle Blüten zu erfassen und zu verstehen. Man würde nur müde und gelangweilt ... Wie in der Bach-Blütentherapie auch, gibt es unter den Kalifornischen Blüten "kleine" und "große" Blüten, die man kurzfristig einnehmen kann, wenn man in einen bestimmten psychischen Zustand geraten ist, und solche, die als echte Konstitutionsblüten über längere Zeit und immer wieder einmal genommen werden können. Zuweilen sind diese auch identisch, wenn ein Zustand – vielleicht die Hoffnungslosigkeit angesichts größerer Herausforderungen –, in den man kurzfristig geraten ist, sich nach und nach in die Persönlichkeit eingräbt und als Depression und Pessimismus zum deutlichen Persönlichkeitszug wird. Andere Essenzen fallen aus diesem Schema etwas heraus und sind dadurch noch schwieriger zu erfassen. Diese werden eingenommen, um etwas zu erreichen, um bestimmte Fähigkeiten zu verbessern, bestimmte Einsichten zu erlangen. Hier greift das altbekannte Schema "vorher-nachher" nicht mehr recht – hier kann man keinen negativen Zustand (z. B. Pessimismus) mehr definieren, der sich dann auflöst und in einen positiven (Optimismus) transformiert wird. Vielmehr geht hier die Kalifornische Blüten"therapie" über die Bach-Blütentherapie hinaus und entwickelt eindeutig spirituelle Qualitäten. Am deutlichsten wird dies bei Lotus, das einen beim Ringen um Selbstfindung, spirituelle Weiterentwicklung und Bewußtseinserweiterung unterstützt, aber auch andere Blüten haben ihre Wirkungen in diese Richtung, z. B. Blackberry, California Poppy, Corn und andere.

Ich habe in meinen Blütenbeschreibungen diese Wirkrichtung weitgehend unbeachtet gelassen, zum einen, weil der Schwerpunkt dieser Arbeit die Therapie sein soll, zum anderen, weil ich auf diesem Gebiet selber noch zu wenig Erfahrungen gemacht habe, als daß ich hierzu irgendwelche besonderen Äußerungen machen möchte. Außerdem entziehen sich manche Dinge der verbalen Ebene – bestimmte Erfahrungen können einfach nur selber gemacht werden, aber nicht weitergegeben werden (man versuche nur einmal, den Geschmack einer Tomate zu beschreiben...). Vielleicht findet sich schon bald ein Fähigerer als ich es bin, um in einem eigenen Werk die notwendigen Ergänzungen zu machen.

Schwierigkeiten ergaben sich mir bei der Blütenbeschreibung auch in anderer Hinsicht, nämlich der Formulierung. Die Formulierung der Wirkweise einer Blüte nach der anderen ist nicht nur ein langweiliges Geschäft, es birgt auch die Gefahr der ständigen Wiederholung.

Vermutlich wird auch das Lesen dieser Texte auf die Dauer ermüdend sein. Man quäle sich folglich nicht durch die Beschreibungen, sondern lasse sich Zeit und lese die Texte peu a peu und/oder nach Hinweisen aus dem Repertorium.

Das übliche Schema ist also – wie gesagt – das "vorher–nachher". Vor der Behandlung ist der Mensch gekennzeichnet durch die Eigenschaften und Merkmale A, B und C, nach der Behandlung durch D, E und F. Das heißt im negativen Zustand hat er ABC, im positiven DEF, im blockierten ABC, im transformierten DEF. Viele Varianten bleiben nicht, gemeint ist stets dasselbe.

Jeder einzelne Mensch hat genau genommen eine einzige zu ihm gehörende Konstitutionsblüte. Um die Blütentherapie aber nicht zu unübersichtlich werden zu lassen und damit nicht mehr handhabbar, muß man umschriebene Charaktererscheinungen zu einem Typen zusammenfassen, der wiederum einer Blütenessenz entspricht. Das bedeutet, daß wohl kaum jemals jemand aus Therapeutenhand die für ihn hundertprozentig richtige und passende Blüte erhält, sondern immer nur annähernd passende. Die wirklich einzige ihm zugehörige kann der einzelne Mensch nur selber finden, aber wie das geschehen kann, ist eine andere Frage und nur für besonders Interessierte relevant (siehe auch Kapitel: Wie findet man Blüten...).

Aus diesem Grunde ist es ratsam, verschiedene Blüten miteinander zu kombinieren, da man sich so der Hundertprozentigkeit deutlich annähern kann. Es wird nämlich nur äußerst selten geschehen, daß der Therapeut einen *reinen* Nasturtium– oder Yarrow– oder sonst einen Typ vor sich hat. Bei manchen Blütenbeschreibungen finden sich daher durch Pfeile gekennzeichnete Querverweise auf andere Blüten. Das können einmal solche sein, die ergänzend wirken, zum anderen aber auch solche, mit denen man die Beschriebene verwechseln kann.

Eine weitere Formulierungsschwierigkeit ergab sich aus der Tatsache, daß es festgelegte Blüten–Menschen bzw. Blüten–Typen gibt. Kennt man sich erst einmal mit den Blüten aus, wird es einem immer wieder passieren, daß man in einem Menschen Scotch Broom, Dill, Buttercup oder andere Blüten erkennt, und egal wie man diesen Menschen nennt, ob Scotch Broom Typ oder Dill–Mensch, in der deutschen Sprache gehört stets der männliche Artikel dazu. Im folgenden heißt es dann immer "er" für Scotch Broom Typ. Eine etwas bedauerliche Erscheinung im männlich geprägten Deutschen, hat es doch nichts mit dem Geschlecht des bezeichneten Menschen zu tun. Selbst Sunflower als typisch männliche und Pomegranate als typisch weibliche Blüte sind keinesfalls auf das Geschlecht festgelegt. Natürlich gibt es auch Sunflower-Frauen und Pomegranate-Männer. Daß ich trotzdem beim "er" geblieben bin, mögen mir die weiblichen Leser verzeihen, jede andere Formulierung wie "er/sie" und das stets angehängte "-in" bei jeder Gelegenheit war mir schlicht zu umständlich und leseflußstörend. Ich hoffe, das Verständnis wird dadurch nicht getrübt, und niemand fühlt sich diskriminiert, und jetzt geht es los.

Zu Beginn eine Kurzübersicht für die/den eilige/n Leser/in, eine knappe Charakterisierung jeder einzelnen Blüte:

| | |
|---|---|
| *Aloe Vera* | bringt Erschöpften neue Kraft, stärkt das Herz. |
| *Arnica* | lindert körperliche und psychische Schocks, heilt alte und frische Traumen. Notfallblüte. |
| *Basil* | bringt Verständnis in Beziehungsprobleme, löst sexuelle Konflikte. |
| *Blackberry* | bringt Klarheit und Realismus in die Gedanken, hilft, Gedanken in die Wirklichkeit umzusetzen. |
| *Black Eyed Susan* | bringt Einsicht in verdrängte Emotionen, hilft die eigenen "niederen Instinkte" zu akzeptieren und in das Leben zu integrieren. |
| *Bleeding Heart* | hilft, den verlorenen Partner wirklich gehen zu lassen. Einsicht in die Notwendigkeit der Freiheit in Beziehungen. |
| *Borage* | tröstet die Traurigen, stärkt die Depressiven, bringt neue Lebenskraft. |
| *Buttercup* | hilft denen, die sich wertlos, unbegabt und unwichtig finden, ihren eigenen Wert zu erkennen und selbstbewußt zu werden. |

| | |
|---|---|
| *Calendula* | bringt Verständnis in den Sinn der Kommunikation. Man lernt, die Worte richtig zu interpretieren, sich unmißverständlich auszudrücken. |
| *California Pitcher Plant* | bringt Einheit von Verstand und Instinkt, hilft, das Gefühls- und Triebleben zu begreifen. |
| *California Poppy* | hilft den ruhelos Suchenden, ihren eigenen und wahren Weg erkennen. |
| *California Wild Rose* | bringt Leben in die Apathischen, Resignierten und Gelangweilten. |
| *Cayenne* | läßt mit alten, nutzlosen Gewohnheiten brechen und neue Lebensperspektiven finden. |
| *Chamomile* | beruhigt überstrapazierte Nerven, lindert Streß. |
| *Chaparral* | bringt Klarheit in die eigene Emotionalität, besonders während des Schlafes. |
| *Corn* | bringt Entspannung, Ruhe, Klarheit, läßt einen in sich selber ruhen. |
| *Dandelion* | löst Spannungen und Krämpfe. Man läßt Kummer und Schmerz wirklich zu, verbannt sie nicht mehr in sich verhärtende Muskeln. |
| *Deer Brush* | läßt die eigenen wahren Ziele und Absichten erkennen bei Konflikten zwischen Herz und Verstand. |
| *Dill* | hilft unsicheren Menschen, äußere Reize und Einflüsse ruhig aufzunehmen, einzuordnen und zu verarbeiten. |
| *Dogwood* | hilft den in der Kindheit Vernachlässigten oder Gequälten, sich selbst zu lieben. |

| | |
|---|---|
| *Filaree* | läßt den Alltag in Ruhe bewältigen, wenn man sich von zu vielen kleinen Aufgaben überrollt und überfordert fühlt. |
| *Fuchsia* | hilft, unterdrückte Gefühle zu befreien und nicht zugelassenen Kummer, unbeschwerte und "unzensierte" Emotionalität. |
| *Garlic* | für angstbestimmte Menschen, bringt Mut und Selbstvertrauen. |
| *Golden Ear Drops* | erleichtert die Trauer und das Loslassen schmerzlicher Kindheitserlebnisse. |
| *Goldenrod* | hilft Menschen, die ihren Selbstwert nur durch unsoziales Auffallen um jeden Preis erlangen, ihren wahren Wert entdecken. |
| *Hound's Tongue* | bringt Schwerfällige und Träge in Bewegung. |
| *Indian Paintbrush* | eröffnet Festgefahrenen neue Perspektiven, erschließt das kreative Potential. |
| *Indian Pink* | bringt Ruhe und Gelassenheit inmitten von Streß und Hektik. |
| *Iris* | schafft den Zugang zur eigenen blockierten Kreativität. |
| *Lavender* | lockert rigiden Lebensrhythmus, läßt entspannen, bringt geistige und "weltliche" Ziele in Übereinstimmung. |
| *Larkspur* | macht Herrschernaturen weicher, sozialer und großzügiger. |
| *Lotus* | Meditationsblüte, hilft bei der Selbstfindung, bringt Ruhe und Einsicht. |

| | |
|---|---|
| *Madia* | bringt zerstreuten, überforderten Menschen den Überblick. Lernhilfe. |
| *Mallow* | hilft zwischenmenschliche Barrieren abzubauen, Freunde zu gewinnen. |
| *Manzanita* | Einklang von Körper und Geist, Identifikation mit dem eigenen Körper. |
| *Mariposa Lily* | löst Konflikte mit der Mutter. Hilft den sich ungeliebt Fühlenden verstehen und verzeihen. |
| *Morning Glory* | bringt ziellose, unruhige, chaotische Menschen zur Ruhe, läßt einen neuen Anfang finden. |
| *Mountain Pennyroyal* | verwandelt negative Gedankenmuster in positive. |
| *Mountain Pride* | bringt Kraft, Ausdauer, Zähigkeit, läßt die eigenen Ziele erreichen. |
| *Mugwort* | verbessert Intuition und Sensibilität, läßt Träume bewußt erleben. |
| *Mullein* | hilft, sich selbst gegenüber Unehrlichen zu Wahrhaftigkeit und Selbsterkenntnis. |
| *Nasturtium* | bringt Farbe ins Leben trockener Verstandesmenschen. |
| *Oregon Grape* | läßt mißtrauische Menschen offener werden und Vertrauen lernen. |
| *Penstemon* | hilft einem, Herausforderungen zu bestehen. |
| *Peppermint* | bringt Wachheit und geistige Beweglichkeit. |

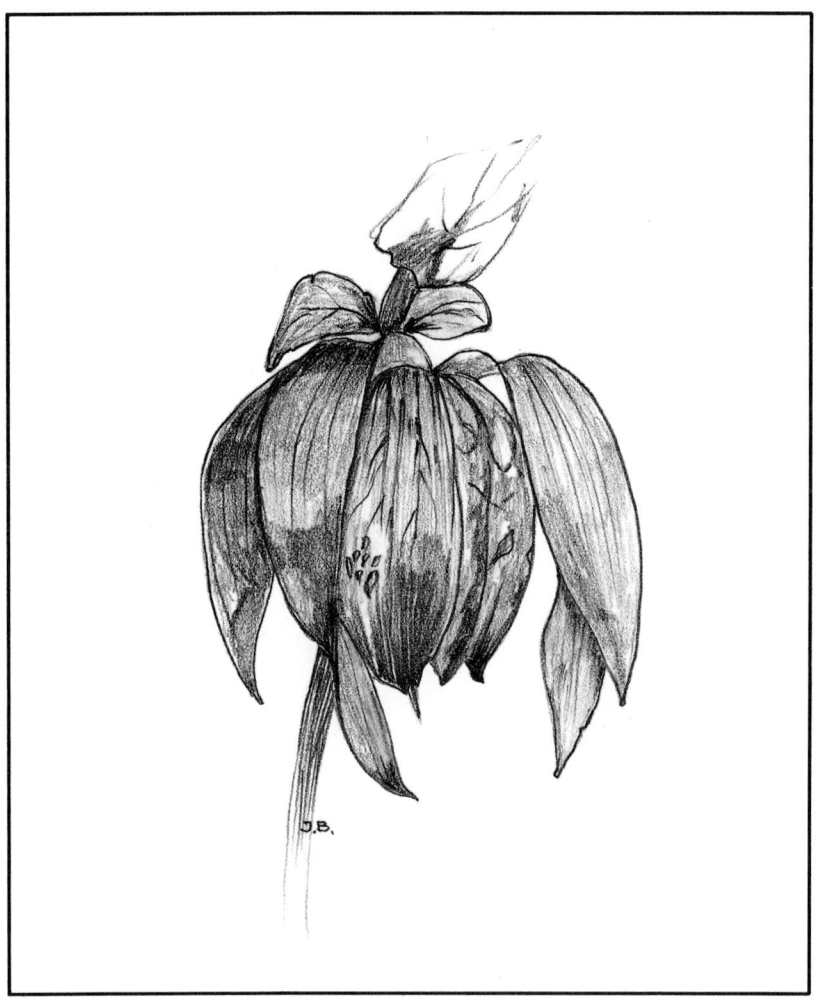

*California*          *Darlingtonia*          *Kalifornische*
*Pitcher Plant*        *californica*          *Kobrapflanze*

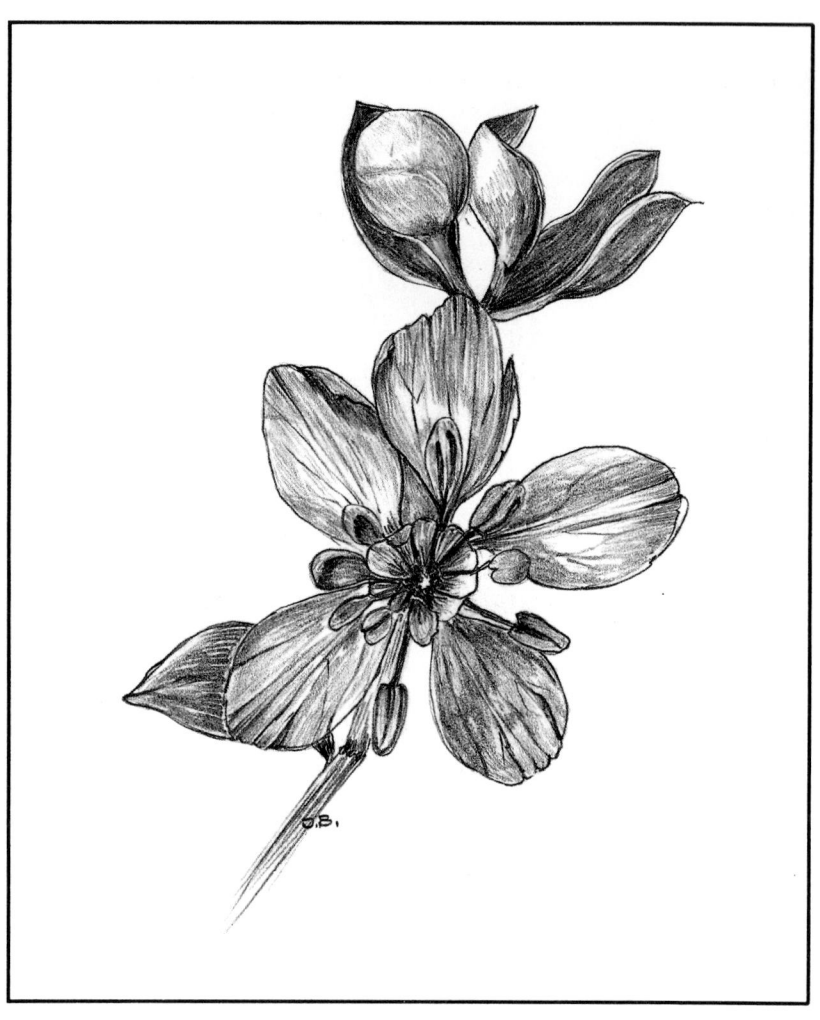

*Chaparral*　　　　　*Larrea sp.*　　　*Jochblattgewächs*

| | |
|---|---|
| *Pink Yarrow* | hilft Menschen, Schutzwälle um sich herum zu errichten, die anderer Leute Probleme zu ihren eigenen machen. |
| *Pomegranate* | hilft bei Konflikten mit der eigenen Weiblichkeit, läßt Männer ihre weiblichen Anteile entdecken. |
| *Quaking Grass* | schafft einvernehmliche Zusammenarbeit in aus Individualisten zusammengesetzten Gruppen. |
| *Quince* | läßt Schwäche zu und Nachgiebigkeit, verliert den inneren Zwang, immer stark sein zu müssen. |
| *Rabbitbrush* | bringt Überblick und läßt dabei doch die Einzelheit erkennen, für an Konzentrationsschwäche leidende Lernende. |
| *Red Clover* | läßt einen die Ruhe bewahren inmitten von Panik und Hysterie. |
| *Sagebrush* | läßt ab von alten, nutzlos gewordenen Gewohnheiten, findet ein neues, ehrlicheres Selbstbild. |
| *Saguaro* | befreit von dem Zwang gegen alles, vor allem gegen Autorität zu rebellieren. |
| *Scarlet Monkeyflower* | befreit von der Angst vor "starken" Gefühlen, hilft denen, die sich nie trauen, ihren Zorn zuzulassen, sich davon zu befreien. |
| *Scotch Broom* | akzeptiert Hindernisse als Ansporn, gibt seine negative und düstere Weltsicht auf. |
| *Self–Heal* | stimuliert die Selbstheilungskräfte, übernimmt die Verantwortung für die eigene Gesundung. |

| | |
|---|---|
| *Shasta Daisy* | hilft Zerstreuten und Vergeßlichen, sich zu konzentrieren, bringt intuitives Verstehen. |
| *Shooting Star* | hilft einem, Vertrauen zu fassen, Freunde und Heimat zu finden. |
| *St. John's Wort* | nimmt Tagträumern die Angst vor dem Dunkel und dem Unbekannten. |
| *Star Thistle* | nimmt den Geizigen das Gefühl, stets zu kurz zu kommen, lehrt Großzügigkeit. |
| *Star Tulip* | verbessert Sensibilität, Intuition und Verständnis. |
| *Sticky Monkeyflower* | nimmt die Angst vor Nähe und sexueller Begegnung. |
| *Sunflower* | löst Konflikte mit dem Vater, hilft, die eigene Männlichkeit zu verstehen und zu akzeptieren. |
| *Sweet Pea* | bricht gesellschaftliche Isolation auf, läßt Anschluß finden und ein Gefühl der Gemeinsamkeit und des Zusammengehörens. |
| *Tansy* | schafft Motivation und Willenskraft in den allzu Lethargischen. |
| *Tiger Lily* | macht ehrgeizige, aggressive und rücksichtslose Starrköpfe weicher und uneigennützig. |
| *Trillium* | macht machtbesessene und habgierige Menschen bescheidener, hilft, sie in eine Gemeinschaft aufzunehmen und zu integrieren. |
| *Trumpet Vine* | hilft schüchternen Menschen ohne Selbstvertrauen ihren eigenen Wert zu erkennen; gibt Ausdruckskraft, heilt Sprachstörungen. |

| | |
|---|---|
| *Violet* | stärkt unauffälligen, kleinen, sensiblen Leuten das Rückgrat und läßt sie selbstbewußter auftreten. |
| *Yarrow* | schützt vor negativen Einflüssen; stärkt die Geschwächten. |
| *Yreba Santa* | hilft, Trauer zu erleben und loszulassen. Schwermütige Menschen mit Atemproblemen. |
| *Zinnia* | lehrt ernste Menschen wieder lachen und Fröhlichkeit. |

## ALOE VERA

Diese Blütenessenz bringt Menschen wieder auf die Beine, die erschöpft, müde, kaputt sind. Wer sich aufgerieben hat, verausgabt, der braucht eine Pause zur Wiederherstellung seiner Lebenskräfte. Aloe Vera entspannt und beruhigt, läßt einen die nötige Ruhe finden und neue Energie auftanken. Und damit ist im Grunde schon das Wesentliche über diese Essenz gesagt.

Woher diese totale Entkräftung nun kommt, spielt für die Indikation keine Rolle. Ob sich einer im Beruf aufreibt, als Künstler seine Kreativität ohne Rücksicht auf Tag oder Nacht zum Ausdruck bringt, ob er sich Belastungen in der Familie nicht mehr gewachsen fühlt, an einer chronischen Krankheit leidet, die an den Kräften zehrt, oder auch nur vor lauter Verliebtheit gar nicht mehr zum Schlafen kommt – Aloe Vera bringt Ausgleich ins Leben, stärkt die eigenen Kräfte.

Somit empfiehlt sich Aloe Vera auch als Notfallmedizin in Kombination mit anderen Blüten.

Eine Besonderheit soll noch erwähnt werden, nämlich der Bezug dieser Blüte zum Herzen. Wer unter einer Herzbelastung leidet, sei es, daß ihm das Herz schwer ist, sei es, daß er mit psychisch bedingten (und das sind die meisten) Rhythmusstörungen zu tun hat (unbedingt von einem Arzt abklären lassen!), der möge es mit einer zeitlich etwas länger dauernden Aloe Vera Therapie versuchen (3 bis 4 Einnahmeperioden). Aloe stärkt das Herz, läßt kreative und emotionale Impulse im Herzen sich sammeln und durchdringen und gibt dem Menschen so neue und vitale Ausdruckskraft in allem, was er tut.

→ Yerba Santa; → Arnica

## ARNICA – ARNICA MOLLIS –ARNIKA

Arnika ist ja eine aus Pflanzenheilkunde und Homöopathie bekannte Heilpflanze, so bot es sich an, auch einmal ihre Qualitäten als Blütenessenz zu testen.

Als erste und oberste Eigenschaft dieser Essenz sei die Heilung von Traumen genannt. Jede Art von Schock oder Verletzung, sei sie körperlicher Art, z. B. durch einen Unfall verursacht, oder auch seelischer, durch irgendeine Art psychischer Grausamkeit hervorgerufen, wird aufgelöst und losgelassen. Die Verletzung wird verstanden, akzeptiert, man kann die Lehre daraus ziehen, dadurch wird der eigentliche Schmerz im nachhinein gelindert.

Viele Krankheiten, Störungen, Tics oder Neurosen finden ihren Ursprung in Erlebnissen, die schon lange nicht mehr aktuell sind. Dennoch bestimmen sie nachhaltig den Grad der Gesundheit des Betroffenen. In der Psychoanalyse wird in langwierigen Sitzungen versucht, Vergessenes und Verdrängtes hervorzuholen und wiedererlebbar zu machen. Eine ähnliche Qualität besitzt Arnica als Blütenessenz. Mit dem Unterschied, daß Arnica ganz unspezifisch alte und neue Wunden heilt. Aus diesem Grunde mag man Patienten, die schwere Probleme mit sich herumschleppen, aber aus irgendeinem Grunde einer Therapie nicht zugänglich sind, als eine Art Grundmittel viele Wochen lang Arnica geben und erst nach dieser Zeit entscheiden, wie die weitere Therapie durchgeführt werden soll oder welche dem Patienten am angemessensten wäre.

Der Patient wird freier, offener, weniger belastet, und man kann ihn leichter für eine grundsätzliche Therapie gewinnen. (Wobei es eigentlich unnötig ist, an dieser Stelle extra zu erwähnen, daß man Patienten unter gar keinen Umständen zu irgendetwas zu bringen versuchen sollte, das er selbst nicht will.)

Arnica ist also in der Lage, Schmerzen zu lindern, die Folgen traumatischer Ereignisse abzufedern und einem die verlorenzugehen drohende Lebensenergie zu erhalten. Damit haben wir ein ausgezeichnetes Notfallmittel, es kann immer als Erste Hilfe angewandt werden. Hat jemand aufgrund eines Unfalles das Bewußtsein verloren, können wenige Tropfen Arnica Essenz, auf die Oberlippe und die Schläfen gegeben, verhindern, daß der Verletzte die Schwelle zum Tode vorzeitig überschreitet, ihn die Lebensenergie endgültig verläßt. (Auch hier muß wahrscheinlich nicht besonders betont werden, daß selbstverständlich die medizinischen Maßnahmen und gegebenenfalls Reanimation vorgenommen werden müssen!)

Arnica sorgt für die Einheit Körper–Seele–Geist, wenn diese auseinanderzubrechen droht, es verbessert die einzelnen Körperfunktionen, schafft Wachheit und Bewußtheit. Es verschafft einem neue Energie und regt die Selbstheilungskräfte an. Es kann im akuten Notfall genommen werden, dann direkt aus der Stock Bottle, oder auch zur Unterstützung einer längerfristigen Therapie.

→ Aloe Vera;  → Self-Heal;  → St. John's Wort

## BASIL - OCIMUM BASILICUM - BASILIKUM

Basilikum ist eine von den "kleineren" Blüten, d. h. bisher wurde noch keine typische Persönlichkeitsstruktur eines Basil-Menschen entdeckt, was aber nicht heißt, daß es nun mit Sicherheit keine gibt oder geben kann. Basil ist eine Konflikt-Blüte, sie wirkt ausgleichend zwischen extremen Polen. Wo in einem Menschen männliche und weibliche Anteile in Widerstreit liegen, oder wo Körper und Geist unnütze Gefechte austragen, oder auch wo in Beziehungen Mann und Frau gegeneinander kämpfen, statt sich zu ergänzen, kann Basil die entgegengesetzten Parteien versöhnen.

Basil steht für das typische Yin-Yang-Verständnis, wonach es ohne Yin kein Yang geben kann und ohne einen Yang-Kern kein Yin, so daß beide sich lebensnotwendig benötigen, ohne einander zugrunde gehen - ganz im Gegensatz zu unserer westlichen Anschauung, die gerne einen Pol als gut, den anderen als schlecht definiert und daraus den Schluß zieht, der eine Pol, der gute natürlich, habe den anderen zu beherrschen, anderenfalls der schlechte, der böse sich durchsetzte. Solche Yin-Yang-Probleme sind zahlreich, auch wenn wir sie ungeschult in dieser Philosophie nicht als solche auffassen.

Basil hat eine besondere Beziehung zur Partnerschaft, aus diesem Grunde ist es ratsam, so man mit Basils Hilfe ein Partnerschaftsproblem lösen will, wenn beide Konfliktparteien Basil einnehmen. Die Beziehungskonflikte sind basiltypischerweise solche, in denen es um die vermeintlichen Gegenpole Sexualität-Intellekt geht, Körper-Geist, Spiritualität-Sexualität, Emotionalität-Rationalität und so weiter und so fort.

Basil hilft, auf den Grund der Konflikte vorzustoßen und die eigentlichen Ursachen zu erkennen. Zuerst muß beim einzelnen die Gegensätzlichkeit erkannt und harmonisiert werden, wo Trieb und Verstand als feindliche Kräfte aufgefaßt werden (oder andere Varianten mit der Yin-Yang-Symbolik). Ist der einzelne in sich bereits gespannt und zwiespältig der Konflikt mit dem, den er liebt, ist er so gut wie vorprogrammiert. Die innere Auseinandersetzung wird auf die Beziehung übertragen. Er verfügt über eine "Macke", die sich womöglich ganz und gar nicht mit derjenigen seines Partners verträgt, dem es selbst vielleicht ganz genau so geht.

Basil lehrt, all seine Wünsche, Triebe, Persönlichkeitsstrukturen auszugleichen und zusammenzufassen, tatsächlich eins zu werden. Man lernt, seine Kanten und Ecken zu akzeptieren und nicht mehr zu verstecken und damit Konflikte heraufzubeschwören. Denn nur, wenn man mit sich selbst ins reine kommt, kann einem das auch mit dem Partner gelingen.

## BLACKBERRY – RUBUS URSINUS – BROMBEERE

Blackberry ist eine Blütenessenz für Menschen, die ihr Leben nur mit halber Kraft leben. Sie fehlt ihnen, ihre Vorstellungen und Ideen in die Wirklichkeit umzusetzen, sie sind lethargisch und träg. Sie haben selber das Gefühl, in einer Sackgasse zu stecken, es gibt keine Veränderungen mehr in ihrem Leben, sie sind festgefahren.

Diese Menschen haben sich durch ihre unproduktive Art zu leben und zu denken selbst in ihren Möglichkeiten eingeschränkt, und ihnen fehlt der nötige Wille, ihre engen Grenzen zu überschreiten. Sie sind Träumer, und ihren Träumen fehlt der Bezug zur Realität, wie überhaupt ihre Gedankenwelt eine nicht besonders große Übereinstimmung mit der Wirklichkeit aufweist. Die Folgen sind Niedergeschlagenheit und Depressionen, Desorientiertheit und Perspektivlosigkeit.

Genau wie ihre Gedanken sich im Kreise bewegen und nicht durch Taten manifest werden, bewegen sich auch die ganzen Menschen nur im Kreis und innerhalb enger Grenzen. Ihre Mutlosigkeit und Unfähigkeit, aus sich herauszugehen, läßt sie verschlossen wirken. Von ihren Gefühlen dringt nichts an die Oberfläche, sie machen nach außen hin nicht den Eindruck, als gäbe es Menschen, die ihnen am Herzen liegen. Offenheit gehört wirklich nicht zu ihren starken Seiten.

Dagegen verstärkt sich ihre depressive Grundhaltung noch, wenn sie sich alleine sehen, wenn eine geliebte Person (die ihr Geliebtwerden selber vielleicht gar nicht bemerkt hat) geht. Sie fürchten den Tod, den eigenen wie auch den anderer. Auch deshalb unternehmen sie nichts, was irgendwie gefährlich werden könnte.

Dieses Leben auf Sparflamme kann sich auch auf körperlicher Ebene zeigen durch Kreislaufprobleme oder Verdauungsschwierigkeiten. Da der Körper nicht alle angebotenen Nährstoffe verwerten kann, nimmt er sie nicht an oder speichert sie als Fettgewebe. Blackberry–Menschen sind gelegentlich auch unfruchtbar oder impotent. Ihnen fehlt einfach die Fähigkeit, ihre Energien zu konzentrieren und zu nutzen, im Geistigen wie im Sexuellen.

Die Blütenessenz Blackberry sorgt nun erst einmal für die Auflösung der festgefahrenen Denkstrukturen, schafft abstrakten Gedanken realistische Grundlagen und läßt die bisher so schnell auftauchenden und alles verhindernden Befürchtungen und Einschränkungen verschwinden. Erst dann können sich die wahren Möglichkeiten und Perspektiven der Blackberry-Menschen zeigen.

Sie entdecken ihre eigenen kreativen Impulse und wie man sie nutzt. Es kann eine Phase der Selbstentwicklung und Selbstverwirklichung beginnen, von der sie völlig überrascht werden und in der sie Vitalität und Kraft gewinnen. Sie lernen, ihre Gedanken zu konzentrieren, sich zu sammeln, Entschlüsse zu fassen und diese auch in die Tat umzusetzen. Ihre Motivation gewinnen sie aus den neuentdeckten schöpferischen Möglichkeiten und verschafft ihnen die Fähigkeit, Ideen Realität werden zu lassen und sich auch gegen Widerstände durchzusetzen. Sie stehen mit den Beinen fest auf der Erde, lassen sich nicht so schnell aus der Bahn oder gar zurückwerfen, sie wissen, was sie wollen und setzen sich dafür ein. Die unbeweglichen, trägen, müden und niedergeschlagenen Leute sind wachen, energiegeladenen und aktiven gewichen.

## BLACK EYED SUSAN - RUDBECKIA HIRTA - RAUHHAARIGER SONNENHUT

Diese Blütenessenz ist ganz besonders wertvoll für die psychotherapeutische Arbeit. Wer Black Eyed Susan braucht, stellt sich selbst die Frage: "Warum bin ich so, wie ich bin?" Irgendetwas ist mit ihm los, er ahnt es, er spürt es, irgendetwas Bedrohliches geschieht mit ihm, doch er erkennt nicht, was es ist und woher es kommt. Dieser Mensch kann schlecht mit sich selbst umgehen, denn er kennt sich nicht. Es gibt in seiner "Persönlichkeits-Landkarte" viele schwarze Flecken, unerforschte, unbekannte Gebiete. Und er hat Scheu, sich mit ihnen zu befassen, denn eins weiß er genau: es muß etwas ganz furchtbar Schlechtes sein, was sich dahinter verbirgt.

Sagt ihm sein Verstand.

Und das war ja bisher der Anteil seines Selbst, auf den er sich stets verlassen konnte. Der Verstand. Der Zensor. Er teilte mit: dies ist gut, jenes schrecklich, dies darfst du wissen, vor jenem muß ich dich bewahren.

Und bisher glaubte der arme Black–Eyed–Susan–Mensch ihm das auch. Als sei der Verstand, der Intellekt, die Ratio in der Lage, Dinge zu begreifen, die sich im Gefühlsleben abspielen. Als könne man mit einer Waage die Länge eines Menschen messen. Black–Eyed–Susan–Menschen schieben ihren Verstand vor. Sie mißbilligen Aspekte ihrer Persönlichkeit und reden sich ein, ihr Verstand habe dies für sie so erkannt und entschieden. Und in dieser Einstellung liegt auch schon ein Schlüssel zu ihrer Persönlichkeit.

Der Verstand ist nicht der wahre Meister, sondern nur ein Teil der Persönlichkeit, der in Unfähigkeit, mit bestimmten emotionalen Regungen umzugehen, zum Meister gemacht wird. Ganz deutlich heißt das, daß Anteile des Selbst abgespalten werden, als niedrig, als negativ verdrängt werden. Die Integrität der Person ist hier in Gefahr.

Was ist es nun, das hier in den Schatten gedrängt wird? Ist das wirklich wichtig?

Meist ist es gar nichts so Außergewöhnliches, was die Black–Eyed–Susan–Menschen sich weigern auszuleben. Wütendes Aufbrausen zum Beispiel, Haß, Niedertracht, all diese furchtbaren Dinge, die vor allem die christliche Kirche bei uns seit Jahrtausenden auszurotten bemüht ist, Neid, Sex, Gewalt. Eine bunte Mischung. Einfach schauderhaft.

Alles Dinge, die irgendwie gesellschaftlichen Normen entsprechend nicht stattfinden, die man eben "nicht tut". Die aber natürlich dennoch immer vorhanden sind. Und die es nicht auszurotten gelingen wird, da es am Verstehen mangelt. Denn merke: verdrängen und unterdrücken bringt "negative" Gefühle und Regungen nicht zum Verschwinden.

Im Gegenteil: sie rumoren weiter, irgendwo in den "schwarzen Flecken", sie reichern sich an, und sie entladen sich, irgendwann, irgendwie, auf jeden Fall dann aber unkontrolliert.

Was nötig ist, ist wieder einmal das Hinschauen. Sehen, was da ist. Wer Teile seines Selbst abschiebt und verdrängt, "vergißt", der kann sich selbst auch nicht als ganzes akzeptieren und lieben, er bleibt un–heil. Black Eyed Susan ist in der Lage, zu dieser schwierigen Aufgabe einen Schubs zu geben. Diese Essenz bringt Einsicht in die "Schattenseite", sie bringt Verständnis für das eigene Gefühlsleben und läßt begreifen, daß jede Macke, jede Neurose und jede Krankheit nur ein Wiederauftauchen der verdrängten Aspekte des Selbst ist. Black Eyed

Susan bricht den inneren Widerstand gegen Selbst–Erkenntnis sanft auf und schafft Akzeptanz für das vorher vehement Abgelehnte. Diese Lernschritte sind dennoch schwer und schmerzlich. Eine Gabe von Black Eyed Susan wird trotz all ihrer Kraft nicht fähig sein, schwere psychische Störungen zu beseitigen. Man sollte sich über Blütenessenzen keinen Illusionen hingeben. Dies sei allen Hobby–Freuds und Teilzeit–Gurus anempfohlen. Ich möchte jedem Behandler dringend an's Herz legen, seine Therapie gründlichst zu durchdenken und vorzuplanen. Man kann manche Gewalt hervorbrechender Gefühle ein wenig abmildern durch Kombination mit Self–Heal oder Lotus zum Beispiel. Wer aber wirklich verantwortlich handelt, läßt auch einmal die Finger von einem Fall, wenn ihm die notwendigen psychologischen und psychotherapeutischen Kenntnisse fehlen.

→ Fuchsia;  → Golden Eardrops;  → Scarlet Monkeyflower

## BLEEDING HEART – DICENTRA FORMOSA – TRÄNENDES HERZ

Ein Zustand, den fast jeder kennt und schon einmal durchgemacht hat: die Liebe ist kaputt, die Partner trennen sich, zurück bleibt die Leere im Herzen, man weint und trauert.
Und irgendwann hat man ausgetrauert, kommt wieder aus seiner Höhle hervor und ist wieder frei und offen für Neues.
Oder etwa nicht? Wird das gebrochene Herz nicht mehr heil? Rennt man dem verlorenen Partner hinterher und kann ihn einfach nicht freigeben? Fleht man und bettelt, droht und schimpft, heult und erpreßt, terrorisiert man den anderen?
Kann man einfach nicht akzeptieren, daß etwas zu Ende geht, daß der Partner einen nicht mehr liebt, den man doch so sehr braucht? Dann haben wir eine Indikation für Bleeding Heart.
Bleeding–Heart–Menschen sind schwach und unsicher, sie beziehen ein Großteil ihres Selbstwertgefühles aus ihrer Beziehung. Sie können sich selbst nicht aufrechthalten, den Halt suchen sie bei ihrem Partner. Das geht manchmal so weit, daß sie bei ehrlicher Selbstbetrachtung nicht mehr sagen könnten, ob sie ihren Partner wirklich noch lieben oder ob sie ihn nur noch aus höchst selbstsüchtigen Motiven heraus als Krücke für's Ich benutzen. Weil der Bleeding–Heart–Mensch schwach ist,

unfähig zu offener und ehrlicher Zuneigung und Hingabe, verwischen sich ihm die Grenzen und Unterschiede zwischen lieben und brauchen. Sie klammern, sie hätten am liebsten zweihundertprozentige Garantie auf Liebe für jetzt und in alle Ewigkeit. Sie heiraten gern schnell und unüberlegt, die Liebe allein genügt ihnen nicht, da muß schon der beglaubigte Vertrag mit amtlichem Stempel und kirchlichem Siegel her, und selbst dann sind sie noch nicht sicher. Sie beobachten und beargwöhnen ihre Partner, sie neigen zu Eifersucht, sind krankhaft anhänglich, wollen ihre Partner am liebsten keine Minute von sich fortlassen. Und sie beherrschen jede Menge kleiner Gemeinheiten und Schi-kanen, von denen sie sich eine noch festere Partnerbindung verspre-chen, die aber in aller Regel das genaue Gegenteil bewirken.

Sie rufen höchst besorgt bei den Freunden an, mit denen der Partner unsäglicherweise alleine verabredet war, wenn er nicht pünktlich innerhalb der angekündigten Frist zurückgekehrt ist, sie beobachten den Tachostand seines Autos und argwöhnen bei jedem ungeklärten Kilometer Vertrauensbrüche und finden – schlau wie sie sind – sicher noch tausend andere Möglichkeiten, ihre Partner an sich zu ketten, so fest, daß diesen glatt die Luft wegbleibt.

Auf der anderen Seite, und auch dies hängt mit ihrem mangelnden Selbstwertgefühl zusammen, stellen sie sich in der Beziehung nicht in den Vordergrund, sondern wünschen dem Partner allen Erfolg, mit dem sie sich dann wiederum identifizieren können. Ja, sie treiben ihre Partner an und versuchen, sie die Karriereleiter hochzudrängen. Aus den Erfolgen des Partners beziehen sie auch ihren ganz persönlichen Seelenbalsam. Für Außenstehende mag sich ein ganz verzerrtes Bild dieser Beziehung ergeben: der starke, in der Welt erfolgreiche Teil der Beziehung findet zu Hause seinen ruhenden Pol und seinen Halt. Der stille und tapfere Teil der Beziehung opfert sich auf und gibt ihm die wahre Stütze und Kraft.

Welch fatale Fehleinschätzung.

Bleeding Heart sind die Herztropfen in der Blütentherapie. Diese Essenz gibt Energie und belebt das Herz. Sie verschafft einem die Kraft, auf eigenen Beinen zu stehen, aus vollem Herzen und bedingungslos zu lieben und loszulassen, wenn die Zeit dafür gekommen ist. Die Bleeding-Heart-Menschen finden Halt in sich selber und können endlich auf die Sprache des Herzens hören, ohne daß sie durch den Filter des Minderwertigkeitskomplexes läuft. Sie lernen es, jemanden gehen zu lassen, sei es, wenn die Liebe vorbei ist, sei es, wenn jemand stirbt. Sie akzeptieren die Dinge, die um sie herum vorgehen und sind stark genug, sich neu zu orientieren, sich selbst neue Perspektiven zu verschaffen.

Und die können vielfältig sein! Welche Möglichkeiten hat ein freies unbelastetes Herz? Bleeding Heart erhöht den so Veranlagten ihr kreatives Potential, ihre Ausdrucksfähigkeit in Kunst und Musik. Ihre Kunst, ihre Musik kommt nun direkt aus dem Herzen. Sie werden sich selbst nicht wiedererkennen.

## BORAGE – BORAGO OFFICINALIS – BORRETSCH, GURKEN-KRAUT

Borage als Blütenessenz wird auch als "Herzbalsam" bezeichnet. Es ist das passende Mittel bei all den Formen von Traurigkeit und Depression, die mit einem schweren Herzen einhergehen oder davon ausgelöst werden.

Der Mensch im negativen Borage–Zustand fühlt sich niedergeschlagen, bedrückt. Vielleicht betrauert er den Tod eines geliebten Menschen, vielleicht steht dieses Ereignis erst noch kurz bevor – irgendetwas an die Substanz Gehendes verdüstert ihm die Stimmung. Kummer und Schmerz nehmen ihm den Antrieb, er fühlt sich schwer, unfähig das Schicksal zu ändern, unfähig aber auch, es anzunehmen. Mutlos und verzagt ist er außerstande, sich aufzurappeln und die Herausforderungen anzugehen.

Möglicherweise entwickelt er zu seinen Depressionen auch noch körperliche Symptome, und das sind dann Symptome, in denen er seine mangelnde Vitalität und Kraft zum Ausdruck bringt. Dann leidet er an Kreislaufstörungen, Unterfunktion von Schilddrüse und Nebennieren. Seine Unbeweglichkeit kann sich in Gliedersteifigkeit und Arthrose zeigen.

Eine solche Entwicklung ist allerdings nicht zwangsläufig. Es sollte nicht vergessen werden, das Trauer und Weinen völlig natürlich und gesunde menschliche Äußerungen und Verhaltensweisen sind, daß eher im Gegenteil die Unfähigkeit dazu zu Krankheitserscheinungen führt. Erst wenn die Trauerphase das Leben zu dominieren beginnt und Trauer zu einer charakterlichen Prägung des ganzen Menschen wird und nicht mehr aus eigener Kraft beendet werden kann, treten die seelischen Störungen auch als körperliche Beschwerden zutage.

Borage bringt den bedrückten Menschen wieder in Schwung, und das ist zunächst einmal ganz wörtlich zu verstehen. Analog zur Homöopathie bringen Blütenessenzen die zuletzt aufgetretenen Symptome als erste zum Verschwinden, und das heißt hier, der Kreislauf wird angeregt, der Stoffwechsel ebenso, Schilddrüse und Nebennieren erhöhen den Blutdruck. Der arme Borage-Mensch macht jetzt schon einen viel lebendigeren Eindruck. Er stellt fest, daß die Welt wider Erwarten doch nicht untergegangen ist, schöpft wieder Mut und Lebenskraft. Auf irgendeine, ihm selbst kaum erklärliche Weise verlieren die Schicksalsschläge an Bedeutung und damit an Macht über ihn. Sein erst so schweres Herz fühlt sich richtig erleichtert an. Er geht Prüfungen und Herausforderungen gelassen an, ist zuversichtlich, die Sorgen haben keine Chance mehr. Kennzeichnend für den positiven Borage-Zustand sind Mut, Heiterkeit und Leichtigkeit, denen im negativen Kummer, Schmerz und Traurigkeit gegenüber standen.

→ Aloe Vera

## BUTTERCUP – RANUNCULUS OCCIDENTALIS – HAHNEN-FUSS

Die kleine unscheinbare Butterblume macht vielleicht nicht viel her, das scheint ihr aber nicht viel auszumachen: sie leuchtet doch, wenn sie blüht, und macht auf sich aufmerksam.
Und das ist genau etwas, das die Menschen nicht können, denen es an der Buttercup-Qualität mangelt, die folglich Buttercup-Blütenessenz benötigen. Diese Menschen haben nämlich ihr Kleinsein, ihr Unscheinbarsein so verinnerlicht, daß bei ihnen nichts mehr blüht. Sie finden sich wertlos, unbegabt, unwichtig und sie leben danach. Das heißt, sie stellen sich niemals in den Vordergrund, denn andere sind ja stets besser als sie. Sie sind auch nicht stolz auf dieses oder jenes, was sie können, denn andere können es ja viel besser. Alles, was sie vermögen, scheint ihnen nichts, alles was sie sind, hat keinen Wert.
Hier handelt es sich nicht um falsche Bescheidenheit, Buttercup-Menschen empfinden wirklich so. Ihre Begabungen zählen nicht, besondere Fähigkeiten haben sie sowieso nicht, natürlich finden sie sich häßlich oder zumindest unscheinbar.
Sie zweifeln an allem was sie sind, an allem was sie tun. Gerade da, wo sie doch von vornherein das Gefühl haben, unfähig und unbrauch-

*65*

bar zu sein, unterwerfen sie sich selbst dem größten Perfektionismus, bloß um sich anschließend die Bestätigung zu geben: siehst du, du bist nicht gut genug. Der Kreis schließt sich. Sie sind einfach davon überzeugt, nichts wert zu sein und nichts zu geben zu haben, so daß sie ihr Leben genau so einrichten, daß diese ihre Meinung auch ja nur bestätigt wird.

Kurz gesagt: Buttercup-Menschen taugen einfach nichts. Reden sie sich zumindest ein. Ihr Leben ist ein Haufen Dreck, ihr Beruf ist öde, und das Schicksal ist schon erst recht immer gegen sie. Und wie sollen sie, wenn sie sich ihrer Wertlosigkeit doch so bewußt sind, selbstbewußt auftreten können? Können sie natürlich nicht, lieber ziehen sie sich zurück, lassen anderen den Vortritt, verhalten sich schüchtern, introvertiert. Und stellen sich vor, wie unfähig sie doch sind und wie schlecht es ihnen geht.

Und ganz am Schluß dieses miesen Lebens liegen sie auf ihrem miesen Sterbebett und flüstern sich selbst die miese Bestätigung ein: mit meinen minderwertigen Anlagen mußte dies Leben ja in die Hose gehen. Das stimmt. Jedoch nicht die minderwertigen Anlagen sind dran schuld, sondern die Überzeugung, minderwertige Anlagen zu besitzen. Was braucht so ein Mensch? Selbstachtung. Selbstwertgefühl. Selbstbewußtsein. Er muß einmal den Sprung nach vorne wagen, zeigen, was er kann und was er ist, nur so wird er Bestätigung und Anerkennung finden, nicht aber im stillen Kämmerlein, wo ihm die Selbstmitleidstränen aus den Augen tropfen. Blütenessenz Buttercup gibt diesen Mut. Mut, zu sich selbst zu stehen und zu seinen eigenen Fähigkeiten und Begabungen. Und dies auch ungeachtet irgendwelcher Normen, die von der Gesellschaft vorgegeben sind. Gilt sein Beruf in der gesellschaftlichen Rangordnung nicht viel, was soll's, er wird ihn trotzdem gut ausführen. Ist die Musik, die er spielt, nicht aktuell, na und, er wird sie dennoch mit Liebe spielen, bleibt ein brauchbarer Musiker. Er findet Wertvolles in sich selbst und wird dadurch unabhängig und frei, verliert seine Schüchternheit und erhält so auch Anerkennung von außen.

Er ist der Spiegel seiner Umwelt, und die Umwelt ist sein Spiegel. Fühlt er sich selber minderwertig, wird er so behandelt werden, ist er stark, wird man seine Kraft anerkennen.

Buttercup gibt die Fähigkeit, mit sich selbst zufrieden sein zu können.

→ Violet

## CALENDULA – CALENDULA OFFICINALIS – ECHTE RINGEL-BLUME

Zum Beispiel Oberflächlichkeit kennzeichnet Calendula–Menschen. Sagt ihnen jemand: "Mir geht's nicht gut", dann bekommt er einen Kamillentee, und der Fernseher wird eingeschaltet. Was dahinter steckt, interessiert nicht und würde wohl auch gar nicht verstanden werden. Calendula ist so etwas wie eine "Verständnis–Blüte". Menschen mit einem Calendula–Mangel fehlt Verständnis, sie hören nicht die Worte hinter den Worten, sie sehen weder Glück noch Trauer in den Gesichtern, und sie verstehen auch nicht, sich selbst adäquat auszudrücken. Sie kratzen an der Oberfläche, und damit hat sich's. Kein Wunder also, daß sie in ihrem eingeschränkten Aufnahmevermögen, das sie jedes Wort im Wortsinne verstehen läßt, jeder Menge Mißverständnisse zum Opfer fallen, denn sie verstehen ja nicht, was *gemeint* ist. Dementsprechend produzieren sie solche Mißverständnisse anderen gegenüber natürlich auch selbst. Sie gehen nicht pfleglich mit ihrer Sprache um, sie sind oft verletzend, ihre Wortwahl ist alles andere als einfühlsam, eher sind sie ruppig, schneidend, scharf.

Sie gehen halt nicht weiter in die Tiefe. Es fehlt ihnen die Fähigkeit, Gefühle auszudrücken, und das nicht nur verbal, sondern auch in Mimik und Gestik. Mitgefühl, Zuneigung, Freundschaft – lauter Fremdworte für die Calendula–Leute. Muß da noch extra betont werden, daß sie große Beziehungsprobleme haben, daß sie weder an ihre Partner herankommen, noch diese an sich heranlassen?

Ihre scheinbare Gefühllosigkeit hat Folgen: sie sind einsam. Da sie nicht verstehen, was in zwischenmenschlichen Beziehungen vor sich geht und wie sie funktionieren, geraten sie in die Isolation. Sie sind unbeliebt. Ihnen fehlt die Orientierung. Sie fühlen sich genervt, wenn jemand ihren Panzer zu durchbrechen versucht. Sie finden andere Menschen verständnislos – selber verhalten sie sich völlig egoistisch. Wird dieses Verhaltensmuster nicht geknackt, durchschaut, verändert, droht diesen Menschen, von aller Kommunikation mit der Außenwelt abgeschlossen, schwere psychische Krankheit. Psychologen sei Calendula für die Behandlung stark gestörter Menschen empfohlen, seien sie neurotisch, seien sie autistisch oder gar schizophren.

Dieses psychische Dichtmachen hat auch Entsprechungen auf der physischen Ebene. Achten wir auf Menschen, die an häufiger Mittelohrentzündung leiden oder an Schwerhörigkeit des Innenohrs. Achten wir aber auch auf solche, die Sehprobleme haben oder deren Riechfähigkeit, Tastsinn verlorengegangen sind. Vielleicht sind sie auf dem Wege, sich so zuzumachen, abzudichten, wie das für Calendula–Menschen typisch ist.

Die Lektion, die Calendula erteilt, dürfte nach dem oben Gesagten schon klar sein. Calendula eröffnet die Sinne neu, schafft die Fähigkeit, nicht nur zuzuhören, sondern auch zu verstehen, macht die Menschen empfänglich für die Botschaften anderer, die ja durchaus nicht nur verbal übermittelt werden, sondern auch in Blicken, durch Körpersprache, durch Schweigen. Calendula macht sensibler, einfühlsamer, verbessert die Intuition. Die harte Front zerbröckelt. Calendula–Menschen lernen, wirklich zu hören, ohne sich einzumischen, ohne anderen das Wort abzuschneiden, ohne mit einer verletzenden Bemerkung das Thema abzuhaken.

Auf der anderen Seite lehrt Calendula auch einen neuen Umgang mit dem eigenen Ausdruck. Die Fähigkeit, sich sprachlich auszudrücken, auch mit Sprache auf andere eingehen zu können, sich nicht nur sachlich, sondern auch in Bildform mitteilen zu können, wird durch Calendula wesentlich gefördert. Die Sprache wird ein virtuos anwendbares Instrument zu trösten, Mitgefühl auszudrücken, zu heilen.

In diesem Sinne sollten sich alle Therapeuten, wenn sie bemerken, daß sie sich im Umgang mit ihren Patienten verhärten, auch ruhig einmal auf Calendula besinnen. Es wird nicht nur ihnen selbst, sondern auch ihren Patienten helfen.

## CALIFORNIA PITCHER PLANT – DARLINGTONIA CALIFORNICA – KALIRFONISCHE KOBRAPFLANZE

Geraten Sie, wenn möglich, nicht in einen negativen Zustand von California Pitcher Plant. Dann geht es Ihnen nämlich gar nicht gut.

Dann fallen Sie nämlich irgendwie auseinander – rein bildlich gesprochen. Ihr Verstand und Ihre Instinkte treiben in verschiedene Richtungen.

Der Verstand begreift Ihre Gefühle und Triebe nicht mehr, und diese, nunmehr desintegriert, verlieren ihren Sinn.

In der östlichen Philosophie gibt es mit Yin und Yang die polaren Kräfte, die zwar entgegengesetzt wirken, sich jedoch bedingen: ohne Schlaf gibt es kein Wachsein, ohne Männliches nichts Weibliches, ohne Schwäche keine Stärke. Alles befindet sich im Rhythmus, alles pendelt von Plus zu Minus, von Minus zu Plus. Gibt es kein Plus mehr: was kann dann nach Minus pendeln? So müssen Gefühl und Verstand, die vielleicht als gegensätzlich angesehen werden, doch integriert bleiben, will man ein *ganzer* Mensch sein.

Was mag nun passieren, wenn dieses Naturgesetz im einzelnen nicht mehr befolgt wird?

Da alles Leben und alle Energie auf diesem Gesetz beruhen und aus ihm entstehen, droht also rapider Energieverlust. Der macht sich bemerkbar in allen Körperfunktionen.

California–Pitcher–Plant–Menschen sind blaß, anämisch, ihr Herz ist geschwächt, der Blutdruck erniedrigt, Wasser lagert sich in den Beinen ein, die Verdauungsorgane können Gegessenes nicht mehr in vollem Maße nutzbar machen. Alle energieverbrauchenden Vorgänge sind abgeschwächt.

Der Verstand nun, den Gefühle und Triebe auf dem Teppich hielten, verirrt sich ohne diese Verwurzelung im Irdischen in Zwangsvorstellungen und Zwangsverhalten. Das Gefühlsleben verdorrt, die Sexualität schläft ein oder bahnt sich einen Ausweg durch Überaktivität, wahl– und ziellos neue Partner suchend, dabei jedoch unbefriedigt bleibend und letztlich bloß erschöpfend.

California–Pitcher–Plant–Menschen sind nicht eins mit sich selbst. Hier weiß der Kopf nicht, was der Unterleib treibt, hier verplätschern Gefühle im Nichts, und der Verstand läuft aus dem Ruder.

Also muß die passende Blütenessenz in der Lage sein, die Einheit wiederherzustellen, Verstand und Instinkt zu verweben und zu integrieren, Trieb– und Gefühlsleben begreifbar machen. California Pitcher Plant macht stark, selbstbewußt, sinnlich und verständnisvoll, realitätsverankert und gefühlvoll.

→ Aloe Vera;  → Nasturtium;  → Self–Heal;  → Zinnia

## CALIFORNIA POPPY – ESCHSCHOLZIA CALIFORNICA – KALIFORNISCHER GOLDMOHN

Ein California Poppy Mensch ist ein aus der Bahn geratener. Die Einheit Geist-Seele-Körper ist auseinandergebrochen, der Mensch versteht nicht mehr, was um ihn herum und mit ihm selbst vorgeht. Er ist nervös, schlaflos, unruhig.

Er hat Schwierigkeiten, die Wirklichkeit zu erfassen, was sich in Hör- und Sehstörungen bemerkbar macht, seine typischen Erkrankungen sind Nervenleiden. Da seine Persönlichkeit aus dem Gleichgewicht geraten ist, besteht für ihn natürlich die Möglichkeit, zu einer umfassenderen Weltsicht zu gelangen, die man nur erreichen kann, wenn man innerlich leer geworden ist, sein Herz nicht mehr an materielle oder ideelle Werte hängt und davon unbewußt seine Weltanschauung abhängig macht.

Hier ergibt sich ein weiteres typisches Merkmal für California Poppy, denn dieses Verlieren des Haltes führt zu einer fahrigen Suche nach Einsicht und Geborgenheit in Äußerlichkeiten, an denen man sich wieder festhalten kann.

Da gibt es drei Möglichkeiten: zum einen könnte der California-Poppy-Mensch zu halluzinogenen Drogen greifen, die ihm Einsicht und Durchblick verschaffen sollen, zum anderen könnte er sich in die Religion vertiefen, oder er könnte sich schließlich auf psychologische oder parapsychologische Techniken stürzen – alles im Dienst der Suche nach Verstehen und Erleuchtung.

Der Fehler, den er dabei macht, ist, daß er außerhalb seiner selbst sucht. Er führt sich Drogen zu, er will Erleuchtung von außen, sei es durch einen Guru, sei es durch einen, der Guru-Funktion für ihn einnimmt. Er muß sich von außen her stimulieren, um Ruhe zu finden, und gleichzeitig wird er dabei immer unfähiger, das Außen tatsächlich zu erkennen.

Er stellt sich nicht der Realität, sondern läßt sich faszinieren durch metaphysische Erfahrungen, die er nicht in das Alltagsleben zu integrieren weiß. Da sie für ihn zweifellos viel anziehender sind als jeglicher Trott, jegliche Routine im Alltag, flieht er in seine Halluzinationen, in seine Verblendungszustände und leidet dabei und dadurch. Tags ist er kaum in der Lage, das Notwendige für den Lebensunterhalt zu unternehmen und plagt sich damit, in der Nacht wird er von Alpträumen heimgesucht, und nicht überraschend wäre es, gesellte sich noch eine Drogensucht hinzu.

Dieser Mensch muß lernen hinzuschauen, und California Poppy kann ihm dabei helfen. Hinschauen heißt hier auch erkennen. Er muß seine Umwelt erkennen lernen wie sich selbst. Er muß den Hokuspokus irgendwelcher Psychozauberer von wirklichem Wissen unterscheiden lernen, er darf sich keinem Guru hinterherwerfen, sondern muß seinen eigenen Wert erkennen, und er darf sich den Blick nicht mehr verstellen mit Äußerlichkeiten. Das ist eine ungeheuer schwierige Aufgabe, aber California Poppy ermöglicht es, aus dem anfänglichen Aus-dem-Gleis-geraten-Sein sogar noch Vorteile zu gewinnen, die Unsicherheit des Lebens zu benutzen und in den Lernprozeß mit einzubeziehen. Man erlangt die Fähigkeit, sich selbst ehrlich anzu- schauen und damit auch seine Umwelt. California Poppy gibt Energie, diesen Lernprozeß durchzustehen und empfiehlt sich daher auch als Unterstützung für Psychotherapien.

Wer ehrlich ist mit sich selbst, wer sich selbst anerkennt, der wird in die Lage kommen, ein harmonisches Leben mit sich selbst und mit seiner Umgebung zu führen, der wird nicht zwanghaft Dinge von außen – seien es Drogen, seien es spirituelle Techniken – in sich hinein- stopfen, sondern wird die Fähigkeit erlangen, aus sich heraus zu geben, wird intuitives und kreatives Können erlangen und nicht mehr länger unerreichbaren geistigen Zielen anhängen. Er hat gelernt, daß die Wahrheit in ihm selber liegt, und er weiß sein Leben dieser Wahrheit entsprechend auszurichten.

→ Morning Glory

## CALIFORNIA WILD ROSE – ROSA CALIFORNICA – KALI- FORNISCHE HECKENROSE

Wer mit den Bachblüten vertraut ist, wird hier eine gute alte Bekannte wiedererkennen: Wild Rose. Wild Rose und California Wild Rose sind in der Therapie mehr als ähnlich, man kann sie gegeneinander aus- tauschen oder auch gemeinsam geben, so daß sie sich gegenseitig verstärken. Für mich ist die Wirkung von California Wild Rose der Beweis, daß nicht nur in England, sondern überall in der Welt wirksame Blütenessenzen hergestellt werden können und daß es wichtiger ist, gesunde und kräftige Pflanzen für die Herstellung zu haben, als solche, die an einem bestimmten Ort gewachsen sind.

California Wild Rose wird benötigt für einen Zustand der Apathie, des Desinteresses am Leben, bei fehlender Motivation. Somit kann sie sowohl kurzfristig eingesetzt werden, wenn jemand zeitweise deprimiert und antriebslos ist, aber auch als Langzeittherapie, wenn sich dieser Zustand bereits zu einem entscheidenden Persönlichkeitsmerkmal aus- geweitet hat.

California-Wild-Rose-Menschen wirken auf andere immer etwas leblos, ihr Blick ist irgendwie trübe, sie können sich für nichts begeistern, über nichts wirklich freuen. Sie sind bei allem, was sie angehen, erst einmal grundsätzlich pessimistisch, so sie überhaupt mit irgendetwas neu beginnen sollten. Dementsprechend gelingt ihnen natürlich nicht allzuviel, denn ihre Handlungen legen sie unbewußt so an, daß ihre düsteren Prohezeihungen tatsächlich eintreten, woraus sich dann wiederum ihr Pessimismus nährt.

Und wenn jemand auf Dauer nie ein Ziel erreicht, dann wird er eben zynisch und setzt sich selbst erst gar keine neuen Ziele mehr. Ihm fehlt die Begeisterung für was auch immer, die Arbeit wird nur so lala erledigt, wenn er krank wird, braucht er ewig lang, bis er wieder auf die Beine kommt, und in der Liebe wird auch niemand so schnell warm mit ihm. Es klappt halt sowieso nichts.

Irgendwie ist dem California-Wild-Rose-Menschen alles gleichgültig, er nimmt an keinem Geschehen richtig teil, er entwickelt kein Interesse für irgendwas, er hat auch kein Ziel – am liebsten würde er sich in irgendeine Ecke legen und auf den Tod warten. Da überrascht es dann nicht, daß er sich in Gedanken tatsächlich oft mit dem Tod beschäftigt und an Selbstmord denkt, aber auch dazu muß man sich erst einmal aufraffen – ach, ist ja auch egal, wird schon von alleine kommen ...

Was so ein Mensch braucht, der immer nur resigniert herumhängt, kontaktarm, trübsinnig und antriebsschwach , das ist ein kleines Feuerchen unter dem Hintern und auch im Kopf. California Wild Rose kann es entfachen. Solche Leute müssen einmal heraus aus ihrem langweiligen Schlafmützenkarussell, müssen sich mal eine Kappe Leben genehmigen, müssen lernen, zu genießen, sich zu freuen und zu begeistern. Sie haben ja völlig vergessen oder vielleicht auch nie gelernt, was es eigentlich bedeutet zu leben, was man aus dem Leben machen kann. California Wild Rose schubst sie hinaus ins langweilige Leben und – Überraschung: mit einem Mal ist es gar nicht mehr langweilig, sondern birgt ungeahnte Möglichkeiten und Herausforderungen, die es wert sind, angenommen zu werden.

Ohne lang zu zögern, geht der California-Wild-Rose-Mensch plötzlich darauf zu und wundert sich erst im nachhinein über die Dinge, die er grad getan hat. Er braucht diesen Kick von außen gar nicht, er spürt in sich selbst den Drang, etwas zu unternehmen und zu erleben. Er beginnt, einen Sinn in seinem Leben zu erkennen, und er beginnt, es zu lieben.

Der apathische, abgeschlaffte, schlechtgelaunte Mensch, der auf Sparflamme vor sich hin lebt, weicht mehr und mehr einem verjüngten, begeisterungsfähigen Menschen, der mitten im Leben steht, seine Aufgaben bewältigt, Freunde hat und anerkannt wird. Er interessiert sich für die Menschen und die Dinge, die ihn umgeben, und ist in der Lage, sich ihnen voll und ganz zu widmen und hinzugeben, und er wird – wenn er es einmal geschafft hat, für jemanden Liebe zu empfinden – auch welche empfangen.
Kein Halbtoter mehr, sondern ein richtiger Mensch.

## *CAYENNE – CAPSICUM ANNUUM – EINJÄHRIGER PAPRIKA, SCHOTENPFEFFER*

Da ist jemand so richtig träge. Er kann sich zu nichts aufraffen. Eigentlich möchte er schon ganz gerne, aber es fehlt der rechte Wille und das Durchhaltevermögen. Stattdessen läßt er sich treiben, dreht sich im Kreis, findet sein Leben öd, aber nicht die Kraft, es zu verändern.
Das ist der typische Cayenne–Mensch. Er hat sein Leben festgefahren, er bestimmt es nicht mehr selbst, sondern wird beherrscht von überkommenen Ansichten, Gewohnheiten. Vielleicht ist er unzufrieden mit seiner familiären Situation, aber Aussprachen, Diskussionen, Änderungen des Verhaltens oder gar Trennung und Scheidung – ach, das würde viel zu viel Kraft kosten, wäre viel zu anstrengend, da läßt er die Situation lieber wie sie ist, auch wenn sie für alle Beteiligten nur nachteilig ist. Oder er fühlt sich beruflich unwohl, ist von seiner Tätigkeit gelangweilt. Aber aufstehen und sich eine neue Arbeit suchen, womöglich mit einer neuen Ausbildung ganz von vorne anfangen – du lieber Himmel, das würde ja den ganzen Tagesrhythmus durcheinanderbringen.
Er würde es nie schaffen, den Abend statt vor dem Fernseher in einer Schule zu verbringen, statt am Wochenende zu kegeln über Lehrbüchern zu hocken. Nein, seine alten Gewohnheiten sind ihm so lieb geworden, da behält er sie lieber bei, auch wenn sie alle Möglichkeiten zur persönlichen Veränderung und damit auch Verbesserung zunichtemachen. Er raucht ja schließlich auch immer noch, obwohl sein Arzt ihm schon angedroht hat, er müsse ihm bald den Fuß abnehmen ...
Natürlich grübelt der Cayenne–Mensch schon mal über neue Lebensperspektiven nach und findet an dem einen oder anderen Gedanken

Gefallen, am Ende aber siegen wieder Unentschlossenheit und Unbeweglichkeit, und er bleibt in seiner Sackgasse stecken, da kennt er sich ja auch bestens aus und braucht sich auf nichts Neues einzustellen. Oder er diskutiert eine Möglichkeit innerlich so lange, bis die Chance verpaßt ist, und dann ist er insgeheim mächtig froh, nichts unternehmen zu müssen.

Cayenne ist träge, kraftlos, schwerfällig. Cayenne stagniert, sein Leben bietet ihm nichts Neues mehr, nichts Aufregendes, nichts Herausforderndes. Manchmal weiß man gar nicht recht, warum Cayenne überhaupt noch lebt. Aber wahrscheinlich ist ihm auch das Knüpfen einer Schlinge zu beschwerlich.

Dabei besteht im Grunde überhaupt kein Anlaß zur Verzweiflung. Im Inneren hat der Cayenne-Mensch alle Möglichkeiten zur Freiheit und zur Weiterentwicklung. Was ihm fehlt, ist der sprichwörtliche Tritt in den Hintern. Und den kann ihm Blütenessenz Cayenne geben. Sie kann als zündender Funke den trägen Motor des Willens zum Anspringen bringen.

Wo die Bachblüte Walnut jemandem die Kraft geben kann, einen einmal gefaßten Entschluß wirklich in die Tat umzusetzen, setzt die Kalifornische Blüte Cayenne noch einen Schritt früher an und ermöglicht dem Unentschlossenen, zu einer Entscheidung zu gelangen, die ihm besonders schwer fällt: sein Leben wieder in die Hand zu nehmen.

Wo eine Art Befreiungsschlag notwendig ist, um aus einer festgefahrenen Situation herauszukommen, kann Cayenne den gordischen Knoten durchhauen. Dem Cayenne-Menschen wird Anstoß gegeben, sich aus seiner Sachgasse hervorzutrauen. Seine Willenskräfte werden mobilisiert, er lernt, den Teufelskreis aus alten eingefleischten Gewohnheiten und Trägheit zu durchbrechen und bringt sein Leben wieder voran. Er beginnt, seine Vorsätze zu verwirklichen, er wird offen für neue Möglichkeiten und neugierig auf Veränderung.

Cayenne ist die Blütenessenz, die hilft, Stagnation zu überwinden und kann somit außer als Augenblicks-Blüte und Konstitutionsblüte auch eingesetzt werden, wenn die Blütentherapie nicht recht in Gang kommen will. Dann setzt man sie der bisherigen Blütenkombination zu. Sie kann aber auch als Unterstützung für jede andere Form der Therapie eingesetzt werden, um diese in ihrem Verlauf zu stärken oder überhaupt erst einmal in Schwung zu bringen.

# CHAMOMILE – ANTHEMIS COTULA – STINKENDE HUNDS-KAMILLE

Chamomile ist eine Blütenessenz für all diejenigen, denen die Nerven zu schaffen machen, die beim geringsten Anlaß in die Luft gehen. Ihre überstrapazierten Nerven gewinnen mehr und mehr die Herrschaft über sie, bestimmen den Alltag und die Zukunft und lassen sie keine Ruhe finden. Folglich leiden sie an nervösen Schlafstörungen, können zuweilen gar nicht erst einschlafen. Die "ganz normalen" Sorgen des Alltags halten sie fest, beschäftigen ihre Gedanken, und es gelingt diesen Menschen einfach nicht, sie loszulassen, abzuschalten, sich zu entspannen. Sie quälen sich durch die Nacht und hinterlassen das Bett so, wie sie sich selbst fühlen: aufgewühlt. Ein denkbar schlechter Start in den neuen Tag, sie sind von Beginn an gereizt und launisch. Sie kriegen kaum etwas zum Frühstück herunter, da sich ihre Nervosität als Spannung im Magen manifestiert. Ihnen wird schnell übel, sie leiden an Sodbrennen und Blähungen, ihre ganze Verdauung ist durcheinandergeraten, und das wiederum verstärkt nur das leicht Aufbrausende im Wesen des Chamomile–Menschen.

Vielleicht beginnen sie schon am Morgen Streit mit ihrem Partner, mit ihren Kindern, mit sonstwem – und als Anlaß genügen ihnen Kleinigkeiten. Sie sind als streitlustig verrufen und gelten durch ihren Hang zur Rechthaberei als unangenehme Zeitgenossen. Dabei sind diese armen gestreßten Menschen "lediglich" Opfer ihrer eigenen Nervenschwäche.

Da sie dies wissen und bewußt darunter leiden, nicht entspannt und freundlich leben und handeln zu können, gesellt sich ihren schnellen Stimmungsschwankungen, die sie einfach nicht in den Griff bekommen können, gerne noch depressive Zustände hinzu, die sie von Zeit zu Zeit überfallen.

Dauert so ein Chamomile–Zustand länger an, verlieren diese Menschen manchmal völlig die Übersicht und reagieren auf die kleinste Verstimmung oder Verwirrung – besonders in der Partnerschaft – so unangemessen wie möglich, nämlich hysterisch. Daß sie die durch ihre Streitlust ohnehin belastete Partnerschaft damit möglicherweise stark gefährden, gar beenden können, wissen sie, und die daraus resultierende Depression hilft da auch nicht beim Kitten.

Wenn Kinder in einen Chamomile–Zustand geraten oder wenn dieser gar ein bestimmender Wesenszug ist, sind sie meist überaktiv, überdreht. Sie kriegen abends nicht die Kurve ins Bett, schreien, weinen sich lieber müde und sind bekannt dafür, daß sie die feststehendsten Dinge noch im Übermut umzuwerfen vermögen.

Typische Erkrankungen für Chamomile-Menschen sind Bluthochdruck, Verdauungsstörungen, alle Arten von Entzündungen und auch Asthma (als typische Überreaktion auf harmloses Geschehen).

Indikationen für Chamomile sind also alle wie auch immer bedingten Formen von Nervosität, sei durch Streß am Arbeitsplatz oder zu Hause, durch persönliche Entwicklungsphasen wie Pubertät oder Klimakterium, durch Erkrankungen oder Drogenentzug (auch Nikotinentzug) hervorgerufen.

Chamomile Blütenessenz bringt den aus der Fassung Geratenen zurück in die Fassung. Sie besänftigt die Übererregung, auch übergroße Angst und die Folgen traumatischer Ereignisse, sie bringt Gelassenheit und innere Ruhe. Menschen, die eine Weile Chamomile einnehmen, lernen, sich selbst, ihre Handlungen und Gefühle einmal wie von außen zu betrachten, ohne sie zu werten. Sie werden aufnahmefähiger für die Vorgänge um sie herum, die vorher durch ihre Nervenmuster nur verzerrt auf sie wirkten, werden objektiver und lernen einen harmonischeren Umgang mit ihren Mitmenschen. Sie lassen sich nicht mehr vom Streß beherrschen und entwickeln sich sacht aber sicher zu emotional stabilen Menschen.

→ Dill

## CHAPARRAL – LARREA SPECIOSA – JOCHBLATTGEWÄCHS

Eine richtige "Psycho-Blüte". Ein negativer Chaparral-Zustand ist keiner, in den man so eben hineinrutschen kann, sondern einer, der lange Zeit braucht, sich zu entwickeln, und aus dem man entsprechend lange braucht, wieder herauszukommen.

Chaparral ist ein Verdränger wie Fuchsia oder Scarlet Monkeyflower. Chaparral kann nicht mit seinen Gefühlen umgehen, kann sie nicht ausdrücken, versucht deshalb, sie einfach nicht wahrzunehmen. Das versuchen viele – aber leider ist es ein Irrweg.

Denn wie nicht zu verarbeitende Umweltgifte sich beispielsweise im Körper anreichern und irgendwann damit beginnen, Beschwerden zu machen, obwohl zu diesem Zeitpunkt dann überhaupt kein konkreter Anlaß vorliegt, so häufen sich auch all die nicht geäußerten Gefühle, die runtergeschluckte Wut und die aus Angst vor Zurückweisung nicht zugelassenen Zeichen der Zuneigung.

Und machen natürlich ebenso Beschwerden. Der Energieverlust durch das Unterdrücken der Emotionen, möglicherweise die Suche eines Ausweges in Drogeneinnahme, die Unbeholfenheit des Ausdrucks, da ein wichtiger Teil nicht gelebt wird und geübt wird – man lese bitte die Beschreibungen der unten angegebenen Blüten. Hier hat Chaparral (bisher noch) keine spezifischen Qualitäten gezeigt.

Was dagegen Chaparral einzigartig macht, ist seine Art der inneren Reinigung, die vor allem während des Schlafes im Traum geschieht. Träume werden durch diese Essenz bewußt gemacht und verstanden. Alte Verletzungen werden im Traum erneut erlebt, erinnert und somit einer Therapie zugänglich. Zur Verhinderung allzu großer Erschütterungen durch Alpträume möge Chamomile hinzugegeben werden.

Da wird eine Menge hervorgeholt, was eigentlich lang vergessen und bedeutungslos schien.

Empfohlen sei Chaparral somit für die Traumarbeit ganz allgemein und als Verstärker der anderen verdrängenden Blütenessenzen im besonderen.

Chaparral fördert das Verstehen und die Einsicht. Will man seinerseits Chaparral fördern, einmal eine Traumkur für's eigene Unterbewußtsein durchführen, egal ob man sich jetzt gerade besonders unwohl fühlt oder nicht, mag man eine Fastenkur mit Chaparral und Self-Heal unternehmen.

Genauso wie der frühjährliche Hausputz und die körperliche Entschlackung kann man auf diese Art die seelische Entschlackung vornehmen.

→ Black Eyed Susan; → Chamomile; → Golden Eardrops; → Mugwort; → Scarlet Monkeyflower; → Self-Heal

## CORN – ZEA MAYS – MAIS

Corn ist eine "große" Blüte – beinahe universell einsetzbar. Sie kann zur Verstärkung anderer Blütenkombinationen zugesetzt werden, wirkt aber auch alleine für sich sehr positiv.

Der spezielle Corn Typ ist jemand, dem der Durchblick fehlt. Da er nicht gerade fest mit seinen Füßen auf der Erde steht, fehlt ihm ein Standpunkt, von dem aus er Orientierung gewinnen könnte. Ohne diesen Halt, ohne seinen eigenen Schwerpunkt gefunden zu haben, läßt er sich leicht verunsichern und verwirren. Er ist einer, der sich leicht herumschubsen läßt, sich dabei zwar äußerst unwohl fühlt, aber nicht in der Lage ist, sich zu wehren und durchzusetzen. Er weiß ja schließlich nicht recht, wo es für ihn langgeht, was für sein Leben wichtig ist. Stets unsicher und ein wenig hilflos findet er schlecht Kontakt, er fühlt sich immer wie ein Gummiball auf dem Wasser, dem es nicht gelingt einzutauchen. Stattdessen spielt das Wasser mit ihm. Deutlich wird dies besonders, wenn der Corn–Mensch sich in größeren Menschenansammlungen wiederfindet. Das Gedränge macht ihn furchtbar nervös, er fühlt sich verloren und wünscht sich jemanden, der ihn bei der Hand nimmt und zum Ausgang führt.

Wie schrecklich muß dem Corn–Menschen da erst das Leben in der Großstadt sein mit ihrem Gewimmel und Gehetze, wo scheinbar jeder weiß, wo er hingehört, und dieses Ziel energisch anstrebt, ob mit Auto, Bus oder zu Fuß. Nur der arme Corn–Mensch mittendrin fühlt sich vollkommen überfahren. Viel zu viele Eindrücke rollen da gleichzeitig auf ihn zu und über ihn hinweg, vor allem Lärm, Hektik, Gestank. Viel lieber zieht er sich da in sich selbst zurück und hängt seinen Träumereien nach.

Aber auch in seinen Träumen findet er keine Ruhe – weil er nicht in sich selbst ruht. Er wird von Alpträumen geplagt, leidet unter Zwangsvorstellungen, ist ständig nur gestreßt. So richtig sich auf etwas konzentrieren will ihm auch nicht gelingen, immer wieder wird er ja gestört durch was auch immer – ein Gespräch im Nebenraum, ein vorbeifliegender Vogel, das Klingeln eines Telefons. Seine Gedanken schweifen ab, drehen sich im Kreise und sorgen dafür, daß er noch nervöser, noch gestreßter wird.

Also leidet der Corn–Mensch nach einer Weile an den typischen "psychosomatischen" Krankheiten, vom Bluthochdruck bis zum Magengeschwür. Er ist stark verspannt, und man hat bei ihm immer ein wenig das Gefühl, daß er gleich überschnappt.

Da hilft nur Ruhe. Sein inneres Chaos muß beruhigt und geordnet werden, er muß einmal zu sich kommen, wo er vorher außer sich war. Dieser Mensch braucht inneren Frieden, er braucht Halt, er braucht Übersicht. In diese Richtung wird er durch die Blütenessenz Corn geführt. Er kommt in die Lage, sich selbst und sein ganzes hektisches, verwirrtes Gehabe von außen zu betrachten, über sich selbst zu lachen und abzulassen von all den merkwürdigen Vorstellungen über seine Umwelt, die sich in ihm inzwischen festgesetzt haben. Corn bringt Entspannung, Ruhe, Klarheit. Corn macht die Gedanken wirklich frei. Der Corn-Mensch gewinnt im Inneren das Gleichgewicht zurück, er sieht sich selbst und seine Stellung in der Gesellschaft objektiv und gelassen, er gewinnt neue soziale Kontakte und Bindungen, findet seinen Stellenwert und seinen Standort heraus, läßt sich nicht mehr so leicht herumschubsen und aus der Ruhe bringen. Er verschleudert seine Energien nicht mehr für Anfälle von Panik oder Hysterie, sondern kann sie gezielt einsetzen für sich selbst oder für andere.

Insofern stärkt sich auch seine allgemeine Immunlage, er ist besser in der Lage, Infektionen abzuwehren, die ihn früher bei jeder Gelegenheit auf die Bretter bzw. ins Bett zwangen. Somit kann Corn auch große Dienste in Verbindung mit anderen Therapien leisten, besonders mit körperorientierten.

→ Chamomile; → Dandelion; → Mullein; → Self-Heal

## DANDELION – TARAXACUM OFFICINALE – GEWÖHNLICHER LÖWENZAHN

Spannung ist das Stichwort, bei dem einem geübten Blütentherapeuten zuerst einmal Dandelion einfällt. Vor allem körperliche Spannung, Verspannung: ein steifer Nacken und Kopfschmerzen, zusammengebissene Kiefer, Schluckbeschwerden, innere und äußere Geschwüre, Muskelkrämpfe, Unbeweglichkeit und Steife der Gliedmaßen, sexuelle Probleme, Verdauungsschwierigkeiten.

Alles Phänomene, die auftreten können, wenn man den körperlichen Funktionen nicht ihren natürlichen Lauf läßt, wenn Blut, Nährstoffe, Energie nicht frei fließen und durch den Körper zirkulieren können, sondern durch muskuläre Verspannungen aufgehalten und abgebremst werden. Die Zielorgane werden folglich nicht in dem Maße erreicht, wie dies eigentlich geschehen sollte, und reagieren mit Notsignalen: das schlecht durchblutete Bein wird dunkler und dunkler, die Abwehrkräfte lassen nach, Pilze finden in den kampflos aufgegebenen Gebieten den feinsten Nährboden für ihren Stoffwechsel und ihre Vermehrung. Oder die Verdauung gerät aus dem Lot, die verkrampften Bauchorgane arbeiten nicht mehr ruhig und rhythmisch, sondern stellen zeitweise ihre Tätigkeit ganz ein, und der arme Mensch, der zu diesen Organen gehört, leidet an Gärungs- und Fäulnisprozessen und Verstopfung. Also handelt es sich hier beim Dandelion-Menschen um einen unfreien, im Endeffekt auch energielosen, weil all seine Energie von der unsinnigen Aufrechterhaltung der erhöhten Spannung aufgezehrt wird. Man sieht ihm direkt an, was ihm fehlt, wenn er sich nur bewegt. Das ist dann steif, eckig, wirkt irgendwie unnatürlich.

Der Dandelion-Mensch steht unter Streß, dem er nicht nachgeben will oder kann. Wer zu Zeiten der Trauer und des Schmerzes nicht weinen will, wird es später nicht mehr können, wenn er es dringend braucht. Wer sich keine Niederlagen erlauben will, wird sich später womöglich nicht mehr beugen können, einen steifen Nacken und Rücken behalten. Ein Dandelion-Mensch läßt sich nicht gehen, er gibt die Kontrolle nicht auf. Er plant sein Leben durch und durch, weiß heute schon genau, was er morgen und was er in einem Monat, einem Jahr, einem Jahrzehnt tun wird. Er haßt den Zufall. Schließlich ist er starr und unflexibel, bleibt in neuen Situationen rat- und hilflos.

All seine rumorenden Gefühle, die er sich nicht gegönnt hat, sei es der Jubelschrei, sei es der Tränenausbruch, haben ihn hart werden lassen. Die Muskeln, die er benötigte, ein Schluchzen zu unterdrücken, werden auf die Dauer in einen Spannungszustand übergehen, der willentlich nicht mehr zu lösen ist – der dicke Kloß im Hals ist ein typisches Dandelion-Merkmal. Die Faust, mit der er hätte auf den Tisch hauen müssen, wird unbeweglich und machtlos. All die unterlassenen und nicht gelebten Gefühle manifestieren sich ihm in Muskelspannungen. Die Neigung zum Krampf, zum Sich-starr-Machen, um Situationen der Hilflosigkeit zu entgehen, sind oberste Merkmale für Dandelion.

Sein Ehrgeiz richtet sich mehr auf die Dinge, die außerhalb seiner selbst liegen. Beruf, Verein, Politik, was auch immer. Da plant er und strengt sich an und hat Erfolg. Und ist er eines Tages, nachdem sein Herz schon oft gekrampft hatte (Angina Pectoris), am Herzinfarkt verstorben, stehen die Hinterbliebenen am Grab und murmeln: "Der hat wirklich was erreicht".

Zynischerweise möchte ich hinzufügen: einen grausamen und schmerzhaften Tod. Natürlich muß das nicht sein, wenn der Dandelion-Mensch rechtzeitig lernt, mit sich selbst in Einklang zu leben, sich zu entspannen, weniger Ehrgeiz und Eifer in äußere Ziele zu investieren. Verzicht muß er lernen. Er muß verzichten auf manches Statussymbol und manche Anerkennung, verzichten auf das Wissen, wie der nächste

Tag verlaufen wird, und damit auf ein gehöriges Stück Sicherheit. Gleichzeitig muß er lernen, die Ungewißheit zu ertragen, sein Leben Stück für Stück, das heißt Tag für Tag zu leben, nicht heute schon die Höhe der Rente ausrechnen. Er muß Kummer und Schmerz zulassen, muß die Tränen laufen lassen können und muß vor Freude juchzen, ohne sich dabei komisch oder peinlich zu fühlen. Dies ist die Botschaft von Dandelion: verhärte dich nicht, sondern werde wieder weich, laß deine wahren Gefühle zu und erlebe sie ganz.

→ Fuchsia;   → Manzanita;   → Scarlet Monkeyflower

## DEER BRUSH – CEANOTHUS INTEGERRIMUS – SÄCKEL-BLUME

Wer Deer Brush benötigt, liegt mit sich selbst im Zwiespalt. Er handelt oft unüberlegt, wundert sich darüber, was er jetzt schon wieder angestellt hat, und fühlt sich dabei äußerst unwohl und unbehaglich. Er ist sich über seine Ziele unsicher, macht einen Schritt vorwärts, einen zurück, zwei zur Seite, so wie jemand, der in die Küche läuft, um sich ein Glas Wasser zu holen, nur, um dort angekommen, feststellen zu müssen, daß er total vergessen hat, was er eigentlich hier wollte. Was für den Deer Brush Typ nichts Außergewöhnliches ist.
Er möchte so gerne ein klares Ziel vor Augen haben, erkundigt sich genauestens über all seine Möglichkeiten und kann sich dann für nichts entscheiden, weil er nicht wirklich weiß, wer er ist und wo für ihn die Reise hingeht. Sein Verstand sagt ihm, dies sei das Richtige, seine Gefühle fordern hingegen jenes, und beides bekommt er nicht unter einen Hut.
Er hat eindeutig Entscheidungsschwierigkeiten, und aus diesem Grunde kommt er in seinem Leben nicht voran, dreht sich im Kreise.
Einen Widerspruch gibt es beim Deer-Brush-Menschen jedoch nicht nur zwischen Herz und Verstand, auch seine verstandesmäßigen Überlegungen führen ihn nicht zu eindeutigen Ergebnissen, und in seinem Herzen geht es wahrhaft konfus zu. Er möchte immer alles, bekommt am Ende aber gar nichts. Er stößt Menschen, die er liebt, vor den Kopf, schmeichelt anderen, die er nicht ausstehen kann, sieht sich zu ständiger Rechtfertigung gezwungen.
Er weiß nicht, was er will, er weiß nicht, wie er zu einer Entscheidung gelangen könnte, er weiß nicht einmal, wen er liebt.

Stets ist er hin- und hergerissen, unschlüssig, chaotisch, und dann ist seine Chance vertan, und seine so verbesserungswürdige Situation bleibt die alte.

Dieser Mensch sollte einmal seine wahren Absichten und Gefühle kennenlernen. Er kann dies mit Hilfe der hier besprochenen Essenz. Deer Brush beendet das Hickhack zwischen Kopf und Herz, bringt Klarheit in beide, mistet einmal aus und läßt das wahre Selbst zum Vorschein kommen. Der Deer-Brush-Mensch lernt sich erst jetzt richtig kennen, seine wahren Gefühle, Motive, Antriebe. Der Nebel, der ihn stets so konfus handeln ließ, verzieht sich, und er gewinnt klare Sicht.

Er lernt das früher schier Unerreichbare: die Einheit, die Integration von Gedanken und Gefühlen, nicht mehr deren hoffnungsloses Verheddern und Verknoten. Er wird offener, ehrlicher sich selbst wie auch anderen gegenüber, weiß, seine Beziehungen neu zu gestalten, handelt reinen Herzens und klaren Verstandes und ist in der Lage, seine wahren Ziele nicht nur zu erkennen, sondern auch energisch anzustreben.

→ Blackberry; → Madia; → Shasta Daisy

## DILL - ANETHUM GRAVEOLENS - DILL

Ein Dill-Mensch ist genervt. Nicht so wie der Chamomile-Mensch, dessen Nerven bloß liegen und total überreizt auf den kleinsten Anlaß hin Überreaktionen produzieren und damit sein gesamtes Leben beeinflussen und beherrschen, denn der Grund für Nervosität liegt bei Dill nicht in den Nervenfunktionen selbst, sondern darin, daß der Dill-Mensch die ankommenden Reize nicht verarbeiten kann.

Nehmen wir an, ein Dill-Mensch wechselt den Wohnort, dann fühlt er sich gleichzeitig wie überfahren von all den neuen Eindrücken, die sich ihm aufdrängen, aber auch überfordert von der Aufgabe, all seine Angelegenheiten hier neu ordnen zu müssen. Er reagiert genervt, das heißt mürrisch, nörgelig, vielleicht aufbrausend, vielleicht depressiv.

Von seinem Wesen her ist er zu statisch, ein Umgebungswechsel, den ein anderer Mensch möglicherweise freudig und neugierig vollzieht, bedeutet für ihn ein Herausgerissenwerden aus der bekannten Umgebung und ist mit Angst verbunden.

Jede Veränderung macht dem Dill-Menschen Angst, auch Veränderung seiner selbst. Er fürchtet sich vor dem Altwerden, dem Tod, sie fürchtet sich vor Schwangerschaft und Klimakterium. Da haben sie es lieber ruhig, beschaulich und geordnet. Ihre Aufnahmefähigkeit für Neues ist begrenzt – geschehen zu viele Dinge auf einmal, verlieren sie den Halt. Sie werden schnell aus der Bahn geworfen, am liebsten hätten sie ein ruhiges Leben auf dem Lande. Das Stadtleben, der Lärm, der Autoverkehr, das alles macht sie verrückt, überfordert ihre Reaktionsfähigkeit. Sie brauchen einfach länger, Sinneseindrücke zu verarbeiten, und das tun sie vor allem nachts, wenn sie die Nervosität am Schlafen hindert. Ihre mangelnde Fähigkeit, Erlebtes aufzunehmen und zu verarbeiten, d. h. zu verdauen, läßt parallel zur psychischen Unruhe auch den Magen aus der Ordnung geraten. Ein Dill–Mensch ist ein Magengeschwürskandidat. Dill–Menschen fühlen sich eher gestreßt als andere, lassen sich leicht verwirren, werden unruhig, nervös, rastlos.

Dazu kommt, daß sie sich wehren gegen Neuigkeiten und ihre natürliche Kritikfähigkeit sich in Genörgel und Gezeter verwandeln kann. Auch richten sie Kritik gerne gegen sich selbst und leisten auch damit Geschwüren und Entzündungen Vorschub.

Dill kann also einmal angewendet werden, um große Lebensveränderungen leichter vollziehen zu können, auch um in großer Hektik und in besonderen Streßsituationen Ruhe und Übersicht zu behalten – kann aber auch als Konstitutionsmittel gebraucht werden, wenn die Unfähigkeit, Eindrücke aufzunehmen, zu akzeptieren und einzuordnen, also auch die Lernschwäche, zu einem bestimmenden Merkmal der Persönlichkeit geworden ist.

Dill macht den Reaktionsträgen beweglicher, sicherer im Umgang mit neuen Situationen und neuen Menschen, es erhöht seine Lernfähigkeit, seine Fähigkeit zu differenzieren und entsprechend unterschiedlich, also flexibel zu reagieren. Dill läßt den Anwender in sich ruhen, so daß er nicht mehr durch Kleinigkeiten aus dem Gleichgewicht gebracht werden kann. Entsprechend werden seine Handlungen souveräner, seine Aufmerksamkeit schärfer, seine Selbstsicherheit größer.

→ Chamomile

## DOGWOOD – CORNUUS NUTTALII – HORNSTRAUCH

Als Kind, als Jugendlicher war der Dogwood–Mensch harten Bedingungen ausgesetzt. Er fand weder die Achtung, die er verdient gehabt hätte, noch den Schutz, den er benötigt hätte. Das schöne Bild von der sorglosen, unschuldigen Kindheit trifft auf ihn nicht zu.

Er wurde eher geschlagen und mißbraucht, die kindliche "Unschuld" hat er früh verloren.

Und nun kämpft er immer noch mit den Folgen der damaligen Verletzungen. Er ist zynisch geworden, hart. Einen eigenen Wert hat er nie erkennen dürfen und findet er auch heute nicht. Er ist es selber, der die Mißachtung seiner selbst fortsetzt, er achtet nicht auf seine Bedürfnisse, schont sich nicht. Ein weites Gefühlsspektrum hat er nie kennengelernt, und heute findet man ihn befangen und begrenzt. Er gilt als kalt und hart, launenhaft, unduldsam, ungesellig.

Sein Körper ist wenig beweglich, alles an ihm ist steif, verhärtet. Er bewegt sich nicht mit Leichtigkeit, sondern schwerfällig, kantig, unbeholfen. So wie manche alles durch eine rosa Brille betrachten, ist dem Dogwood–Menschen alles trist und düster. Es gibt keinen Grund, sich zu freuen, nicht an und über andere, nicht an sich selbst.

Sein trostloses Schicksal muß doch das aller sein. Die Welt ist gemein, das Leben ein Joch.

Diese Lebenseinstellung hat für ihn die traurige Folge, daß sie seine Erwartungen immer nur bestätigt. Er liebt sich nicht, nicht seinen Körper, geht achtlos mit sich um – und verletzt sich entsprechend oft, produziert Unfälle, neigt zur Selbstzerstörung. Im Umgang mit anderen ist er spröde, läßt niemanden wirklich nahe an sich heran, verletzt durch Kälte und Mißachtung – und findet folgerichtig keinen Partner, dem er sich wirklich öffnen könnte. Wir finden hier einen Menschen, der – im besten Falle – trostlos und lieblos sein Leben durchleidet, im schlechten Falle jedoch stark gefährdet ist, in die Psychose abzugleiten oder seinem Leben selber ein Ende zu setzen.

Aus diesem Grunde muß davor gewarnt werden, in Dogwood ein Wundermittel zu sehen. Ein solcher Mensch darf nicht allein gelassen werden, er muß neue Erfahrungen machen von Ruhe, Solidarität, Zuneigung, auch wenn er abweisend reagiert. Man muß sanft und vorsichtig mit ihm umgehen, ihm Auswege zeigen. Zuerst muß er einen Grund für sich finden weiterzuleben.

Natürlich muß alles nicht so schlimm sein. Der hier vorgestellte Mensch stellt ein mögliches Extrem dar – dennoch sollte man nie die Möglichkeit einer Selbstzerstörung aus den Augen verlieren.

Dann kann Dogwood dem so Bedrohten wirklich neue Lebensperspektiven durch ihn selbst eröffnen. Er muß lernen, all das Schmerzende, in ihm so Verhärtete und Angehäufte loszulassen. Er muß lernen, sich selber zu achten, ein Selbstwertgefühl zu entwickeln.

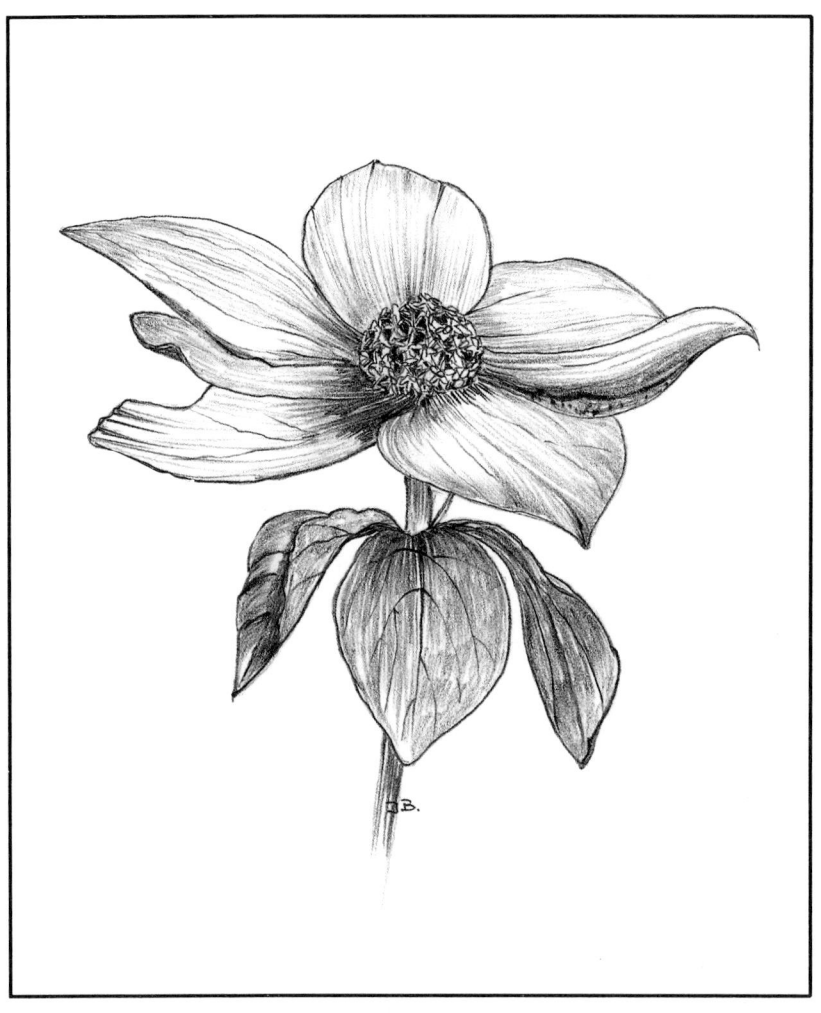

*Dogwood*       *Cornus nuttallii*       *Hornstrauch*

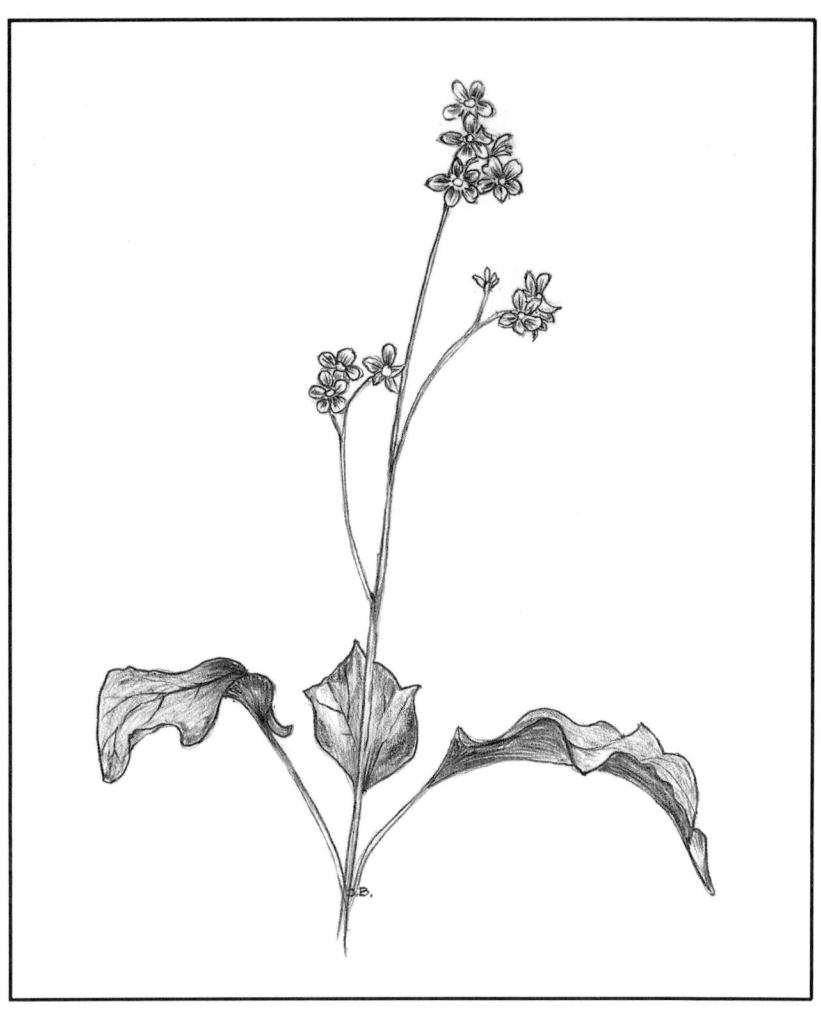

**Hound's Tongue**          *Cynoglossum grande*          *Große Hundszunge*

Niemand kann eine Vergewaltigung ungeschehen machen, aber muß sie deshalb das ganze weitere Leben bestimmen? Dogwood behält seine Narben, aber er lernt, sie als solche einzuschätzen – sie verlieren an aktuellem Wert.
Die Dogwood-Essenz macht weich und gefühlvoll. Waren die vergangenen Erlebnisse grausam, so ist es doch möglich, neuen unbefangen entgegenzusehen. Der Dogwood-Mensch wird offener, er begreift, was Vertrauen ist. Sein Ausdruck hört auf, so schwerfällig zu wirken, er bewegt sich mit größerer Leichtigkeit. Er erfährt Wohlwollen von anderen, wird freier, ungezwungener, sanfter. Seine Launenhaftigkeit verwandelt sich in Ausgeglichenheit. Sein Leben bekommt eine völlig neue Grundlage, auf der er zum ersten Male etwas aufbauen kann.

→ Chamomile; → Golden Eardrops; → Manzanita;
→ Mariposa Lily; → Pink Yarrow

*FILAREE – ERODIUM CIRCUTARIUM – SCHIERLINGS-BLÄTTRIGER REIHERSCHNABEL*

Man wird förmlich überrollt von lauter kleinen Dingen, die eigentlich so unbedeutend sind, aber man bekommt ihn einfach nicht mehr geregelt, den ganz normalen Alltag.
Dinge, die gleichzeitig passieren können, die Nachrichten im Radio, das Pfeifen des Kessels mit dem kochenden Wasser für den Frühstückskaffee, ein Telefonanruf und dazu noch der Ruf aus dem Badezimmer: "Wer hat mein Handtuch geklaut?", wie eine Woge schlagen sie über einem zusammen und lassen einen hilf- und fassungslos werden.
Man ist unglaublich bemüht noch um die letzte Kleinigkeit und gleichzeitig in diesem Bemühen hoffnungslos überfordert. Man kann die kleinen Dinge des Alltags nicht klein lassen, sie bekommen für einen ungeheure Bedeutung, und man verliert die Fähigkeit, die eigenen Angelegenheiten nach der Rangfolge der Wichtigkeit zu erledigen.
Solchen Menschen kann es passieren, daß sie sich mit der Reparatur einer schwer gängigen und nie benutzten Gartentür herumplagen, während gerade die Bewerbungsfrist für ihren Traumjob ungenutzt verstreicht.

Sie sorgen sich schier um alles, versuchen, nichts aus dem Auge zu verlieren, wobei sie leider das Wichtigste aus dem Auge verlieren: die eigene Lebensperspektive, den Überblick. Sie haben ein beinahe zwanghaftes Interesse daran, alles zu regeln, alles in den Griff zu bekommen – also kümmern sie sich um alles, sei es auch noch so nichtig, noch so belanglos.

Und natürlich führt dieses übermäßige Sicherheitsbedürfnis nicht dazu, daß sie Ruhe finden, sondern im Gegenteil, sie werden immer unsicherer, ob sie denn auch wirklich alles, alles erledigt haben, was erledigt werden muß. Wobei andere durchaus der Meinung sein können, daß das, was so dringend erledigt werden muß, ruhig noch ein Weilchen warten kann.

Sie verstricken sich im Detail, gelangen vom Hundertsten ins Tausendste, verlieren ihre Zeit und ihre Freiheit, und glücklich sind sie bei alledem auch nicht, wie vielleicht mancher detailverliebter Perfektionist. Stets besorgt, stets verängstigt, irgendetwas übersehen zu haben, quälen sie sich selbst, schaffen niemals das vorgenommene Tagespensum, reagieren – überfordert wie sie sind – immer gereizter und nervöser, werden zickig, nörgelig, unerträglich.

"Nun, laß doch mal gut sein!" möchte man solchen Menschen sagen, und genau dies ist das Thema von Filaree. Laß einmal alles liegen, setz dich hin und trink eine Tasse Tee. Komm zur Ruhe, gönn' dir mal was. Die Welt geht nicht unter, wenn die Socke, die eh keiner mehr tragen will, heut nicht mehr gestopft wird. Laß sie fahren, die ganzen Kleinigkeiten, die Sorgen und Ängste.

Erst dann, wenn wirklich Ruhe eingekehrt ist, wenn der Filaree-Mensch nicht mehr gehetzt nach weiteren kleinen Problemen sucht, um sich von ihnen fertigmachen zu lassen, erst dann kann er sehen, was in Wirklichkeit Bedeutung hat für ihn, erst dann entwickelt er eine umfassende Perspektive, unterscheidet Wichtiges von Unwichtigem, lernt, die Dinge zu ordnen und den Überblick zu behalten.

Filaree kann der Rettungsring sein, an dem man sich aus einem Meer von Problemen und Sorgen zieht. Und vom Land aus sieht das Meer einfach nur noch wie ein Meer aus. Schwimmen ist eine Frage des Know-how. Man muß sich dabei wirklich nicht von jedem einzelnen Wassermolekül ärgern lassen.

→ Chamomile;   → Corn;   → Rabbitbrush

## *FUCHSIA – FUCHSIA HYBRIDA – GEKREUZTE FUCHSIE*

Ein Mensch, der Blütenessenz Fuchsia braucht, ist schwer zu erkennen – er ist ein Schauspieler, einer, der das Leben spielt, aber nicht lebt, und der darunter leidet. Er fürchtet sich vor Gefühlen, lieber ordnet er sich selbstgestellten Verhaltensregeln unter, täuscht Gefühle vor – schauspielert sie – als daß er sie zuläßt und tatsächlich erlebt. Nun kann jemand, der wirkliche Gefühle nicht zuläßt, sie daher also auch nicht kennt, diese nur sehr unzulänglich darstellen, je nach Übung und Fähigkeit zur Beobachtung anderer. Jemand, der übertriebene Emotionalität vortäuscht, bei dem man häufig das Gefühl hat, das sei nicht ganz echt, der sich oft etwas überdreht darstellt, der könnte ein Fall für Fuchsia sein. Bricht er oder sie beim kleinsten Mißgeschick in größtes Wehgeschrei aus, überschlägt sich bei einem Laut der Freude die Stimme und nimmt schrillen Klang an, ist die Reaktion auf eine Verletzung leicht hysterisch? Alles Hinweise auf Fuchsia. Der Fuchsia–Mensch ist einer mit Neigung zu stark übertriebenen Gefühlen, die in Wirklichkeit nur seine Oberfläche berühren.

Das ist für den Fuchsia–Menschen ziemlich anstrengend. Dauernd hält er den Deckel auf sein Gefühlsleben, damit bloß nichts nach außen dringt. Das bedeutet dauernde Spannung, Kopfschmerzen, Magen-schmerzen. Er ist auch prädisponiert für Erkrankungen des Kehlkopfes und der Harnblase. Er kann nichts annehmen, er läßt nichts heraus. Nicht die Wut, die vielleicht in ihm kocht, nicht sein Bedürfnis nach Berührung und Zärtlichkeit, schon gar nicht seine Sexualität. Nichts aus dem weiten Spektrum möglicher Gefühlsregungen, die in der Lage wären, ihm die Kontrolle zu entreißen, darf er oder sie zulassen. Wer weiß, wie gefährlich die Folgen wären ... Er kann schlicht nicht damit umgehen, er kann sich nicht ausdrücken – er bleibt einer, der nach-spielt, was andere ihm vorgespielt haben. Er selber kennt die Regeln nicht.

Dies ist der Punkt, an dem die Wirkung von Fuchsia einsetzt. Der Fuchsia–Mensch lernt zuerst einmal, einen Blick in sich selbst zu werfen. Er lernt sich selbst kennen. Und zwar so, wie er ist, ohne daß eine "höhere Instanz" in seinem Kopf Zensuren erteilt. Mag da auch Haß, der Verbotene, in ihm wühlen, mag da auch Sex, der noch Ver-botenere, in ihm rumoren, was es auch immer sei, das er nie wahrneh-men wollte – jetzt darf, jetzt kann er Einsicht in sich gewinnen.

Das eigene Gefühlsleben dringt erst jetzt tatsächlich ins Bewußtsein und erlangt Verständnis. Es findet eine regelrechte Befreiung gefangener Gefühle statt. Es gibt nichts "Niedriges", nichts "Schmutziges", es gibt nur Emotionen und Impulse, mit denen man umgehen kann, die man gar zum Positiven nutzen kann. Der Verstand bewertet nicht mehr und entscheidet nicht mehr allein, Gedanken und Gefühle müssen sich durchdringen und integrieren. Kummer, der lang unterdrückt wurde, darf herauskommen. Fuchsia traut sich zu weinen und Schmerz zu zeigen, Fuchsia lernt, sich selbst zu vertrauen, Fuchsia ist bereit zu Offenheit und Berührung.

→ Dandelion;   → Sagebrush;   → Scarlet Monkeyflower

## GARLIC – ALLIUM SATIVUM – KNOBLAUCH

Der typische Garlic–Mensch ist das, was man allgemein als "nervöses Hemd" bezeichnet. Ständig am Flattern, unruhig, unsicher, ängstlich, leicht umzuwerfen. Er ist ein schwächlicher Typ, erkältet sich leicht, kränkelt stets und sieht auch nie so ganz gesund aus. Man kann sicher sein, daß eine umgehende Infektion ihn nun mit Sicherheit nicht auslassen wird. Ist irgendein Erreger in der Nähe: Garlic wird ihn schon einfangen.
Von seiner ganzen Konstitution her ist der Garlic–Mensch schon nicht der stärkste. Er sieht blaß aus, wirkt schwächlich, wird schnell krank und langsam wieder gesund. Den Ursprung dafür findet man bei ihm in seiner Angst.
Angst ist das oberste Kennzeichen für Garlic. Es ist unbenennbare Angst. Woher sie kommt und ob sie begründet ist, kann der Garlic–Typ meist selber nicht sagen. Es ist halt sein angelerntes Reaktionsmuster, auf alles, was da kommen mag, ängstlich zu reagieren. Dann wird er nervös, beginnt zu zittern, hat so ein merkwürdiges dumpfes oder auch flatterndes Gefühl im Bauch, der Schweiß bricht ihm aus, und er fühlt sich wie gelähmt.
Was anderen ein bekanntes Gefühl vor einem Auftritt oder einer Prüfung ist – nämlich Lampenfieber – das hat der Garlic–Mensch fast ständig. Dauernd muß er sich hinsetzen, er stottert oder findet überhaupt keine Worte mehr, traut sich selbst nicht das Geringste zu. Über ihm schwebt wie ein Damoklesschwert die dunkle Wolke der Angst, und es gelingt ihm nicht, sie zu verscheuchen. Zu sehr ist er

schon geschwächt. Diese Angst mag sich sogar in einen diffusen Verfolgungswahn steigern. Garlic fehlt Selbstvertrauen, Mut und zuallererst der Durchblick, das Verständnis für die Dinge, die um ihn herum, besonders aber in ihm selber geschehen.
Dies zu vermitteln ist die Aufgabe der Blütenessenz. Ist ein Mensch in seinem ganzen Wesen angstbestimmt, ob er den Ursprung und den Grund dafür kennt oder nicht, sollte man immer an Garlic denken. Diese Essenz stellt den Betroffenen erst einmal auf die Beine, sie befreit seine Ängste und Befürchtungen, und keiner sollte überrascht sein, wenn sich diese auf dem Wege des Tränenflusses eine Bahn schaffen. Indem der Garlic-Mensch hier einmal losläßt, gewinnt er ein neues Verständnis seiner Probleme und beginnt, sie zu durchschauen. Durch diese Einsicht verlieren sie an Bedeutung. Garlic faßt Mut, gewinnt Selbstvertrauen, legt seine Hemmungen ab. Seine Widerstandskraft wächst, er findet Halt in sich selber, überwindet seine alten Verhaltensmuster und entwickelt innere Stärke.
Er lernt, Situationen und Beziehungen intuitiv zu erfassen, zu durchschauen und sie richtig einzuschätzen, und kann dadurch endlich von seinen ständig quälenden Sorgen um sich selbst und um andere und um die Zukunft ablassen.
Die Indikation "Angst" und "Zukunftsangst" macht Garlic zu einem hervorragenden Kombinationsmittel mit anderen Therapien, besonders in sehr verzwickten oder gar lebensbedrohenden Fällen. Ist dem Patienten die Angst und die Unsicherheit angesichts einer schwierigen und risikoreichen Therapie genommen, ist damit ein Grundstein für ihr Gelingen gelegt.

→ Chamomile;   → Corn

## GOLDEN EARDROPS - DICENTRA CHRYSANTA - TRÄNENDES HERZ

Wer diese Texte tatsächlich in der alphabetischen Reihenfolge liest, der ist ein paar Seiten vorher bereits der "Schwesteressenz" von Golden Eardrops begegnet, nämlich Bleeding Heart. Und wie das bei Schwestern so üblich ist, haben sie gewisse Ähnlichkeiten.
Bei beiden Blütenessenzen geht es um Trauer, um Tränen und das Loslassen von Kummer, um wieder frei zu werden für Neues.

Mit Golden Eardrops haben wir wieder eine Blüte, die sich zur Unterstützung jeder Art von Psychotherapie, die aus der Aufarbeitung vergangener Leiden ihre Wirkung erhält, anwenden läßt. Ähnlich wie für Black Eyed Susan gilt auch hier, daß man den Patienten wirklich durch die Einnahmephase begleiten sollte. Läßt man ihn in dieser schwierigen Zeit allein, steht der Erfolg der Therapie in Gefahr, da der Patient die schmerzhaften Eruptionen möglicherweise nicht aushält.

Golden Eardrops läßt Vergangenes wieder bewußt werden. Vielleicht äußerten sich Verletzungen, die jemand in seiner Kindheit erfahren mußte, bisher nur in Form von plötzlich auftretenden Angstgefühlen oder Alpträumen und wurden nicht als das wahrgenommen, was sie sind: Psycho-Traumen, die so stark waren, daß sie einfach verdrängt werden mußten, um nicht das Große und Ganze, den Menschen, zu gefährden.

Mit Hilfe von Golden Eardrops lernt man, sich dieser Ereignisse zu erinnern und sie erneut zu durchleben. Man wird stark genug, die Augen aufzumachen und all das Grauen anzusehen, das man bisher so fest versperrt hatte in irgendeiner Rumpelkammer des Unterbewußten, um nicht davon überrollt zu werden. Nun öffnet man die Türe eine Spalt breit und blinzelt zuerst noch etwas furchtsam und vorsichtig. Die ersten Erfahrungen melden sich dann als Traum oder auch als plötzliche Assoziation bei irgendwelchen kleinen Handlungen oder Gesten.

Man lernt, daß alles bereits vergangen ist, und die Vergangenheit kann man nicht ändern, man muß mit ihr leben, sie akzeptieren und mit ihr abschließen. Dazu muß man alles zulassen, was mit und in einem geschieht. Der Golden-Eardrops-Mensch ist ständig versucht, den Deckel wieder über den brodelnden Topf zu stülpen und dort festzuhalten. Er leidet und fürchtet sich. Er braucht jemand, der ihn bei der Hand nimmt und ihn stützt.

Dies kann durch andere Blütenessenzen wie Self-Heal oder Borage geschehen, die sehr hilfreich sein können – wichtig bleibt aber dennoch, stets die Ansprech- und Aussprechpartner für den Golden-Eardrops-Menschen da zu sein.

Die Schmerzen, Ängste und Verletzungen der Kindheit bahnen sich also einen Weg ins Bewußtsein, und die Tränen und Schreie führen zu einer Befreiung. Das Leid wird losgelassen und bestimmt den Menschen nicht mehr bis in alle Ewigkeit. Er erkennt die Zusammenhänge zwischen früherem und jetzigem Leiden. Die erlittenen Narben wird er

nie wieder loswerden, aber sie hören auf, sein tägliches Handeln wie sein ganzes Sein zu bestimmen.
Golden Eardrops lernt aufrichtig und aus ganzem Herzen zu vergeben. Dadurch erfährt er große Stärke und Unverletzlichkeit.

→ Bleeding Heart;  → Black Eyed Susan;  → Chamomile;
→ Chaparral;  → Dogwood;  → Fuchsia

## GOLDENROD - SOLIDAGO CANADENSIS - KANADISCHE GOLDRUTE

Haben wir jemanden vor uns, der uns irgendwie nicht ganz echt erscheint, der uns etwas vorspielt, was er nicht ist, müssen wir an zwei "Schauspieler-Blüten" denken. Die eine heißt Sagebrush und wird weiter unten beschrieben. Sagebrush ist jemand, der selber nicht recht weiß, wer er ist.
Goldenrod ist der andere Schauspieler, und der weiß sehr genau, wer er ist. Zumindest ist er davon überzeugt. Goldenrod Menschen setzen ihre Maske bewußt auf. Sie sind sich sicher, mit ihrer wirklichen Persönlichkeit nirgendwo Anklang und Anerkennung finden zu können. Ihre Minderwertigkeitskomplexe sind so tief verwurzelt, daß ihnen beinahe alles egal ist – muß Aufmerksamkeit erwecken, ihr Verhalten. Ob im positiven oder vermeintlich negativen Sinne, spielt bei ihnen keine Rolle: auffallen wollen sie, Mittelpunkt sein.
Die tiefe Unsicherheit, die sich hinter ihrer Fassade verbirgt, überspielen sie durch deutlich zur Schau getragenes Selbstbewußtsein. Sie sind gern laut, beherrschen gerne die Szene. Niemand, niemand, niemand soll ihnen in ihr kleines verängstigtes Herz schauen. Das suchen sie zu verbergen in antrainierten Muskelbergen oder angefressenen Fettschichten. Sie lassen niemanden an sich heran und bauen bewußt Schranken gegenüber ihren Mitmenschen auf. Kommt ihnen jemand zu nahe, sorgen ein paar kurze Gemeinheiten dafür, daß derjenige schnell wieder Abstand sucht, Sicherheitsabstand.
Gemeinheiten gehören überhaupt zu den großen Stärken der Goldenrod-Menschen, erfüllen sie doch gleich den doppelten Zweck, andere Menschen fernzuhalten und gleichzeitig Aufmerksamkeit zu erlangen. Derjenige auf Parties, dessen Scherze geschmacklos und persönlich verletzend sind, der Atmosphäre-Vergifter, das ist oft ein Goldenrod-Mensch. Es macht ihm überhaupt nichts aus, unbeliebt zu sein. Diesen

Zustand kennt er schon so lange, daß er sich voll und ganz daran gewöhnt hat.

Im Grunde ein bedauernswerter kleiner Mensch spielt Goldenrod gern den Starken, den Rüpel. Sein ganzes nach außen gerichtetes Verhalten orientiert sich am Grad der Aufmerksamkeit und des Beifalls oder auch der Ablehnung, den er erreichen kann. Wo Einordnung in eine Gruppe und Zusammenarbeit gefordert sind, macht sich Goldenrod lieber rar. Das ist seine Sache nicht. Wo er den großen Mann oder die Power-Frau markieren kann, da wird man ihn oder sie finden.

Goldenrod ist übrigens eine Blüte, die man überwiegend für Männer braucht. Frauen benutzen öfter andere Taktiken, sich zu verstecken.

Die Lehre dieser Blütenessenz ist die Ich-Findung, das Selbstbewußtsein und die Unterordnung. Goldenrod-Menschen müssen ihre Maske ablegen und sie selbst sein. Das kann für Außenstehende durchaus sehr spannend ablaufen, entpuppt sich der Rüpel doch manches Mal als ganz sensibler, einfühlsamer Mensch. Er begreift sich selbst und seinen Wert, hat es nicht mehr nötig, um jeden Preis der Star zu sein, denn er weiß, daß sein Wert dadurch nicht verlorengehen kann, wenn er sich Gruppen und Gemeinschaften unterordnet. Im Gegenteil: er gewinnt dadurch ein größeres Selbstwertgefühl. Die Anerkennung, die er gewinnt, ist Zuneigung und nicht Abscheu. Er lernt Solidarität, Mitgefühl, Hilfsbereitschaft. Dann hat die Goldenrod-Blüte wirklich einen Berg versetzt.

→ Mullein; → Sagebrush

## HOUND'S TONGUE – CYNOGLOSSUM GRANDE – GROSSE HUNDSZUNGE

Das Stichwort für Hound's Tongue: Schwere. Für Hound's-Tongue-Menschen ist alles schwer, zu schwer, ja, sie sind selber schwer.

Sie leiden an Übergewicht, bewegen sich langsam und schwerfällig, sitzen am liebsten. Sie tragen schwer an ihrem Schicksal, ihr Körperausdruck ist der eines Niedergedrückten.

Analog zu diesem deutlichen körperlichen Eindruck verhält sich auch ihr Seelenleben. Ihr Denken ist langsam und unbeweglich, stumpf und materialistisch. So träge, wie sie ihren Körper bewegen, verhält es sich auch mit ihrem Denken. Ihre Perspektive ist eine materialistische, bezieht sich auf Dinge, die sie haben wollen, Ruhm, den sie erwerben

wollen, Reisen, die sie machen wollen. Persönliche Entwicklungen
fallen da unter den Tisch.
Es fällt ihnen schwer, Dinge zu hinterfragen, zu interpretieren. Sie
glauben, was sie sehen – darüber hinaus kann es nichts geben. Sie
bevorzugen körperliche Tätigkeiten, mögen gar nicht denken. Wofür sie
sich interessieren, das ist das Materielle, das Körperliche. Intellektuelles
liegt ihnen fern, Philosophisches noch viel ferner, und Spirituelles gibt
es überhaupt nicht. Und wenn es das doch gäbe, fänden sie es bestimmt sterbenslangweilig.
Sie bevorzugen die Ratio, mit Gefühlen haben sie es nicht so, und
Seele, na, ist halt eine Sache für den lieben Gott.
Wir haben es also bei Hound's Tongue mit Menschen zu tun, deren
Leben und Perspektive eine stark einseitige ist; sie sind dabei, eine
Menge zu versäumen. Wenn sie krank werden, dann geschieht dies
direkt auf der körperlichen Ebene. Leberschäden sind typisch für sie.
Depressiv können sie zwar auch einmal werden, aber sie tun so etwas
als Laune, als Einbildung ab und versuchen zu überspielen, was
zuweilen auch Erfolg hat – kurzfristig betrachtet, denn Krankheit hat
auch etwas mit Erfahrung und lernen zu tun, weigert man sich, aus ihr
zu lernen, bekommt man die gleiche Lektion halt zu einem anderen
Zeitpunkt, womöglich noch unangenehmer, präsentiert.
Die Blütenessenz Hound's Tongue nimmt diesen Menschen ihre
Schwere und damit ihre Unbeweglichkeit. Wer leichter ist, bewegt sich
leichter, bekommt ein befreites Körperbewußtsein, eine weitere
Perspektive, und das gilt auch für Geist und Psyche. Wer geistig nicht
am Boden kriecht, mag zu manchen Höhenflügen in der Lage sein.
Durch diese neugewonnene Wendigkeit und Leichtigkeit in der Be-
trachtung und im Denken, erscheint ihnen die Welt in neuem Licht.
Das so vernunftgebundene Denken wird in einen größeren Kontext
eingewoben, emotionale und spirituelle Aspekte fließen in das Weltbild mit ein, ohne daß der Realitätssinn dadurch verlorengeht.
Das Leben wird unbeschwerter, man selber unbefangener. Spiritualität
und Meditation bleiben nicht Spielchen für irgendwelche östlichen
Spinner, sondern bekommen einen Sinn, vermitteln Einsicht und
Verständnis.
Der Hound's-Tongue-Mensch erfährt eine wahre Bewußtseinserweiterung. Die Blütenessenz mag daher auch all denen hilfreich sein, die
in ihren spirituellen und meditativen Bemühungen in einer Sackgasse

gelandet sind. Sie läßt die eigene Situation wie von oben betrachten und den Ausweg erkennen.

→ Lotus;  → Star Tulip

## INDIAN PAINTBRUSH – CASTILLEJA MINIATA – MAUL–BEERGEWÄCHS

Eine von den vermeintlich "kleineren" Blüten, da bis jetzt nur ein festumrissenes Anwendungsgebiet bekannt ist, aber dabei muß es ja nicht bleiben, wenn die Wirkungen von Indian Paintbrush weiterhin sorgfältig beobachtet und festgehalten werden.
Indian Paintbrush hat eine starke Beziehung zur menschlichen Kreativität, daher ist es im engeren Sinne erst einmal eine Blüte für solche Menschen, bei denen kreative Tätigkeiten im Lebensmittelpunkt stehen. Demjenigen, dessen Beruf es ist, dreitausendmal am Tag denselben Handgriff auszuführen, wird sie deshalb, vordergründig betrachtet, wenig helfen können, auch wenn – aber dies ist meine persönliche Meinung – gerade solche Menschen, die durch sinnentleerte Tätigkeiten abzustumpfen drohen, eine kleine Erfrischung im Kopf durchaus von Zeit zu Zeit brauchen können.
Hauptthema dieser Blüte bleibt aber schöpferische Tätigkeit im weitesten Sinne, d. h. von künstlerischer Tätigkeit als Maler, Bildhauer, Schriftsteller über handwerkliche Arbeit als Töpfer oder Schuhmacher bis hin zu gestalterischen Berufen als Designer, Landschaftsgärtner oder was auch immer. Bevorzugt angesprochen von dieser Blüte werden also Menschen, die die Möglichkeit haben und auch haben wollen, Dinge zu gestalten und zu formen.
Im negativen Indian–Paintbrush–Zustand sind diese Menschen festgefahren. Ihnen fällt nichts mehr ein, vielleicht fühlen sie sich von ihrer Tätigkeit gar gelangweilt oder angeödet, sie reproduzieren nur noch früher Geschaffenes und finden das selbst nicht gut. Sie sind frustriert, enttäuscht, demotiviert. Wo ihnen früher die guten Ideen nur so zugeflogen sind, herrscht jetzt Leere und Einfallslosigkeit. Ihre Fantasie ist in Streik getreten und mit ihr auch ihre Lebendigkeit. Menschen, deren Aufgabe es ist, sich in irgendeiner Form kreativ zu äußern, verlieren mit dem Verlust dieser Fähigkeit auch einen Teil ihrer Kraft und Vitalität. Der göttliche oder welcher Funke auch immer funkt nicht mehr und beraubt die Menschen dadurch ihres Lebenssinnes.

Dies ist die eine Sackgasse, in der diese Menschen stecken können. Es gibt noch eine andere: da mangelt es nicht an Fantasie und Ideen, da hapert es an der Umsetzung. Das Bild, das gemalt wird, sieht fertig ganz anders aus, als man sich das vorher vorgestellt hatte – nämlich schlechter, die Musik klingt irgendwie schräg, die Schuhe sind zwar hübsch, aber drücken vorn und hinten.
Indian Paintbrush hilft, solche Schwierigkeiten zu überwinden. Die Frustrationen der Arbeit dienen nicht mehr als Vorwand, die Dinge hinzuwerfen, sondern werden als Herausforderung angenommen und verhelfen so zu größerer Stärke und Reife. Wer nie Kämpfe austrägt, wird sie auch nie wirklich beschreiben und darstellen können, was natürlich auch für die inneren Kämpfe gilt. Indian Paintbrush verschafft keine neue Inspiration – es hilft aber, sich selbst so weit öffnen zu können und zu entspannen, aufnahmebereit zu werden, um diese zu erlangen. Und Indian Paintbrush hilft einem, die eigenen Fehler zu entdecken und damit, sie in Zukunft zu vermeiden.
Jeder kreative Mensch, der sich irgendwie festgefahren hat, sollte einmal an die Möglichkeit der Blütentherapie mit Indian Paintbrush denken. Indian Paintbrush stärkt den Willen, schärft die Wahrnehmung, gibt einem wieder die Kraft, seine Tätigkeit voller Freude und Begeisterung wieder aufzunehmen.
Die Ergebnisse werden dies beweisen.

→ Iris;  → Peppermint

## INDIAN PINK – SILENE CALIFORNICA – KALIFORNISCHES LEIMKRAUT

Indian Pink ist eine Streß–Blüte. Das Indikationsgebiet ist vergleichsweise klein dafür aber leicht zu erfassen. Zu erkennen ist diese Blüte (noch) nicht an einer bestimmten Persönlichkeitsstruktur, eher am Vorhandensein einer äußeren Situation die für Indian Pink charakteristisch ist.
Man stelle sich das so vor: um einen herum herrscht hektischer Aktionismus, alle laufen durcheinander, alles läuft durcheinander. Der Lärm will einen schier verrückt machen, dauernd klingelt das Telefon, auf der Straße werden gerade neue Preßluftbohrer ausprobiert, alles hupt, LKW's donnern vorbei und eine Polizeisirene nach der anderen. Überall herrscht Chaos, wichtige Unterlagen sind verschwunden, dafür

stolpert man, wo man geht und steht, über allerhand unnützes Zeug, die Kollegen streiten sich lautstark, und man selber müßte eigentlich drei Köpfe und sechs Arme haben, um den Berg anliegender Aufgaben gleichzeitig erledigen zu können.

Das Herz schlägt einem zum Hals herauf, der Schweiß steht auf der Stirn, schon die zehnte Tasse Kaffee, und am liebsten würde man wieder zu rauchen anfangen. Denn eine ähnliche Situation galt in der Fernsehwerbung jahrelang als *die* Indikation ... für's Rauchen.

Für uns ist es eine für Indian Pink.

Das muß einem ja nicht nur einmal passieren; mancher Arbeitsplatz, manche Lebenssituation zeichnet sich gerade durch solche Art der Aktivität, Hektik, Nervosität aus, daß man leicht verzweifeln könnte. Oder Haare raufen. Oder etwas anderes wenig Linderung Schaffendes, oft aber Schadendes (zum Beispiel: saufen).

Geht es einem so, versuche man es einmal mit Indian Pink. Indian Pink verschafft einem eine Konzentrationsfähigkeit, die es ermöglicht, all den Lärm und die Aufregung um einen herum auszuknipsen wie ein Radiogerät. Man behält seine innere Ruhe und Leistungsfähigkeit inmitten unmöglichster und chaotischster Zustände. Man läßt sich auch nicht aus der Ruhe bringen, wenn man sich unversehens mehreren Aufgaben zur gleichen Zeit gegenübergestellt sieht. Äußerer Druck läßt einen nicht inneres Gleichgewicht verlieren.

Die Krise wird gemeistert. Man wird zum ruhenden Pol und dadurch zum geschätzten Kollegen oder Vorgesetzten oder Familienmitglied oder...

→ Corn;   → Pink Yarrow;   → Red Clover

## IRIS – IRIS DOUGLASIANA – SCHWERTLILIE

Iris ist eine Blütenessenz für Menschen, die über ein großes kreatives Potential verfügen. Sie haben Fähigkeiten und Talente in künstlerischen oder anderen schöpferischen Bereichen, irgendwo auf der großen Palette vom Musiker über Architekten bis Gärtner werden sie sich und ihre Begabungen wiederfinden.

Im blockierten Iris–Zustand ist allerdings davon nicht sehr viel übrig, es fehlt irgendwie der Draht zur eigenen Inspiration, es fehlen die guten Ideen. Da wo Kraft und Kreativität die Umsetzung geistiger Impulse in schöpferisches Handeln selbstverständlich machten, herrscht nun Mangel: Gedanken und Fantasie spielen nicht mehr, sie lassen im Stich. Es besteht eine Leere im Kopf, eine geistige Dürre, die Nahrung und Wasser benötigt. Entsprechend fühlt sich der Iris-Mensch ausgepumpt, überfordert, kraftlos. Die Quelle seiner Inspiration ist – aus welchem Grunde auch immer – versiegt, und daraus folgt, daß natürlich auch der zweite Schritt, nämlich die Realisierung der Ideen, nicht erfolgen kann. Iris fühlt sich handlungsunfähig oder doch stark eingeschränkt in den eigenen Möglichkeiten.

Auch die Wirkung von Iris, wie von vielen anderen Blütenessenzen auch, entfaltet sich in zwei Schritten. Zuerst muß die Fähigkeit zur Inspiration zurückgewonnen werden, das heißt die Aufnahmefähigkeit des Iris-Menschen muß verbessert werden. Er soll wieder in die Lage kommen, Impulse und Anregungen von außen aufzunehmen, was sich auch in verbesserter Seh- und Hörfähigkeit niederschlägt. Er soll aber auch eigene Impulse entwickeln aus dem, was ihm Fantasie und Kreativität zuspielen. Gleichzeitig muß er fest in der Realität verwurzelt sein, um dieses künstlerische, schöpferische Aufblitzen einordnen und verarbeiten zu können. Iris lernt erkennen und verstehen dessen, was in ihm aber auch außerhalb seiner selbst vorgeht, und es kreativ zu verwerten.

Hat sich der Iris Mensch geöffnet für alle Formen der Inspiration, muß er diese nun zum Ausdruck bringen, und zwar zu seinem eigenen Inneren. Er erneuert dabei seine eigene Ausdrucksfähigkeit, gewinnt den Mut, Neues auszuprobieren, seine selbstgesetzten Grenzen zu überschreiten.

Aus der zuvor gefühlten und erlebten Unzulänglichkeit erwächst während der Iris-Therapie neue schöpferische Kraft, Mut, die Dinge anzupacken, und die Fähigkeit zur kreativen Gestaltung.

→ Indian Paintbrush

## *LAVENDER – LAVENDULA OFFICINALIS – LAVENDEL*

Lavender-Menschen strengen sich ziemlich an, ihre Ziele zu erreichen. Das mag erst einmal nichts besonderes sein, für Lavender-Menschen bedeutet es jedoch, daß sie ihren Lebensrhythmus und -stil ganz in den Dienst ihrer Ziele stellen, auch wenn diese Art der Lebensführung ihren natürlichen Bedürfnissen zuwiderläuft. Dadurch sind sie gezwungen, vieles in ihrem Wesen zu unterdrücken, und das hat Folgen.

Ihr Lebensrhythmus ist strengen Regeln unterworfen. Sind sie erschöpft und müde am Abend, gehen sie nicht schlafen, da noch wichtige Aufgaben auf sie warten; fehlt ihnen derselbe Schlaf morgens, zwingen sie sich aus dem Bett, um nicht wertvolle Minuten oder gar Stunden zu verlieren. Der Wechsel von aktiven und passiven Tageszeiten gerät bei ihnen völlig durcheinander – zuungunsten der passiven. Sie sind übermüdet, reagieren auf jede Kleinigkeit gereizt, sind überempfindlich. Oft zittern sie vor Anspannung, ihre Nerven wollen sich nicht zu dauernden Hochleistungen zwingen lassen. Erlaubt ihnen die Uhr schließlich sich auszuruhen, sind sie so überdreht und überspannt, daß der erholsame Schlaf einfach nicht kommen will.

Wenn sie dies eine Weile durchhalten, ohne durch irgendeine "körperliche" Krankheit zum Innehalten und Ausruhen gezwungen zu werden, stellen sich andere Störungen ein. Niedergeschlagenheit, Antriebslosigkeit gerade da, wo sie sich ohnehin ständig selbst bezwingen müssen, Depressionen. Auch durch Schlaflosigkeit bedingte Kopfschmerzen, Nackenschmerzen, Verdauungsstörungen kommen vor.

Von Zeit zu Zeit hat ja jeder in seinem Leben Phasen, in denen er unter Hochspannung steht, z. B. vor Prüfungen – hier kann als kleine "Nebenindikation" Lavender einen schon mal zur Ruhe kommen lassen. Lavender hat aber auch einen besonderen Bezug zu spirituellen Bereichen. Die typischen Lavender Menschen sind sehr sensibel und verfügen über eine ausgeprägte Intuitionskraft. Sind ihre Fähigkeiten blockiert, kann das zu den oben erwähnten Anstrengungen mitsamt der nervlichen Belastung kommen. Sie spüren, die Energie fließt nicht so, wie sie es wünschen, und unterwerfen sich harten und anstren-genden Praktiken, die ihnen letztendlich nicht werden helfen können, solange sie gar nicht empfänglich sind für höhere Einsichten.

Die Blütenessenz aus Lavendelblüten ist imstande, diese Blockade sanft zu lösen. Der ganze Mensch muß entspannen und zur Ruhe kommen, die flatternden Nerven dürfen Pause machen, der mißhandelte Körper sich regenerieren. Lösen sich erst die An- und Verspannungen, beginnen die Energien, die mit Blut- und anderen Strömen transportiert werden, wieder zu fließen, Kopf und Nacken werden frei, auch die Atmung. Vielleicht schläft der Lavendel-Mensch erst einmal viele Stunden, um dann nach langer Zeit zum erstenmal wieder erfrischt und richtig ausgeruht aufstehen zu können. Er findet nun inneren Frieden, Gelassenheit und Klarheit in seinen Gefühlen und Gedanken. Sein

Weltbild und sein Ich-Bild kommen in Einklang, und er weiß intuitiv, was für ihn das Richtige ist und wann er sich schonen muß. Er lernt, weltliche und geistige Bereiche in Übereinstimmung zu bringen, und seine Ziele und Übungen sind seinem ganzen eigenen Wesen angepaßt und erlauben ihm größere Fortschritte, als er durch Askese und Selbstbezwingung je erlangen könnte.

→ Lotus

## LARKSPUR - DELPHINIUM DEPAUPERATUM - RITTER-SPORN

So ein Larkspur-Mensch hat alle Anlagen, seinen Freunden und Mitarbeitern Vorbild zu sein, sie weise und geduldig anzuleiten. Jedoch wenn er sich im negativen Larkspur-Zustand befindet, sieht das alles ganz anders aus. Dann nimmt er sich selbst am wichtigsten, erfährt sein Selbstwertgefühl aus seiner Führungsposition und neigt zur Selbstherrlichkeit. Als Vorgesetzter ist er dann äußerst unangenehm, fordert seinen Mitarbeitern von seinem hohen Thron aus das Letzte ab und ist dabei nicht imstande, auch nur die geringste Kritik zu vertragen.
Alles, was er tut, tut er mit größtem Ernst, er verbeißt sich in seine Aufgaben, sein unerbittlicher Ehrgeiz treibt ihn zu immer größeren Taten an, und er tut dasselbe mit seinen Mitarbeitern.
Es kann durchaus sein, daß er sich durch die auf ihm lastende Verantwortung zuweilen erdrückt fühlt, aber sein ausgeprägtes Pflichtgefühl verbietet ihm, auch nur die geringste seiner Aufgaben zu vernachlässigen. Immer steht ihm die Aufgabe und die Verantwortung im Vordergrund, sie lassen ihm keine Zeit für sich selbst, für irgendetwas "Sinnloses", das einfach nur Freude macht, aber nichts einbringt.
Wer große Verantwortung trägt, muß eben auch große Lasten auf sich nehmen, denkt er – und gönnt sich nicht den geringsten Spaß.
Da haben wir also eine Autoritätsperson: humorlos, pflichtversessen, unerbittlich hart zu sich und anderen. Und findet sich selber absolut super und erwartet gehörige Respektsbezeugungen.
Ein Chef, wie er von niemandem gemocht wird.
Wie wäre es, diesen Menschen mal ein wenig herauszulösen aus seinen festen Prinzipien, ihm Freude am Leben zu vermitteln? Versuchen wir es doch mit Larkspur.

Larkspur holt die selbsternannten Könige von ihrem Thron. Der Larkspur-Mensch erfährt sich selber neu als Teil einer Gemeinschaft, wenn auch an leitender Position. Er verliert seine Selbstherrlichkeit und tauscht sie gegen Uneigennützigkeit ein. Er dient gemeinsam mit anderen einer Aufgabe, arbeitet nicht mehr für den eigenen Ruhm, sondern für die Gemeinschaft und ihr Wohlergehen. Er lernt das Wort Solidarität kennen. Er verliert seine Kleinlichkeit und Härte und lernt dafür, großmütig zu sein, Fehler bei sich und anderen zwar zu sehen, aber nicht mehr gnadenlos zu verurteilen. Ja, er lernt lachen über die ganzen Zwangshandlungen, die er sich bisher auferlegt hatte.

Was ist nun aus diesem verkrusteten Herrschertypen geworden: ein humorvoller uneigennütziger Diener am Gemeinwohl. Er leitet andere nicht mehr durch Beherrschen, sondern als Vorbild. Seine Anerkennung muß er sich nicht mehr selber verschaffen, sondern er erhält sie ganz natürlich von all denen, die vorher ihren Haß und ihre Ablehnung nur mühsam vor ihm verbargen.

Er wird durch seine Arbeit, sein Wesen und seine Ausstrahlung akzeptiert und respektiert. Daß er mal sein Selbstwertgefühl durch Anschnauzen der Mitarbeiter gewann, hat er längst vergessen.

## *LOTUS – NELUMBO NUCIFERA – LOTUSBLUME*

Vielleicht ist Lotus die "größte" unter den Kalifornischen Blüten. Lotus ist beinahe universell einsetzbar, daher gibt es keinen speziellen Menschentyp, der auf Lotus besonders anspricht.

Lotus unterstützt auf dem Wege der Selbstfindung – sei es bei Psychotherapien, sei es bei Meditation oder auch bei Körperübungen, wie bei Yoga, Tai Chi Quan, Bioenergetik, Atemtherapie und weiteren Lehren. Hilfreich ist Lotus auch in wie auch immer gearteten Selbsterfahrungsgruppen.

Es kann geschehen, daß durch diese Essenz alte, verdrängte Erfahrungen und Erlebnisse wieder hochgespült und damit bewußt werden, aber auch mühsam unterdrückte Krankheiten wieder zum Vorschein kommen und erneut und diesmal wirklich durchlebt und geheilt werden.

Lotus bringt Klarheit in das Leben, auf psychischer, physischer und geistiger Ebene.

Gerät man als Therapeut in die Lage, einem Patienten zwei in der Zielrichtung anscheinend völlig unterschiedliche Blütenessenzen (z. B.

eine zur Beruhigung, eine andere zur Energiesteigerung) geben zu wollen, schafft Lotus als Beigabe so etwas wie eine Synthese dieser beiden Essenzen, läßt sie gemeinsam verstärkt wirken und schafft einen harmonischen Ausgleich zwischen ihnen. Generell kann Lotus, ähnlich wie Self-Heal, einer Blütenmischung beigegeben werden, um diese abzurunden und gleichzeitig in der Wirkung zu verstärken.

Als vorbeugende Kur mag man Lotus Blütenessenz im Frühjahr für vier Wochen einnehmen – sie hilft, gesund und ausgeglichen durch das Jahr zu kommen. Größte Bedeutung erhält Lotus jedoch durch seine spirituellen Eigenschaften. Die manchmal einander widerstrebenden Kräfte von Körper, Seele und Geist werden in Einklang gebracht. Lotus fördert die Ganzheit und auch das ganzheitliche Denken. Es steigert Intuition und Empfänglichkeit für neue spirituelle Erfahrungen und integriert diese behutsam in den ganzen Menschen.

Konzentration und Meditation werden erleichtert und verbessert.

Zusammenfassend kann man sagen, Lotus ist die Blüte, die zur Ganzheit führt, sie beruhigt, gibt Frieden und Gelassenheit, Offenheit und Ausgeglichenheit.

→ Fuchsia;   → Nasturtium;   → Self-Heal;   → Star Tulip

## MADIA – MADIA ELEGANS – ÖLMADIE

Menschen, die Madia brauchen, bezeichnen sich selbst als überlastet, überfordert. Sie bringen weder Ordnung in ihre Arbeit noch in ihre privaten Angelegenheiten und Planungen, da sie Überblick und Perspektive verloren haben.

Nicht selten laden sie sich selber jede Menge Arbeit auf, wohl wissend, daß sie sie nicht bewältigen können, und daraus ergibt sich wieder die Frustration, Dinge nicht zu Ende bringen zu können. Dies ist das wichtigste Kennzeichen für Madia-Menschen: sie bringen die Dinge, die sie einmal begonnen haben, nicht zu einem Abschluß.

Eine Ursache dafür ist die schon erwähnte Neigung, sich selbst zuviel zuzumuten. Andere Ursachen sind folgende: der Madia-Mensch hat Schwierigkeiten, sein Handeln in Übereinstimmung mit realen Gegebenheiten zu bringen. Deshalb übernimmt er Arbeiten, die ihn erdrücken, daraus resultiert aber auch ein Hang zur Tagträumerei. Er ist nicht voll konzentriert, sondern eher zerstreut, er läßt sich ablenken von einem Vogel, der auf dem Ast vor dem Fenster hockt, von einer Hupe auf der Straße, jeder Anlaß ist ihm gut genug, gedanklich abzuschweifen. So verliert er leicht den Überblick, Nebensächlichkeiten bringen ihn aus dem Konzept, und am Ende befindet er sich in irgendeiner Sackgasse, aus der er nicht herausfindet.

Versucht er, sich auf eine Einzelheit zu konzentrieren, verliert er die Gesamtheit aus dem Auge; versucht er, die Gesamtheit zu erfassen, läßt er sich durch eine Winzigkeit davon abbringen und gerät vom Hundertsten ins Tausendste. Es trifft zu, wenn er sich selbst überfordert nennt: er steht vor einem Wust von Arbeit und flieht in die Fantasie, in die Tagträumerei.

Kein Wunder, daß er einen lethargischen Eindruck macht. Madias Aufgabe ist es nun, diesen Menschen einmal den Kopf durchzupusten. All dies innere Geschwätz, die Bilder und Fantasien müssen einmal verschwinden, alles was ablenkt, muß zum Verstummen gebracht werden, damit der Madia-Mensch endlich Klarheit gewinnen kann. Er lernt, seine eigenen Fähigkeiten und Kräfte richtig einzuschätzen und damit hauszuhalten. Er gewinnt Selbstvertrauen, Arbeit auch einmal ablehnen oder delegieren zu können. So kann er sich ganz auf das konzentrieren, was im Augenblick wichtig ist. Er arbeitet auf ein Ziel hin, ist in der Lage, Details in ihrer wahren Bedeutung zu verstehen und einzuordnen, und erlangt Ausdauer und damit die Fähigkeit, Projekte von der Planung bis zum Abschluß durchzuführen.

Er weiß, was er will und worauf es ankommt. Er entwickelt Perspektiven und die Energie, diese auch zu erreichen. Damit wird Madia gerade für Studenten und andere Lernende besonders wertvoll. Das Gedächtnis wird verläßlicher, und beim einen oder anderen mögen auch kreative Talente zutage treten. Schließlich läßt sich der Madia-Mensch nicht mehr von innerem Geplapper und äußeren Störungen ablenken.

→ Shasta Daisy

## MALLOW - SIDALCEA SP. - MALVE

Mallow ist die Blüte, die Schranken abbaut. Schranken, die der typische Mallow-Mensch zwischen sich und allen anderen aufbaut. Denn Mallow ist unsicher und schüchtern, fühlt sich in Gruppen unwohl, wenn er nicht jedes einzelne Mitglied gut kennt. Neue Menschen und neue Situationen scheut der Mallow-Mensch. Obwohl er in sich das große Bedürfnis nach Nähe und Wärme verspürt, fürchtet er sich doch auch davor.

Er ist jemand, mit dem man nicht leicht warm werden kann, der sich schnell zurückzieht, seinem Drang nach Sicherheit nachgibt und sich von den eigenen vier Wänden schützen läßt. Das ist sein Dilemma. Er möchte raus und kann es nicht. Sein Selbstvertrauen ist mangelhaft, er sieht sich selbst in ungutem Licht, befürchtet stets, negativ aufzufallen, findet sich unscheinbar und langweilig.

Nun läßt es sich manchmal nicht umgehen, die Schutzzonen verlassen zu müssen. Zum Beispiel, wenn man zur Arbeit muß. Der Mallow-Mensch hält sich zurück, er entspricht in seiner Haltung genau dem Bild, das er von sich gezeichnet hat, nie macht er auf sich aufmerksam, gute Ideen äußert er erst gar nicht, denn bezeichnenderweise hält er auch die für unscheinbar und langweilig. Er ist der introvertierte, einsame, manchmal etwas linkische Typ, der oft argwöhnisch ist, der Schwierigkeiten hat, Freunde und Vertrauen zu finden, und der darüber auf dem besten Wege ist einzutrocknen.

Er kann sich nicht aufmachen für andere. Physisch äußert sich das in sexuellen Problemen, Seh- und Hörstörungen und Herzerkrankungen. Die Blütenessenz muß diesen Panzer knacken. Der Mallow-Mensch bekommt durch sie eine Selbstachtung, die es ihm erlaubt, auch einmal eine Niederlage gelassen hinzunehmen. Dadurch gewinnt er Mut, er lernt, auf andere zuzugehen – ohne Angst vor Zurückweisung. Im Mallow-Falle ist das Wort vom Aufblühen einmal wirklich zutreffend. Kein anderer als er selbst kann die nutzlosen Barrieren anderer gegenüber wegräumen. Er beginnt, sich bemerkbar zu machen, unbewußt sendet er völlig andere Signale aus als früher, er hilft mit, ein Klima der Offenheit und des Vertrauens aufzubauen, in dem er selbst aber auch andere sich wohlfühlen können.

Er strahlt Wärme aus und zieht damit andere an. Es fällt ihm leicht, neue Bekanntschaften zu machen, neue Freunde zu gewinnen. Er ist empfänglich für Zuneigung und Liebe, verschließt sich nicht mehr beim geringsten Anlaß. So gewinnt er Sicherheit, Vertrauen und schwenkt ein in einen Prozeß der Selbstentfaltung und Selbstverwirklichung. Was er mühsam versteckte, darf er nun herauslassen, sichtbar werden lassen. Er sieht klar und erkennt damit sich selbst, seine Bedürfnisse und Fähigkeiten.

→ Buttercup; → Violet

# MANZANITA – ARCTOSTAPHYLOS VISCIDA – BÄRENTRAUBE

Manzanita ist eine von den ganz wichtigen Blüten, denn was sie vermittelt, fehlt den meisten von uns "Westlern". Wir besitzen keine Yin und Yang Philosophie, die uns in Fleisch und Blut übergegangen ist, sondern bei uns wird scharf getrennt zwischen Körper und Geist, auch wenn das eigentlich nur in der Theorie möglich ist. Körperliche Arbeit ist "niedrig", geistige Arbeit ist wertvoll, nicht wahr? Auch wenn wir verstandesmäßig begriffen haben, daß ohne Geist kein Körper und ohne Körper kein Geist existieren kann, ist diese Einsicht doch nicht in unserem Wesen verwurzelt.

Ein typischer Manzanita–Mensch hat diese Trennung vollzogen und nicht nur das, er hat auch Noten verteilt: Intelligenz = gut, Körperlichkeit = schlecht. Wollen wir nicht spekulieren, aufgrund welcher Erziehung, Religion, Weltanschauung er dahin gekommen ist, Tatsache ist, daß die meisten Menschen so denken und dies auch eine Grundlage unserer Gesellschaft ist.

Manzanita also mag seinen Körper nicht, findet ihn häßlich und schmutzig. Überhaupt ist alles Körperliche wirklich abstoßend. Der Körper, das ist so eine Art Ballast, mit dem sich der arme Manzanita–Mensch abplagen muß, der ihm nicht gefällt, mit dem er nicht recht umzugehen versteht, mit dem er sich schlicht nicht identifiziert. Natürlich entwickelt jemand, der seinen Körper nicht liebt und pflegt, nicht dieselben Fähigkeiten und Möglichkeiten wie andere Menschen. Wer nicht recht in seinem Körper zu Hause ist, wie sollte der kräftig werden, geschickt, anmutig. Der Manzanita–Mensch bewegt sich immer ein wenig ungelenk und unbeholfen, er ist oft schüchtern, fürchtet sich vor Berührung. Er ist auch nicht fähig, seine Gefühle auszudrücken, seine Mimik und Gestik ist kantig und fahrig, muß nicht mit dem übereinstimmen, was er sagt. Da Manzanita den Körper wirklich nicht schätzt, hat er wenig Hemmungen, ihn zu quälen. Vielleicht steigert er seine Wertvorstellungen ins Religiöse, ins Fanatische, ins Asketische. Vielleicht versucht er, seinen "häßlichen" Körper den Normen entsprechend zu formen, indem er magersüchtig wird. Dabei mag der Manzanita–Mensch, der sich körperliche Freuden nicht zugestehen mag, auf andere, die das tun, herabblicken; er mag arrogant und selbstgefällig auftreten, da er ja über diesen "physischen Sumpf" hinausragt. Nur mitunter, da mag der Manzanita–Mensch doch spüren, daß ihm etwas fehlt, und er kann es nicht benennen, er kann nicht damit umgehen, es widerspricht seinen Wertvorstellungen, es frustriert ihn – da kann er auch schon mal extrem wütend werden und sein angestautes Gefühlschaos nach außen durchbrechen lassen. Es ist dieser merkwürdige Blick, der Manzanita so sein läßt, wie er ist. Dieser Blick herab auf alles Niedrige, dieser Blick, der nicht nur schaut, sondern zugleich bewertet – ein Automatismus, der den Manzanita-Menschen im gleichen Moment sehen und "bäh" denken läßt.

Also muß er lernen hinzuschauen, einfach so, nichts weiter. Sich die Welt ansehen, wie sie ist, und nicht, wie sie vielleicht sein könnte oder müßte. Die Realität akzeptieren. Er stellt fest: er hat keinen Körper, er *ist* Körper. Und nun muß er lernen, Körper zu sein, auf den Körper zu hören, sich zu pflegen, sich Schönes zu gönnen, zu genießen. So leicht es sich anhört, so schwierig ist es. Die Blütenessenz Manzanita hilft dabei, katalysiert diesen Prozeß. Der Manzanita-Mensch beginnt, sich zu akzeptieren und zu mögen. Er probiert neue Möglichkeiten aus wie ein kleines Kind, das seine Körperfunktionen auch erst langsam zu beherrschen lernt. Er wächst hinein in seine Einheit von Körper und Geist, er ist sich dessen bewußt. Und er liebt es.

→ Dandelion;  → Lotus;  → Nasturtium;  → Self-Heal

## MARIPOSA LILY – CALOCHORTUS LEICHTLINII – MORMONENTULPE

Ein paar Seiten weiter wird Sunflower vorgestellt, ein Pendant zu Mariposa Lily und eine Ergänzung. Sunflower hat als Thema den Konflikt mit dem Vater, bei Mariposa Lily stimmt die Beziehung zur Mutter nicht.

Das Mariposa-Lily-Kind mußte ohne die so lebensnotwendige Geborgenheit aufwachsen, die eine gesunde Eltern-Kind-Beziehung bietet. Ihm fehlte die Wärme und Zuwendung, immer fühlte es sich irgendwie unbehaglich, vernachlässigt – auch wenn rein äußerlich betrachtet alles den besten Eindruck machte. Die Beziehung zu den Eltern ist oberflächlich, möglicherweise sogar von einer Haßliebe geprägt, in die Abhängigkeit und Mißhandlung münden. Dieses Kind erhielt nicht den notwendigen Schutz in seinen besonders verletzlichen Jahren. Im Gegenteil, Mariposa Lily steht auch für die Wunden der Kindheit: es mag eine Frühgeburt gewesen sein, es war vielleicht schwer krank, vielleicht auch trennten sich die Eltern. Zur Schutzlosigkeit und Lieblosigkeit gesellen sich hier noch traumatische Ereignisse, was vom Verprügeln bis zur Vergewaltigung des Kindes gegangen sein kann, die tiefe Wunden und schwere Störungen hinterlassen haben. Das Kind fühlt sich abgelehnt, mißbraucht, alleingelassen.

Der "natürliche" Ausweg, den es findet, ist das "Dichtmachen". Es will nichts mehr spüren, es läßt alles über sich ergehen, wehrt sich nicht, fühlt sich vollkommen hoffnungslos.

Es wird nicht geliebt – wichtigstes Merkmal für Mariposa Lily – und es fühlt sich entsprechend. Es verlernt und vergißt, wie sich das anfühlt: geliebt werden. Es kann sich nicht mehr öffnen für Liebe, auch wenn es das will. Es kann und will sich nicht mehr in solche Abhängigkeit begeben: ganzen Herzens zu lieben und dann vielleicht verlassen werden. Dieser Schmerz wäre unerträglich, würde alles bisher Erfahrene wieder gegenwärtig werden lassen.

Es versucht, sich die Liebe anders, risikoloser, zu holen, zum Beispiel durch Frust–Essen. Auch Eß–Störungen sind ein Indikator für Mariposa Lily, das gilt sowohl für das Überessen als auch für die Eß–Brech–Sucht oder Magersucht.

Wir haben ein verstörtes Kind vor uns, meist Mädchen, verschlossen, störrisch und gleichzeitig schicksalergeben, das seine Bedürfnisse nicht äußern kann und will, das vor Berührung zurückschreckt, hilflos und einsam wirkt und ist.

Nun wäre es ein Irrtum zu glauben, die Blütenessenz könnte diesem Menschen all das geben, was ihm fehlt. Aber diese Blüte kann ein wenig an diesem Panzer knabbern und etwas Wärme hineinschicken. Dieser Mensch muß innerlich wachsen, den Panzer von innen aufbrechen. Die Vernachlässigung, die Mißhandlung liegt Jahre zurück, nun müssen ihre Folgen reduziert und beseitigt werden, dieser Mensch dem Leben zurückgewonnen werden.

Ich bin nichts wert, niemand liebt mich, niemand kann mich lieben – eine schier niederschmetternde Prägung. Mariposa Lily kann in der Vergangenheit Verlorenes nicht zurückbringen, aber es kann aufbauen, frei und offen machen für neue Erlebnisse und Beziehungen, die die negative Prägung aus der Kindheit in eine neue positive Grundeinstellung verwandeln. Der Mariposa–Lily–Mensch erhält Einsicht in das, was mit ihm geschah. Er lernt verzeihen und befreit sich damit vom Druck der Vergangenheit. Er lernt, sich selbst zu akzeptieren, erfährt das Akzeptiertwerden durch andere, wird bereit, sich zu öffnen und zu vertrauen.

Mariposa Lily kann in der Therapie Erwachsener eingesetzt werden ebenso wie in der "schwieriger" Kinder. Es schafft Wärme und Kraft, auch widrige Zeiten gut zu überstehen. Es schützt das Kind vor verletzenden Einflüssen. Gleichzeitig verhilft es der Mutter, sich als solche zu fühlen, Verantwortung für das Kind tatsächlich zu übernehmen, mütterliche Gefühle zu entwickeln. Mariposa Lily kann bereits in der Schwangerschaft eingenommen werden, um eine Verbundenheit mit dem Kind herzustellen, Fürsorglichkeit zu schaffen und der Schwangeren das Hineinwachsen in die neue Rolle einer Mutter zu erleichtern. Mariposa Lily ist die Blüte, die das Urvertrauen (wieder) herstellt, sowohl im Kind wie in der Mutter. Und alles hier Gesagte gilt selbstverständlich auch für Männer, wenn auch die genannten Störungen etwa zehnmal so häufig bei Frauen auftreten.

→ Dogwood  → Golden Eardrops  → Pomegranate  → Quince

## MORNING GLORY – IPOMOEA PURPUREA – PURPURWINDE

Die Blüte, die einen aus Chaos und Destruktivität herauszieht und einen neuen Anfang ermöglicht: Morning Glory. Kennzeichnend für den Morning Glory Menschen ist seine Ziellosigkeit, er hat keine eigentliche Aufgabe und keine Perspektive, ihm fehlt die Motivation, etwas Neues zu beginnen. Dabei ist er hochgradig nervös, was sich in Rast– und Schlaflosigkeit zeigt. Er ist immer leicht durchgedreht, unruhig, er redet zuviel, hat nervöse Tics und Angewohnheiten. Ständig unter Strom, kaut er sich die Nägel kurz, knirscht nachts mit den Zähnen und leidet unter extremen Stimmungsschwankungen.

Einerseits befindet er sich stets in Bewegung, was er noch durch Kaffee und Aufputschmittel verstärkt, auf der anderen Seite zeigt er sich unbeweglich, da sich seine Verhaltensmuster doch sehr im Kreise drehen. Seine Gewohnheiten – seien sie auch noch so destruktiv – bestimmen seinen Alltag. Er kann weder von Tabak noch Kaffee die Finger lassen, und er hat einen starken Hang zu Drogen. Sein Tag ist ein Wechsel von Hochputschen und Beruhigen, das bedingt seine Launenhaftigkeit. Stets jagt er Genüssen nach, er ist im Verhalten unberechenbar und sprunghaft, lacht, ärgert sich, schwatzt, nörgelt, ist zu allem bereit, wenn es nur Genuß und Nervenkitzel verspricht.

Kein Wunder, daß ihm mit der Zeit das Durchhaltevermögen abhandenkommt. Sein Lebensstil ist extrem kräftezehrend, möglicherweise ist er bereits süchtig, nach welchem Stoff auch immer, seine Nerven stehen dauernd unter Hochspannung – das bleibt nicht ohne Folgen. Er verliert den Bezug zur Realität, dreht sich ja nur noch in seiner eigenen Drogenwelt im Kreis, spricht inzwischen auch eine Sprache, die nur noch innerhalb seines direkten Umfeldes verstanden wird, und ist dadurch von der Außenwelt abgekapselt. Außerdem zehrt seine Lebensweise natürlich auch körperlich: er wird zusehends schwächer, benötigt stärkere Aufputscher, kommt morgens überhaupt nicht aus dem Bett. Wobei sein "morgens" durchaus am späten Nachmittag stattfinden kann.

Um aus solchem Teufelskreis ausbrechen zu können, benötigt es zuerst einmal der Wiederherstellung des Kontaktes zur Wirklichkeit, zur Welt, wie sie aussieht ohne Drogenbrille. Morning Glory öffnet die Augen, und man schaut auf ein recht merkwürdiges Leben, das dabei ist, sich selbst zu zerstören. Man schaut auf die zwanghaften Angewohnheiten genauso wie auf die übervollen Aschenbecher. Dazu braucht es Kraft, und das ist genau die Wirkung, die von Morning Glory ausgeht. Diese Blütenessenz gibt die Energie, im Leben aufzuräumen, alten Plunder zum Sperrmüll zu geben und Platz für Neues zu schaffen. Morning Glory hilft, von Süchten abzulassen, er reinigt den Körper und verschafft ihm neue Kraft und Vitalität. Der Morning–Glory–Mensch erkennt, daß seine bisherige Lebensweise ihm selber schadete, und er beginnt, neue Vorstellungen von seinem Lebensinhalt, neue Perspektiven zu entwickeln. Seine Unruhe beginnt zu schwinden, die Nervosität weicht der Ausgeglichenheit. Er benötigt weder Drogen, um intensiver zu leben – er lernt, daß es auch ohne möglich ist – noch Aufputschmittel, denn jetzt entwickelt er selber Kraft, die er zum Leben braucht.

Der Absprung ist geschafft, und ein neues Leben kann beginnen.

→ California Poppy   → Cayenne   → Chamomile   → Dandelion
→ Manzanita

## MOUNTAIN PENNYROYAL – MONARDELLA ODORATISSIMA – PFERDEMINZE

Der Mensch ist, was er denkt. Er ist, was er denkt, daß er ist. Denkt er, er sei dumm, dann ist er es auch. Das glaubt niemand? Und doch ist es so. Gedanken wollen immer wahr werden, auf dieser Tatsache beruhen die Wirkungen von autogenem Training, Hypnose, Suggestion. Wenn ich denke, mein Arm sei schwer, dann ist er es auch. Ist es nicht so, daß jemand, der vollkommen überzeugt von sich behauptet, er habe zwei linke Hände, sich auch dauernd mit dem Hammer auf den Daumen haut? Oder daß jemand, der sich einprägt: "Ich schaff es nicht", tatsächlich durch die Prüfung fällt? Oder jemand, der sich unscheinbar und häßlich findet, auf Parties nie einen Tanzpartner findet? Unsere Gedanken und Überzeugungen streben nach Verwirklichung. Durch die Verwirklichung erhalten sie ihre Bestätigung, verstärken sich und verwandeln sich auf die Dauer in unsere grundlegenden Lebensmuster. Das geschieht ganz automatisch ohne unser Zutun. Im positiven Sinne funktioniert das ebenso: gehe ich eine Herausforderung freudig und optimistisch an, sind die Chancen erheblich größer, sie zu bewältigen, als wenn ich davon überzeugt bin: "Ich schaff's ja doch nicht". Viele unserer bestimmenden Muster beruhen ganz einfach auf solch negativen Überzeugungen und Erwartungshaltungen. Indem wir uns dies bewußt machen und uns genau beobachten, haben wir einen ersten Schritt zur grundlegenden Änderung unserer negativ prägenden Muster gemacht. Und dann gibt es da eine Blütenessenz, Mountain Pennyroyal, die uns dabei entscheidend helfen kann. Mountain Pennyroyal ist so etwas wie eine "Reinigungs-Blüte" – sie hilft uns beim Hausputz im Kopf. Sie erhöht die Aufmerksamkeit und Sensibilität für negative Gedankenformen. Wir ertappen uns immer häufiger dabei, wie wir in irgendeiner beliebigen Situation entsprechend unserer Vorprägung handeln: "ich kann mich nicht beherrschen!" – und schlage meine Kinder; "ich kann mich nicht entspannen" – und finde nachts keinen Schlaf; "ich habe einfach keinen ausgeprägten Orientierungssinn" – und schon verlauf ich mich. Mountain Pennyroyal hilft, sich zu besinnen, innezuhalten, neu zu orientieren und schließlich all den alten Gedankenmüll über Bord zu werfen.

Unser Selbstbild schleppen wir schon lange mit uns herum, und stets gaben wir uns unbewußt die größte Mühe, ihm zu entsprechen. Und hinderten uns dadurch an wirklicher Freiheit und Selbstentfaltung. Mountain Pennyroyal unterstützt die Beseitigung negativer Gedanken-formen, läßt den Kopf klar werden und die Gedanken, befreit von der Last sowohl eigener negativer Gedanken wie der von anderen über-nommenen. Denn die Prägung entsteht nicht nur aus sich selbst heraus: bereits Eltern stecken ihre Kinder in die Schubladen: du bist der Stille, du bist die Draufgängerin und du der Nörgler.

→ Chaparral   → Penstemon   → Scotch Broom   → Self-Heal

## MOUNTAIN PRIDE – PENSTEMON NEWBERRYI – BARTFA-DEN

Mountain Pride ist so etwas wie der große Bruder von Penstemon. Penstemon fühlt sich den "kleinen" Herausforderungen des Lebens nicht gewachsen und bekommt durch die Blütenessenz Mut und Kraft, sich ihnen zu stellen und sie zu überwinden.
Mountain Pride nun besitzt die gleichen Qualitäten, also Kraft, Energie, Mut, nur auf einer anderen Ebene, so mag es im Anschluß an Penstemon genommen werden, um die Ergebnisse zu vertiefen und einen weiteren Schritt der persönlichen Entwicklung zu tun.
Mountain Pride stellt sich bewußt Widrigkeiten und Herausforderungen entgegen, die über das Alltägliche hinausgehen. Seine wesentliche Zielrichtung ist spiritueller Art, er begreift die schwerste Krankheit noch als Lektion, die es zu lernen gilt, den Tod als Herausforderung und Läuterung der Seele. Für ihn gibt es kein Ausweichen, kein Vernebeln der Sinne mit schmerzstillenden Medikamenten, er will erleben, was geschieht, und zwar bewußt. Er kennt keine Angst, sein Mut rührt aus einer kaum glaublichen inneren Sicherheit.
Mountain Pride entwickelt seine "männlichen" Kräfte, er kämpft für Dinge, die er im Herzen als richtig erkannt hat, und läßt sich weder durch widrige äußere Umstände noch durch Anfeindung oder gesell-schaftliche Isolation abhalten. Auf diese Art erwirbt er zu seinen kämpferischen auch beschützende und Führungsqualitäten. Er ist je-mand, dem man sich anvertraut und dies auch ehrlich kann, einer, von dem man weiß, daß er nicht bei der kleinsten Gelegenheit stiften geht.

Er besitzt innere Kraft, Durchhaltevermögen und Zähigkeit. Mountain Pride erreicht seine Ziele trotz aller Hindernisse.

→ Penstemon

## MUGWORT – ARTEMISIA DOUGLASIANA – BEIFUSS

In der Kalifornischen Blütentherapie gibt es mehrere "Geschwister-Blüten", z. B. Pomegranate als "Frauenblüte" und Sunflower als "Männerblüte" (Bleeding Heart und Golden Eardrops; Pink Yarrow und Yarrow u. a.), und so ist Mugwort auch als ein Teil eines solchen Paares anzusehen. Mugwort ist assoziiert mit den Kräften des Teil eines solchen Paares anzusehen. Mugwort ist assoziiert mit den Kräften des Mondes – ihr Gegenpart, St. John's Wort, mit denen der Sonne. Wo St. John's Wort vor allzu großer Offenheit schützt und stark macht, da macht Mugwort verschlossene Menschen offener, in gewissem Sinne auch "schwach" (was bitte nicht im Sinne einer Wertung verstanden werden möge.

Mugwort-Menschen fehlt ein bißchen die Aufnahmefähigkeit, ihre Sinne und ihre Nerven arbeiten nicht in dem Maße, wie sie das könnten – sie sind ein bißchen unsensibel. Es läuft vieles an ihnen vorbei, sie kriegen nie alles mit, dadurch fühlen sie sich frustriert, haben das Gefühl, ihnen entgeht die Hauptsache. Das Leben ist nicht für sie gemacht. Oder sie sind nicht für das Leben gemacht. Zum Teil hängt dies mit ihrer eigenen Energieverteilung zusammen, vor allem die Nerven bekommen nicht, was sie brauchen, reagieren daher träge oder überhaupt nicht. Das Gehirn wird schlecht durchblutet, sie sind oft müde und schlapp, gehören zu den Leuten, die morgens ohne ihre Dosis Kaffee überhaupt nicht in die Gänge kommen. Auch die Haut leidet an mangelnder Durchblutung (Sensibilität herabgesetzt), sie sind blaß, haben oft mit Pilzerkrankungen zu tun, ihre sexuelle Genußfähigkeit ist beeinträchtigt bis erloschen.

Mugwort macht zuerst einmal wach, schafft einen klaren Kopf, bringt Innenleben und Außenwelt in Einklang. Der Mugwort-Mensch lernt, Dinge zuzulassen, er muß sich nicht länger unter strikter Kontrolle halten, läßt los und erhöht damit seine Erlebnisfähigkeit und seine ganze Lebensqualität. Er wird flexibler, anpassungsfähiger, sein Leben lust- und genußvoller.

Und noch eine ganz spezielle Qualität hat Mugwort Blütenessenz aufzuweisen, denn sie erhöht auch die Sensibilität für das, was in einem selbst vorgeht, und da vor allem (man denke an den Mond) während der Nacht und für all die Dinge, die mit Dunkelheit und Undurchsichtigkeit assoziiert werden. Mugwort läßt Träume bewußt werden, erleichtert das Erreichen des Alpha-Stadiums (bestimmte Gehirnwellen, die in einem Zustand zwischen Wachsein und Schlaf auftreten, z. B. im autogenen Training) und auch das Halten und Verweilen in diesem Zustand, ohne einzuschlafen. Mugwort erleichtert somit das bewußte Herbeiführen eines Entspannungszustandes und dessen Nutzung zum Beispiel für die Autosuggestion oder auch für das Herbeiführen und Bewußtmachen innerer Bilder. Hierin liegt die Qualität der Selbsterkenntnis und damit der Selbstverwirklichung durch diese Blütenessenz.

Für jene, die sich für Esoterik und Spiritualität interessieren, sei noch erwähnt, daß Mugwort durch seine Eigenschaft als Sensibilisierer und Bewußtmacher einen auch aufnahmebereiter für Übersinnliches macht. Auf diesem Wege mag das bewußte Erleben der Träume durch Mugwort ein Schritt hin zum luziden Träumen sein.

Zusammenfassend sei gesagt: Mugwort macht den Tag zum Tag – er wird bewußt und wach und mit allen Sinnen erlebt; und es macht die Nacht zur Nacht und läßt einen die wirklichen Qualitäten dessen, was im Schatten liegt, nicht wahrgenommen wird, erkennen.

→ Chaparral   → St. John's Wort

## MULLEIN – VERBASCUM THAPSUS – KLEINBLÜTIGE KÖNIGSKERZE

Mullein-Leute haben es nicht so mit der Wahrhaftigkeit. Ihnen fehlt Einsicht in ihr eigenes Wesen, in das der Welt. Sie wissen nicht, wer sie sind, was ihre Aufgabe im Leben ist, was sie tun sollen. Nun bemühen sie sich aber nicht, dies herauszufinden, sondern geben sich mit diesem Zustand zufrieden, und das bedeutet: sie spielen das Leben – sie leben es nicht.

Da sie über sich selbst unsicher sind, ebenso in ihren Handlungen und Haltungen, unentschlossen, voller Zweifel, schauspielern sie. Sie machen sich selbst etwas vor, sie machen anderen etwas vor. Sie vertauschen ihre Meinung mit einer anderen, wenn sie dies für nötig halten, sind ein bißchen Fähnchen im Wind – einen wirklichen eigenen

Standpunkt zu suchen, fällt ihnen nicht ein. Doch man merkt es ihnen an. Sie wirken auf eine unbeschreibliche Weise unehrlich, unecht. Sie sind nicht das, was sie spielen. Sie kennen weder ihre eigene Rolle im Leben noch die, die sie zu spielen pflegen.

Damit mögen sie sich aber nicht gerne beschäftigen, lieber belügen sie sich selbst, reden sich ein, die gespielte Rolle sei die wahre. Wenn man aber versucht, sie auf eine Position festzunageln, weichen sie aus, verwässern vorher absolut Vertretenes, scheren sich nicht um den Quatsch, den sie noch vor 10 Minuten behauptet haben.

Taucht dann einmal ihr Gewissen auf und meldet sich zu Wort, eine innere mahnende Stimme – sie wird niedergeknüppelt. Mullein will gar nicht wissen, was sie ihm mitteilen könnte.

Mullein braucht gerade das, was er aufgrund seines Wesens selten bekommt: Fürsorge, Verständnis, Pflege, Geduld. Als kurzfristiger Spaßmacher stets willkommen, so wenig mag man ihn wirklich als Freund. Immer steht dieses Falsche, Unechte zwischen ihm und dem Rest der Menschheit. Und immer verkleistert Mullein sich selbst die Augen, um bloß nichts erkennen zu müssen.

Zuerst bringt ihn die Blütenessenz Mullein zur Ruhe. Sie nimmt ihm den Zwang, sich zu rechtfertigen, etwas anderes vorgeben zu müssen als er ist. In dieser Ruhe wird der Mullein Mensch für Botschaften empfänglich, die er vorher kurzerhand abgebügelt hat. Er hört auf sein Gewissen, hört auf seine innere Stimme.

Im Grunde hat er natürlich immer schon gewußt, wer er ist und was richtig ist – und doch hat er es nicht wissen wollen. Mullein vereitelt diesmal die Flucht in die Lüge. Mullein straft nicht und kritisiert nicht, diese Blütenessenz läßt die Menschen völlig wertfrei ihr Innerstes erblicken. Mit einem Male lassen sie das Licht ihre selbstauferlegte Blindheit durchdringen. Sie erkennen ihr Wesen, ihre wahren Bedürfnisse, ihre wahren Lebensziele. Mullein hilft auf dem Weg der Selbstverwirklichung. Die Menschen erkennen die Richtung, in die ihr Leben längst hätte laufen können und sollen. Ihr Kopf wird klar, sie verlassen sich auf ihre innere Führung, und sie können dies auch. Sie verwirklichen ihr wahres Potential.

Sie nehmen ihr Leben in die eigene Hand, entwickeln ungeahnte Kreativität, sind stark genug, Neues zu beginnen und verfügen über ausreichend Durchhaltevermögen, dies auch zu Ende zu bringen. Sie wissen, was sie wollen, und auf diese Sicherheit können sie sich verlassen.

→ Fuchsia;  → Sagebrush

## NASTURTIUM - TROPAEOLUM MAJUS - GROSSE KAPUZI-NERKRESSE

Nasturtium ist die Blütenessenz für die ganz trockenen Verstandes-menschen, denen der Intellekt über alles geht. Sie betrachten und bewerten die Welt nur nach Verstandeskriterien, sind infolgedessen gefühlsarm, wenig lebendig und arm im Ausdruck. Sie sind kühl, nüchtern, überlegt, rational – und sterbenslangweilig. Ihre Emotionalität haben sie ganz dem Verstand untergeordnet, ihr Gefühlsleben ist entsprechend wenig abwechslungsreich, pendelt zwischen ganz lau und völlig lau, sie haben es ausgeblendet und sich damit auf den ab-schüssigen Pfad einer einseitigen Weltbetrachtung begeben. Körperlich sind sie kaum aktiv, physisch schwach – sie finden keine Freude am Spiel, keine an sportlicher Betätigung, als typische Stubenhocker trainieren sie lieber ihr Gehirn.

Mögen sie auch zu intellektuellen Meisterleistungen imstande sein, ihre einseitige Lebenseinstellung führt auch auf diesem Gebiet zu Ein-schränkungen. Nicht selten sind diese humorlosen Menschen mit Scheuklappen behaftet, entwickeln Starrsinn und Engstirnigkeit und machen sich so unbeliebt. Sie mögen von ihrer Aufgabe besessen sein und auch in der Lage, sie zufriedenstellend zu lösen – ansonsten fehlt ihnen der Überblick. Ohne ein reges Gefühlsleben verknöchern sie schnell und geraten in die Gefahr, als verbitterte, borniere Betonköpfe durch die Welt zu laufen, ohne Freude, ohne Freunde. Ihre geistige Arbeit strengt sie stark an, sie sind entkräftet, haben häufig Kopf-schmerzen, möglicherweise irgendwelche Nervenleiden. Typische Er-krankungen für Nasturtium–Menschen sind Lungenkrankheiten und Anämien – entsprechend ihrer mangelnden Vitalität.

Nasturtium muß diesen schwachen Menschen zuerst Kraft geben. Sie müssen lernen, kräftig durchzuatmen, die Energie, die sie überall umgibt, auch tatsächlich aufzunehmen und zu nutzen. Sie erleben sich und ihren Körper neu, werden fasziniert von ihrer neuen Sensibilität und ihrem Reaktionsvermögen. Es kribbelt ihnen in den Fingerspitzen, den erst so gefühllosen, und sie beginnen, die Welt neu zu erfassen, auch im Wortsinne. Sie erhalten plötzlich von überall her ungeahnte Impulse und Anregungen, entwickeln darauf eine ihnen selbst kaum vorstellbare Lebendigkeit. Das Spektrum ihrer Gefühlsregungen wird reicher, ebenso wie ihr Ausdruck, ihre Mimik, ihre Gestik. Ihre abstrakten Gedanken bekommen eine neue Grundlage – ihr ganzes

Weltbild verändert sich. Sie entwickeln sich zu kräftigen, humorvollen, lebenslustigen Menschen.

Nasturtium kann auch kurzzeitig verwendet werden in Phasen, in denen man umständehalber zu kopfbetont lebt, beispielsweise in Zeiten, in denen auf eine Prüfung hin gelernt werden muß. Auch wenn einem mal abends der Kopf raucht, weil man den ganzen Tag über bestimmten Aufgaben gebrütet hat, hilft Nasturtium. Kennzeichen ist das Erschöpftsein durch intellektuelle Arbeit.

→ Manzanita;   → Zinnia

## OREGON GRAPE – BERBERIS AQUIFOLIUM – BERBERITZE

Oregon Grape fehlt das Vertrauen, in sich selbst, in andere, ins eigene Schicksal. Wessen Oregon Grape Qualitäten blockiert sind, spürt ständig einen Stachel in sich, den des Mißtrauens. Wo er geht und steht, befürchtet er von seinen Mitmenschen nur das Allerschlimmste. Seine Brieftasche hat er womöglich ins Futter seiner Kleider einnähen lassen; geht er zu Fuß, achtet er tunlichst darauf, von niemandem berührt zu werden, auch nicht im Gedränge, denn er weiß ja, wie geschickt die Taschendiebe heute arbeiten.

Und dann stehen da an allen Ecken Leute, die irgendwie nichts zu tun haben und einfach nur in die Luft gucken oder sich mit anderen verdächtigen Subjekten die Zeit vertreiben. Genau die sind es, die es immer nur auf ihn abgesehen haben, den armen Oregon–Grape–Menschen. Sie lauern nur auf ihn, um ihn schräg von der Seite anzuquatschen und zu belästigen, vielleicht gar zu schlagen. Oregon Grape kennt sich aus mit solchen Typen, die warten nur auf eine Gelegenheit, Ärger zu machen. Er erkennt sie auf Anhieb, wo immer er sich gerade befindet. In der Welt wimmelt es nur so von ihnen.

Grundsätzlich ist jeder Mensch sein Feind. Jeder hat es auf ihn abgesehen, alle wollen ihm ans Leder, jeder beschäftigt sich in seinen Hintergedanken damit, Oregon Grape auf's Kreuz zu legen. Natürlich auch in der Familie! Weiß man's, wohin die Frau/der Mann verschwindet, sobald man aus dem Haus ist? Und die Kinder gucken auch immer so verschlagen. Ist es nicht so, daß sie dauernd neue Streiche im Schilde führen?

Beruflich geht es Oregon Grape ganz genau so. Alle sind scharf auf seinen Posten. Intrigen, Hinterhältigkeit, Gehässigkeit, wohin er auch

schaut. Ständig wird er von irgendwoher angegriffen, nie hat er seine Ruhe, immer muß er wachsam sein und verteidigungsbereit.
Natürlich können Freunde, Familienangehörige und Kollegen tun, was sie wollen, der Oregon-Grape-Mensch wird immer die miesesten Hintergedanken bei ihnen vermuten. Er ist davon überzeugt, daß die Welt schlecht ist, jeder nur gegen jeden kämpft und den letzten die Hunde beißen. Er dreht sich da schön im Kreis, der blockierte Oregon-Grape-Typ. Sein Weltbild ist hoffnungslos negativ, und alles was geschieht, wird dieser Weltsicht unterworfen. Ja, diese Negativität bietet dem Oregon-Grape-Menschen sogar eine gewisse Sicherheit. Schwieriger würde es für ihn, sollte sein Weltbild einmal in Frage gestellt werden. So eine Negativ-Ideologie bietet schließlich auch Halt. Natürlich macht sie auch einsam, denn wer will schon auf Dauer mit einem ewig pessimistischen, schlechtgelaunten, mißtrauischen Menschen zu tun haben, der eine irrsinnig dicke Schutzmauer vor sich herschiebt, die zu durchdringen er nur als feindseligen Akt interpretieren würde, nie als freundliche Geste.
Im Grunde ist der Oregon-Grape-Mensch selber auf negativ programmiert. Er erkennt in der Welt nur das, was er kennt: Negativität, Feindseligkeit, Aggression, für anderes fehlt ihm die Antenne - er kann es einfach nicht wahrnehmen.
Wundert es jemanden, wenn er auch hypochondrische Züge aufweist? Wenn er sich leicht infiziert und sofort große Schlachten auszukämpfen hat, auch wenn der Erreger ein ganz harmloser sein mag? Wenn er die Kämpfe auch austrägt gegen kleine Eiweißteilchen, denen er feindliche Absichten unterstellt - also wenn er an Allergien der Luftwege und der Haut zu leiden hat?
Oregon Grape muß also "umgepolt" werden, ihm muß die dunkle Brille von der Nase geschlagen werden, die ihn alles grau, elend, hoffnungslos sehen läßt. Diese Blütenessenz kann es. Sie läßt bewußt erleben, daß andere Menschen guten Willens sein können, daß sie freundliche Absichten heben. Oregon Grape nimmt den Verfolgungswahn, macht frei, schafft Vertrauen, läßt nicht mehr hinter jeder Meinungsverschiedenheit Ablehnung und Haß vermuten.
Oregon Grape kann positive Autosuggestion ("Positives Denken") erheblich unterstützen, wie das auch umgekehrt der Fall ist.

→ Mountain Pennyroyal;   → Penstemon;   → Scotch Broom

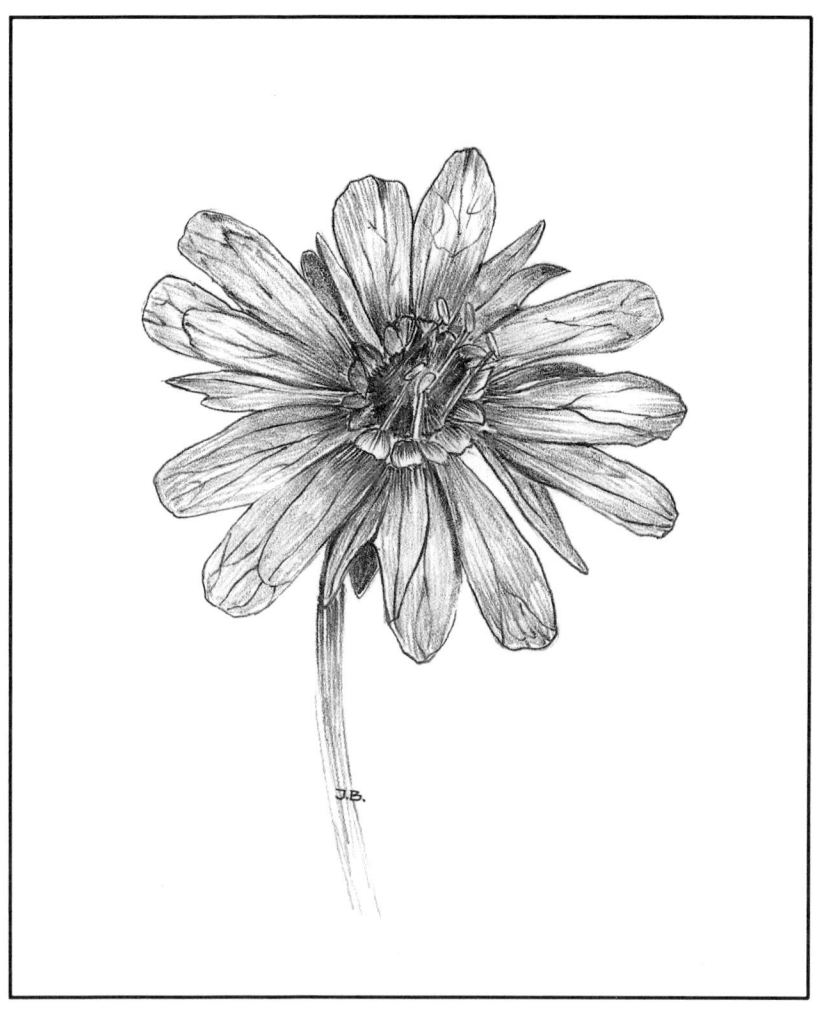

*Indian Pink*          *Silene*               *Kalifornisches*
                       *californica*          *Leimkraut*

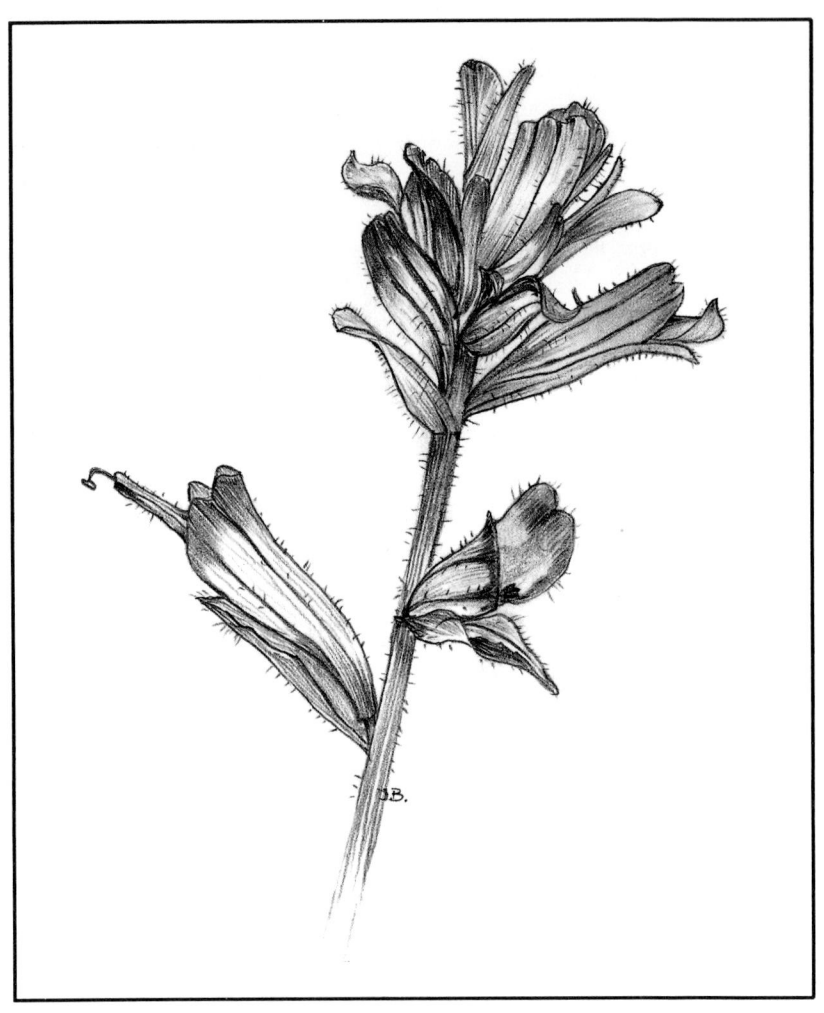

Indian          Castilleja          Maulbeergewächs
Paintbrush      miniata

## PENSTEMON – PENSTEMON DAVIDSONII – BARTFADEN

Sicher kennen Sie dieses Gefühl: "Das schaff' ich nicht, ich bin nicht gut genug!" Vielleicht war das bei einer Schulprüfung, der Führerscheinprüfung, vielleicht als Sie bei einer Theateraufführung mitwirken sollten – jeder Anlaß, der eine persönliche Herausforderung darstellt, kann Grund genug sein, die Hände über dem Kopf zusammenzuschlagen: "Ich schaff's nicht". Meistens schafft man's dann ja doch, mit der Situation gerät auch das Gefühl der Unzulänglichkeit wieder in Vergessenheit, und damit hat sich's.
Nicht so beim Penstemon-Typ. Für ihn ist es Schicksal, nicht gut genug zu sein. Er hat zu oft Rückschläge hinnehmen müssen und hat – nicht zuletzt – tatsächlich zu oft versagt. Ergo: Er bringt's eben nicht. Er ist den Herausforderungen nicht gewachsen, er ist zu dumm, zu ungeschickt, zu schwach. Denkt er.
In Wirklichkeit ist er zu verzagt, zu mutlos. In Wirklichkeit hat er sich längst selber auf die Verliererseite gestellt und es sich dort eingerichtet. In Erwartung von Fehlschlägen strengt er sich erst gar nicht besonders an, und wenn dann alles schief geht, hat er es ja gleich gesagt. Seine pessimistische Grundeinstellung sorgt dafür, daß sich seine negativen Prognosen bewahrheiten können. Der Selbstzweifel ist der Gewißheit gewichen: ich bin ein Versager. So fehlt ihm dann im entscheidenden Moment die Kraft, das Gegenteil zu beweisen. Er geht die Schwierigkeiten gar nicht erst an, und sie schlagen über seinem Kopf zusammen. Der arme Pechvogel. Und nie hat er seine Ruhe. Immer wieder hält das Leben irgendwelche Probleme und Prüfungen für ihn bereit, und mehr und mehr zementiert sich seine Verliererpose.
Penstemon gibt Kraft. Penstemon bewirkt inneres Wachstum und Stärke. Sind die Lebensumstände vielleicht nicht rosig, mag sein, Penstemon akzeptiert es und behält die Zuversicht. Dies ist die erste Lehre von Penstemon: laß dich nicht unterkriegen. Na gut, man verliert mal, mal kämpft man mit Erschwernissen, die andere nicht kennen, vielleicht ist man von vorneherein auf irgendeine Weise benachteiligt oder behindert – dann soll es eben so sein. Penstemon kann Unglück oder Pech erdulden, ohne sich daraus eine Lebensphilosophie zu zimmern. Penstemon vermittelt Ausdauer und Durchhaltevermögen in schwierigen Zeiten, wenn es einem körperlich schlecht geht, wenn es in der Beziehung Streit gibt, wenn man großem Streß ausgesetzt ist. Der umgewandelte Penstemon-Mensch hat seine innere Stärke, die ihn

all das unverzagt durchleben läßt, und er hat Vertrauen in diese Stärke. Penstemon-Lehre 2: Mach weiter, nimm die Herausforderung an. Und das tut der Penstemon Mensch jetzt. Er weicht Konflikten nicht mehr aus, wird nicht mehr am Tag vor der Prüfung krank und hat nichts mehr unaufschiebbar Wichtiges vor, wenn der Zahnarztbesuch fällig wird. Er tut einfach, was zu tun ist, und wächst mit jeder Aufgabe, mit jeder Herausforderung.
Er kann der Zukunft gelassen entgegensehen, er hat gelernt, mit Schwierigkeiten umzugehen, mit ihnen zu leben – was soll ihn eigentlich noch aus der Bahn werfen?

→ Mountain Pennyroyal; → Mountain Pride; → Oregon Grape; → Scotch Broom

## PEPPERMINT – MENTHA PIPERITA – PFEFFERMINZE

Peppermint ist die Blüte für die Schlafmützen, für diejenigen, die nie richtig wach sind, die nie ganz da sind. Sie bekommen nicht alles mit, was um sie herum vorgeht, auf vieles Offensichtliche müssen sie erst aufmerksam gemacht werden. Ihr Blick hat stets einen leichten Schleier, ihr Ohr scheint viele Töne einfach herauszufiltern.
Sie sind träge und schwerfällig, können sich schlecht auf neue Situationen und Menschen einstellen, verlieren schnell den Überblick. Sie sind geistig Faulenzer, können sich kaum zu irgendwelchen Anstrengungen aufraffen, bleiben lieber passiv. Aktives aufnehmen, begreifen und lernen fällt ihnen ausgesprochen schwer, in Schule, Lehre oder Studium quälen sie sich, ohne zufriedenstellenden Ergebnisse zu erzielen.
Diese etwas schlaffen Menschen, die immer nur schläfrig herumhängen, denen alles egal ist, die stumpf vor sich hinstarren, ohne Ziel, ohne Perspektive, können ganz gut eine kalte Dusche vertragen, die den Kreislauf und das Denken anregt. Sie sollten es mit Peppermint-Essenz versuchen. Peppermint weckt auf, öffnet die Sinne, macht das Denken klar. Peppermint ist die Erfrischung für den Kopf, hilft, Lethargie zu überwinden und verschafft Aufmerksamkeit, geistige Beweglichkeit, vertreibt die ewige Müdigkeit.
Peppermint ist die ideale Ergänzung für Blütenmischungen, die für die Erlangung größerer Bewußtheit eingenommen werden, sowohl in psychischer wie spiritueller Hinsicht. Es erleichtert das Lernen und kann

somit auch als Lern- und Studienhilfe genommen werden, auch gemeinsam mit anderen "Lern-Blüten" wie Rabbitbrush und Shasta Daisy.

→ Corn

## PINK YARROW - ACHILLEA MILLEFOILIUM - SCHAFGARBE (ROSA)

Yarrow und Pink Yarrow sind die "Schutz-Blüten", sie bewahren vor negativen, krankmachenden Einflüssen. Sie sind nicht nur vom Anschauen her sehr ähnlich, sondern auch in ihren Wirkungen. Der entscheidende Unterschied ist der, daß Yarrow Schutz bietet bei Überempfindlichkeit, aber auch vor Umweltgiften, während der zu schützende Pink-Yarrow-Mensch gar nicht erst übermäßiger Belastung ausgesetzt werden muß – er hat ein Gespür dafür und begibt sich selbst dorthin, wo es ihm gefährlich werden könnte.

Pink Yarrow ist verwundbar, nicht wie jeder Mensch dies ist, sondern in viel stärkerem Maße. Pink Yarrow sucht sich förmlich das Messer, in das er hineinlaufen kann. Er nimmt alles auf, was ihn an negativen Einflüssen umgibt, und dies bei größerer Verletzlichkeit. Das bedeutet permanenten Streß. Wo irgendetwas passiert, ein Autounfall zum Beispiel, da wird Pink Yarrow die Schmerzen ebenso fühlen wie die Verletzten. Wo es Streit gibt, bezieht Pink Yarrow immer auf sich, wo jemand einen Fehler macht, Pink Yarrow macht ihn emotional mit. Und ist hinterher total geschafft, wen wundert's.

Der Pink-Yarrow-Mensch ist eine Art Problem-Schwamm; gibt es irgendwo ein Problem, sobald Pink Yarrow erscheint, ist es seines. Auch Gefühlsstreß inhaliert er förmlich, um sich selbst ebenso entnervt zu finden wie der eigentlich Betroffene. Wo er hinkommt, nimmt er Probleme auf wie ein Seelenmüllschlucker.

Und haben wir beides – die große Verletzlichkeit und die Identifikation mit anderer Leute Schwierigkeiten – dann ergibt die Summe ein extremes Nervenbündel. Zittrig, fahrig, schweißig. Immer auf der Hut vor neuen Katastrophen, und doch passieren sie andauernd. Natürlich ist der Pink-Yarrow-Mensch zudem völlig unfähig, Menschen abzuweisen, die mit ihren Problemen zu ihm kommen. Wie schnell ist er überwältigt ...

Er braucht Schutz durch Pink Yarrow, um nicht völlig zusammenzuklappen oder durchzudrehen, denn irgendwann droht die Anhäufung explosiver Stimmungen und Gefühle, sich selbst zu entzünden. Pink Yarrow hält quasi ein Schild vor den Menschen und schirmt ihn ab vor allen möglichen schädlichen Einflüssen. Zorn und Trauer anderer Menschen sind deren Gefühle und Probleme. Pink Yarrow bleibt fähig zur Solidarität, aber er leidet nicht mit, er macht anderer Menschen Gefühle und Gedanken nicht zu seinen eigenen. Nun kann er die Gelassenheit und Ruhe finden, die ihm Erholung von all dem erlebten Streß gewähren. Nun kann er gefühlsmäßige Klarheit und innere Stärke finden. Was er verliert, ist Übersensibilität, nicht Sensibilität. Er bleibt ein Mensch mit feinem Gespür.

Pink Yarrow ist auch eine gute Blüte für Therapeuten, besonders Psychotherapeuten, die geneigt sind, sich leicht die Probleme und Störungen ihrer Patienten aufzuladen. Pink Yarrow läßt das Problem gelassener und objektiver betrachten.

→ Yarrow

## POMEGRANATE – PUNICA GRANATUM – GRANATAPFEL

*Die* Blüte für Frauen. Was nicht heißen soll, daß die männlichen Leser gleich weiterblättern sollen, weil sie das ja nichts angeht. Im Gegenteil, viele Männer haben Probleme mit den "weiblichen" Anteilen ihrer eigenen Persönlichkeit, die gesellschaftlich *so* nicht akzeptiert werden und somit von jedem einzelnen in sich selbst mehr oder weniger unterdrückt werden.

In der Hauptsache aber geht es bei Pomegranate um Frauen und ihre spezifischen Probleme. Frauen, die ungelöste Konflikte mit sich herumschleppen, die davon belastet werden und ihre wahre Persönlichkeit infolgedessen nicht frei entwickeln können.

Betrachten wir einmal eine "weibliche" Geschichte, können wir die Knackpunkte schnell herausfinden. Dem Neugeborenen ist es furchtbar egal, welches Geschlecht er oder sie hat. Den Eltern dagegen nicht. Vom ersten Lebenstag an beginnt, ob bewußt oder unbewußt, gewollt oder ungewollt, die geschlechtsspezifische Sozialisation, das heißt beim Mädchen werden alle die Eigenschaften gefördert, die als "weiblich" gelten, die Eigenschaften jedoch, die den Jungen vorbehalten sind, werden unterdrückt. Das ergibt als erstes einen aktuellen Konflikt im

Mädchen, bereitet aber auch schon einen weiteren für die Zukunft vor, denn muß es später in einer gewandelten Gesellschaft beruflich "männliche" Eigenschaften wie Aggressivität und Durchsetzungsvermögen beweisen, stellt sie fest, daß sie diese Lektionen leider nicht mitbekommen hat. Auf der anderen Seite: hätte sie sie mitbekommen, käme das einem Stempel "unweiblich" gleich. Ein Rollenkonflikt also, der sich möglicherweise auch darin zeigt, daß die Tochter ihre Mutter zu sehr zum Vorbild gemacht hat und ihr nacheifert in einer Zeit, da Frauen ein eigenes, weibliches Selbstbewußtsein entwickeln.

Andersherum zählen auch Mutter–Tochter–Konflikte zu den Pomegranate–Indikationen. Wo diese weiter rumoren und sowohl Mutter als auch Tochter an persönlicher Weiterentwicklung und Freiheit hindern, bitte immer an Pomegranate denken.

Die nächste "vorprogrammierte" Krisensituation stellt die Pubertät dar, wo die Mädchen alleingelassen werden, wo sie unsicher sind und sich fürchten, wo sie Probleme mit der eigenen Weiblichkeit haben, da kann Pomegranate ihnen über die Klippen helfen. Wobei ich als selbstverständlich voraussetze, daß sie natürlich wissen, was mit ihnen passiert.

Folgen wir der Zeitschiene weiter, sehen wir schon die nächste Sprengladung angebracht: denn was passiert, wenn die junge Frau inzwischen wünscht, Kinder zu bekommen, doch genau weiß, daß sie damit ihren Beruf und all ihre Perspektiven umschmeißen würde. Und trotz allem "Fortschritt" ist es ja immer noch so.

In dieser Situation kann Pomegranate Klarheit schaffen und auch neue Perspektiven, wenn der Partner sich ebenfalls auf diese Blütenessenz einläßt. Ihm kann Pomegranate zu einem neuen Verständnis seiner Vaterrolle verhelfen und die Bereitschaft schaffen, zugunsten seiner Partnerin auf "männliche Vorrechte" zu verzichten.

Weitere Pomegranate Indikationen können sich ergeben, wenn die Frau in mittleren Jahren, die zugunsten der Karriere auf Kinder verzichtet hat, feststellt, daß ihr etwas Wichtiges entgangen ist; wenn sie während des Klimakteriums leidet; wenn sie mit dem Ausbleiben der Menstruation Identifikationsprobleme hat usw.

Pomegranate kann also das ganze Leben hindurch immer wieder einmal angezeigt sein bei allen Problemen, die als spezifisch weiblich empfunden werden. Diese Blüte gibt Kraft und Energie, entstehende Konflikte positiven Lösungen zuzuführen. Sie schafft eine positive Identifikation mit der eigenen Weiblichkeit, fördert weibliche Kreativität, hilft bei schmerzhaft empfundenem Mangel an Liebe, auch wenn sie nicht gegeben werden kann.

Auf der körperlichen Ebene bringt Pomegranate Ordnung in Menstruationsstörungen, sorgt für einen positiven Schwangerschaftsverlauf und kann bei allen "Frauenkrankheiten" zur Unterstützung des Heilungsprozesses eingenommen werden. Unfruchtbarkeit, aber auch zu große Fruchtbarkeit werden reguliert; sexuelle Probleme bewußt gemacht und transformiert.

→ Mugwort; → Quince; → Sunflower

## QUAKING GRASS - BRIZA MAXIMA - GROSSES ZITTERGRAS

Da haben wir eine Gruppe von Individualisten, die ihre Eigenarten herauszustreichen versuchen, die von sich selbst und von der Richtigkeit ihrer Meinung überzeugt sind und die genau wissen, wo es langgeht. Und diese Gruppe soll nun auf ein gemeinsames Ziel hinarbeiten. Wie mag das angehen? Sind nicht Streitereien, Machtkämpfe, Intrigen vorprogrammiert?

Die Gruppe wird ihre Aufgabe nicht erledigen können, die Arbeit wird zersplittern, die Ergebnisse werden unzureichend sein.

Mit Quaking Grass haben wir den seltenen Fall einer Blütenessenz, die vor allem in Gruppen benötigt wird. Natürlich kann sie auch den einzelnen die Einordnung erleichtern, ihre größte Wirkung entfaltet sie jedoch, wenn tatsächlich alle Gruppenmitglieder sie einnehmen.

Als besonders wirkungsvoll erweist sich diese Blüte, wenn man einige Tropfen der Essenz in einer halb mit Wasser gefüllten Tasse auf ein Stövchen mit brennendem Teelicht stellt, so verteilt sie sich mit dem aufsteigenden Wasserdampf im gemeinsamen Arbeitsraum oder Besprechungszimmer und wird mit der Atemluft aufgenommen.

Die Wirkungen von Quaking Grass: es macht den einzelnen weicher und offener für neue und andere Meinungen. Er kann lernen, sich selbst und seine vielleicht festgefahrenen Ansichten kritisch zu betrachten und zu hinterfragen. Indem er sich selbst und seine Stellung in der Gruppe überprüft, findet er die Fähigkeit, anderen zuzuhören und diese Informationen zu verwerten. Er lernt, andere und ihre Meinungen und Vorstellungen zu respektieren, wird selbst flexibler und anpassungsfähiger.

Auf diesem Wege wird die ganze Gruppe als solche beweglicher, sie kann sich der gestellten Aufgabe genau so widmen, wie dies erforderlich ist und die besten Ergebnisse erwarten läßt. Gegensätzliche Meinungen werden nicht mehr als sich ausschließend empfunden, sondern führen über zwar kontroverse aber solidarische Diskussionen zu einer Synthese und neuen Ansichten und Zielsetzungen. Dadurch, daß die Gruppenmitglieder ihren Herrschaftsanspruch zugunsten des gemeinsamen Zieles zurückstellen und ihre Standpunkte in die Diskussion einbringen und auch bereit sind, sie zu relativieren, wird es der Gruppe möglich, daß Problem umfassend zu erkennen und behandeln. Die individuellen Egos treten in den Hintergrund, und es entwickelt sich ein "Gruppen-Ego". In der Zusammenarbeit sind nicht mehr El-lenbogenmentalität und Hahnenkämpfe dominierend, sondern Toleranz, Respekt und Einfühlungsvermögen.

Die gemeinsame Aufgabe wird in freundschaftlicher, harmonischer Atmosphäre begeistert erledigt, und dieser Vorgang stellt für jedes einzelne Gruppenmitglied einen solchen Erfahrungsgewinn dar, daß er an zukünftige Aufgaben viel offener und neugieriger herangehen wird. Durch das Aufgeben seines Dominanzanspruches wird ihm die Arbeit spannender und befriedigender. Er lernt, daß er keinen Verlust erleidet, wenn er etwas aufgibt.

→ Lotus

## QUINCE - CHAEMONELES SPECIOSA - ZIERQUITTE

Finden Sie nicht auch, daß dem Marlboro-Mann etwas fehlt, etwas ganz Spezielles, etwas doch ganz Entscheidendes?

Besagter Mann kann als Prototyp für den Quince Menschen angesehen werden. Ein harter Typ, ein einsamer Wolf, ernährt sich aus der Dose. Das Thema dieser Blütenessenz ist Weichheit, im weiteren Sinne Weiblichkeit. So ist dies eine Blüte, die wohl öfter von Männern als von Frauen benötigt wird.

Quince wirkt ausgleichend sowohl auf Männer, die zu hart sind, wie auf Frauen, die zu weich sind - und umgekehrt! Ein Quince-Mann stellt gerne seine Männlichkeit heraus, er ist hart im Nehmen wie im Austeilen, er verträgt hochprozentigen Alkohol und die schwärzesten Zigaretten, er verläßt sich am liebsten auf sich selbst, verträgt Autoritäten nicht gut - es sei denn, er selbst ist es -, läßt sich nicht gerne etwas sagen. Er fühlt sich stark, körperlich ist er es auch. Er führt gern das große Wort, bestimmt, wo es lang geht – und er findet, in der Familie müsse selbstverständlich *er* das Sagen haben. Er hat sich einen schweren und dicken "männlichen" Schutzpanzer zugelegt; Nähe, Zärtlichkeit, Fürsorglichkeit empfindet er als Schwachheit, halt typisch weiblich. Für ihn sind Frauen für das alberne Kinderbetüddel zuständig, er selbst für das Weltgeschehen.

Der Quince-Frau geht es da etwas anders. Auch sie hat den Hang zur Macht, verfügt über Stärke und Energie – doch sie steht im Konflikt mit der traditionellen Frauenrolle. Sie fühlt sich zerrissen zwischen Kopf und Herz, zwischen Kind und Macht, zwischen Weichheit und Härte. Sie bekommt es nicht unter einen Hut. Zudem kämpft sie womöglich mit ihrem Partner einen sinnlosen Kampf um die Vorherrschaft in der Beziehung – wenn sie Pech hat, gar mit einem Quince-Mann. Im Grunde will sie alles: sowohl ihre weibliche Identität behalten wie sich durchsetzen und ihre eigene Kraft unter Beweis stellen. Sie trägt stellvertretend einen Kampf aus, der ein gesellschaftlicher ist oder zumindest einer sein sollte.

Auf die Dauer werden die Männer nicht um die Einsicht herumkommen, daß der liebe Gott die Frauen nicht als ihr Spielzeug erschaffen hat, sie werden Macht abgeben und den Frauen ihre natürlichen Rechte zugestehen müssen. Solange aber die Strukturen noch so traditionell verkrustet sind, wird der Kampf auf dem Rücken ganz bestimmter Frauen – der Quince-Frauen – ausgetragen.

Die Aufgabe dieser Essenz besteht also darin, Einsicht zu schaffen, Einsicht, daß Schwäche nicht negativ ist, sondern notwendige Ergänzung der Stärke, daß Weichheit und Nachgiebigkeit Stärke bedeuten, daß Liebe und Fürsorglichkeit unabdingbare Lebensvoraussetzungen sind – nicht Kinderkram.

Quince wirft demnach alte Werte um und ersetzt sie durch neue Einsichten, macht sie zudem erfahrbar. Der Quince-Mann wird weicher, läßt Annäherung zu, erfährt in sich selbst weibliche Anteile. Die Quince-Frau wird offen auch für unkonventionelle Lösungen, sie fühlt sich nicht mehr behindert durch den Wunsch nach Kindern, sie weiß, daß sie nicht an Stärke verliert, wenn sie ihre Schwäche lebt. Quince macht Platz für Veränderung, macht frei in der Entscheidung, indem es einen vom alten Selbstbild sich lösen läßt.

→ Mariposa Lily; → Pomegranate; → Saguaro; → Sunflower;
→ Tiger Lily

# RABBITBRUSH – CHRYSOTHAMUS NAUSEOSUS – KORBBLÜTLER

Bei Rabbitbrush handelt es sich um einen stets etwas verschlafen wirkenden Typ, der sich leicht auf den Arm nehmen läßt und sich öfter mal stößt oder stolpert. Viele Kleinigkeiten verunsichern ihn, er verzettelt sich leicht, stößt mit dem Hintern um, was er mit den Händen aufgebaut hat. Manchmal erkennt er Menschen auf der Straße nicht wieder, die seit einiger Zeit zu seinem Bekanntenkreis zählen, und während er noch darüber grübelt, woher er dieses Gesicht wohl kennen mag, läuft er gegen ein Straßenschild.

So eine Art zerstreuter Professor, nur daß ein solcher Professor meist wenigstens auf seinem eigenen Fachgebiet den Durchblick bewahrt. Dem Rabbitbrush-Menschen jedoch ist alles zuviel. Es gelingt ihm nicht, die Dinge in "wichtig" und "unwichtig" einzuteilen, was dazu führt, daß er mitten in einer Konzentration erfordernden Arbeit ein fernes Telefonläuten, das Vorbeifahren einer Straßenbahn oder den Gesang eines Vogels vor dem Fenster als ebenso wichtig wahrnimmt, dadurch völlig den Faden verliert und sich dermaßen verheddert, daß er von vorne beginnen kann. All die vielen Einzelheiten, die auf ihn einstürmen, nimmt er nicht als Teil eines Ganzen wahr, sondern eben als gleichrangig nebeneinanderstehende Details, die ihn komplett verwirren.

Er ist einer von denen, die mitten in einer dicht mit Bäumen bewachsenen Gegend fragen: "Wo ist denn jetzt der Wald eigentlich?" All die vielen, vielen Bäume schaffen ihn einfach.

Was er braucht, ist, geweckt zu werden. Er muß lernen, seine ganze Aufmerksamkeit auf das zu konzentrieren, was ihn im Moment gerade angeht, nicht ständig mit den Gedanken abschweifen. Rabbitbrush kann dies leisten, es weckt nicht nur, sondern rüttelt geradezu wach. Der geplagte Rabbitbrush-Mensch gewinnt größere Bewußtheit und geistige Beweglichkeit, er wird flexibel im Denken wie im Handeln, kann sich auf neue Situationen blitzschnell einstellen. Als nächsten Schritt erfährt er eine weitere Perspektive. Er lernt, Dinge zusammenzufassen, zu ordnen und zu überblicken. Er erkennt den Sinn dieser vielen kleinen, fisseligen Details, die ihn immer so aus dem Konzept gebracht haben, weil er ihren Stellenwert im Gesamtsystem ermessen kann.

Rabbitbrush schafft einen größeren Überblick, läßt das "große Ganze" erkennen, ohne die Einzelheit aus den Augen zu verlieren. Es fördert die Fähigkeit, aus vielen Einzelheiten auf die Gesamtheit schließen zu können. Rabbitbrush lehrt, ruhig und gelassen auch in verzwickten Situationen zu agieren, wenn beispielsweise gleichzeitige Aufmerksamkeit auf verschiedenartige Dinge erforderlich ist. Und die Rabbitbrush-Leute lernen, verschiedene Dinge nicht nur wahrzunehmen, sondern auch ausführen zu können. Sie geraten beim Spazierengehen nicht mehr ins Stolpern, wenn sie sich einmal an der Nase kratzen müssen.

Aus all dem geht hervor: Rabbitbrush ist die ideale Blüte für geistig stark geforderte Menschen, für solche, die studieren oder sonstwie lernen.

Die Stichworte sind: Wachheit, Aufmerksamkeit, Bewußtheit, Überblick.

→ Madia;   → Peppermint;   → Shasta Daisy

## *RED CLOVER – TRIFOLIUM PRATENSE – WIESENKLEE*

Red Clover ist als Blütenessenz mehr ein Akut– als ein Konstitutionsmittel, obwohl es auch Menschen gibt, denen der besondere Red-Clover–Zustand schon als fester Bestandteil ihres Lebens erscheint, quasi zur zweiten Natur geworden ist. Red Clover ist die Panik–Blüte. Jeder Zustand von Panik, Hysterie, übersteigerter Angst indiziert diese Blütenessenz.

Es sind nicht unbedingt Katastrophen, die unvorhergesehene Kettenreaktionen auslösen können, bei denen Red Clover am hilfreichsten wirken kann. Jedoch ohne Red Clover entwickelt sich das Geschehen schnell zur Katastrophe. Die Ursachen mögen noch so gering erscheinen, ein paar schubsende Menschen im Fußballstadion zum Beispiel, und der Verstand verabschiedet sich und macht Angst, Panik, Chaos Platz. Wo in ruhiger Atmosphäre der überlegte Rückzug noch möglich wäre, brechen sich hysterische Reaktionen Bahn, lassen immer gefährlichere Situationen sich aufschaukeln, und am Ende steht ein unüberschaubares und unbeherrschbares Durcheinander.

Das Ende des zwanzigsten Jahrhunderts ist voller solcher Situationen, überall ist es brenzlig. Wir kennen die Folgen hysterischer Ausbrüche in Fußballstadien, die Massenkarambolagen auf nebelverhangenen Autobahnen – und dies sind verhältnismäßig geringe Geschehen verglichen mit den Folgen einer möglichen viel größeren Katastrophe wie einem Reaktorunfall. Dort wo nur ein kühler Kopf das Verhalten in vernünftige Bahnen lenken kann, drohen Panik und Hysterie alles noch zu verschlimmern. Dann braucht es Red Clover.

Insofern ist Red Clover ein typisches Notfallmittel. Wo sich um einen herum die Emotionen überschlagen, schirmt Red Clover ab, läßt die Panik-Funken nicht überspringen. Man verliert die Empfänglichkeit für die Gefühlswallungen anderer, läßt sich nicht von Überreaktionen anstecken, stattdessen bleibt man ruhig und gelassen und behält dadurch den klaren Blick. Ja, man entwickelt gar Führungsqualitäten, denn wo Menschenmengen kopflos geworden sind, suchen sie sich andere Köpfe, die für sie denken sollen, die die Ruhe bewahren und sie aus dem Chaos herausführen.

Red Clover bleibt also innerlich ruhig, versteht Bedeutung und Ablauf des Geschehens und kann so in Krisen die Führung übernehmen.

Bei diesen Krisen handelt es sich immer um emotionale Krisen. Es muß nicht gleich die große Katastrophe sein – alle Situationen, in denen sich die Emotionen überschlagen und außer Kontrolle geraten, von Familienstreit bis zu aufgeheizten Konflikten am Arbeitsplatz oder sonstwo, wenn jemand stirbt oder unheilbar erkrankt ist – wenn die Nerven zu versagen drohen, kann Red Clover helfen.

Es gibt allerdings auch Personen, denen das Wehgeschrei über das Unglück der Welt, die ökologische Zerstörung, die Kriege und Bürgerkriege so sehr zum integralen Bestandteil und Zug der Persönlichkeit geworden ist, daß sie jederzeit auf der Red-Clover-Klippe stehen und allzeit bereit sind abzustürzen. Diese brauchen die Blütenessenz als lang dauernde Therapie, um ihre Weltsicht zu relativieren, um wieder auf den Teppich zurückzukehren, von dem sie dauernd abzuheben versucht sind.

Rein körperlich hilft Red Clover bei allen vergleichbaren Situationen, also wenn Einflüsse anderer das Selbst zu überwältigen drohen. Das heißt, wenn jedes Schnupfenvirus gleich übersteigerte Krankheitszeichen auslösen kann, wenn ein harmlos-kleines Polleneiweiß Asthma mit höchster Atemnot verursacht – also: wenn die Situation durch eigene Überreaktion aus dem Ruder läuft und nicht beherrschbar bleibt, sei es nun psychisch oder körperlich (was natürlich immer Hand in Hand geht, wobei nur zuweilen ein Teil offensichtlicher ist als der andere), dann sollte man es zuerst mit einer Red Clover Gabe versuchen, alle 5 Minuten direkt aus der Stockbottle 2 Tropfen unter die Zunge. Oder man gebe Red Clover in eine spezielle Notfall-

Mischung, z. B. in Rescue (Bach-Blüten-Kombination), die man stets bei sich führe.

→ Arnica;  → Chamomile;  → Scotch Broom;  → St. John's Wort; → Self-Heal;  → Pink Yarrow/Yarrow

## *SAGEBRUSH – ARTEMISIA TRIDENTATA – WERMUT*

Sagebrush ist der Schauspieler wider Willen. Stellen wir uns vor, jemand hat irgendwann in seiner Jugend ein großartiges Bild gemalt, damit jedermann beeindruckt, wirklich Erfolg gehabt. Und nun hält er sich für einen großen Maler und versucht, die Rolle "großer Maler" auch zu leben. Tatsächlich ist er vielleicht ein brauchbarer Elektriker – jedoch er klammert sich an sein Selbstbild und bemüht sich, ihm zu entsprechen.
Wer Sagebrush braucht, stellt jemanden dar, der er in Wirklichkeit nicht ist. Er ist irgendwie nicht echt, man merkt es ihm an, und natürlich merkt er selbst es auch – als unbestimmte Unbehaglichkeit –, nur er ändert sich nicht. Er klebt an alten Gewohnheiten, alten Verhaltensmustern, unwichtigen Kleinigkeiten, die ihm den Zugang zu sich selbst versperren. Die Maske, die er trägt, wirkt auch ein wenig nach innen. Unmöglich, daß er nicht weiß, wie er ist und was er tut – verdrängen aber gelingt ihm gut. Vielleicht vertrödelt der "große Maler" nach Jahren immer noch seine Zeit in Cafés, trinkt schwarzen Kaffee und raucht noch schwärzere Zigaretten, läßt aber die schadhaften elektrischen Leitungen bei sich zu Hause ruhig weiterkokeln.
Er ist halt ein Gewohnheitstier. Hat er einmal die Identität "Maler" zu der seinen gemacht, dann bleibt's eben dabei; hat er einmal begonnen, Rotwein zu trinken, na, dann trinkt er halt weiter. Ob seine Gewohnheiten seinen Interessen und Bedürfnissen angemessen sind, ist eine ganz andere Frage, und um diese mogelt er sich gern herum, der Sagebrush-Mensch.
Was bei ihm nottut, ist ein Großreinemachen, eine Art "Rohrfrei" für die Hirnwindungen, Loslassen und Rausschmeißen all des alten Krempels, den er Jahr für Jahr mit sich herumschleppt. Ballast abwerfen, frei werden von alten überholten Gedanken und Vorstellungen, das ist jetzt wichtig. Vielleicht schmeckt dem Sagebrush-Menschen mit einem Mal die schwarze Zigarette gar nicht mehr,

vielleicht beginnt er, sich in Cafés zu langweilen und sich zu fragen, was er hier eigentlich treibt.

Es beginnt ein Prozeß der Bewußtwerdung: "Was tue ich eigentlich die ganze Zeit?" ist die Frage, die sich aufdrängt, ob man will oder nicht. Handlungen, die zu früheren Zeiten notwendig waren und aus reiner Gewohnheit weitergeführt, mitgeschleppt werden, werden ungläubig betrachtet, man fragt sich: Wozu?, dann läßt man sie fallen. Mögen sie einmal nützlich gewesen sein, heute langweilen sie, halten von Wichtigerem ab, ja, sie schaden. Der ganze Mensch wird freier, ungebundener. Taten, die Sagebrush früher unterließ, weil sie nicht ins Bild des "großen Malers" paßten, werden nun ohne lange zu fackeln einfach ausgeführt, und manchmal wundert er sich später selbst, mit welcher Selbstverständlichkeit er früher undenkbare Dinge verrichtet hat.

Nun, da der Sagebrush-Mensch einen bestimmten Grad an Offenheit und Ehrlichkeit für sich erreicht hat, ist es ihm auch möglich, herauszufinden, was wirklich gut für ihn ist, welche Neigungen und Bedürfnisse tatsächlich in ihm stecken. Er muß kein Maler mehr sein, er hat sich davon befreit, sein Lebensstil hat sich vollkommen gewandelt, er drückt seine Bedürfnisse viel unmittelbarer aus, erkennt sie selbst auf Anhieb, unterscheidet leicht Wichtiges von Unwichtigem, weiß, was er will. Er hat jetzt die Möglichkeit – meinetwegen als brauchbarer Elektriker – einen Grad an Zufriedenheit mit sich und seinem Leben zu erlangen, von dem er zuvor nur phantasierte, er könne ihn bloß als irgendjemand anderer, nicht aber als er selbst erreichen.

→ Cayenne;   → Fuchsia;   → Morning Glory;   → Mullein

## SAGUARO – CEREUS GIGANTUS – RIESENSÄULENKAKTUS

Saguaro ist der Rebell unter den Blüten, der ewige Kämpfer aus Leidenschaft, der auch dann noch kämpft, wenn es nichts mehr zu bekämpfen gibt. Er muß einfach.

Bevorzugte Gegner des Saguaro-Menschen sind Autoritäten jeder Art, von Eltern über Lehrer bis zu Vorgesetzten, Bürgermeistern und Regierungen. Saguaro kann sich einfach nirgends unterordnen, als Kind schon ist er widerspenstig und muß stets den eigenen Kopf durchsetzen, und möge es ihm auch schaden – Saguaro geht es um's Prinzip.

Aus diesem Grunde ist es schwer, mit ihm auszukommen. Er läßt nicht mit sich argumentieren, er ist stur, widerspenstig, schnell gereizt. Der Saguaro-Mensch hat in sich "männliche" aggressive Eigenschaften die Oberhand gewinnen lassen, er befindet sich nicht in innerer Harmonie. Vermuten läßt sich hier ein ähnlicher Vater-Konflikt, wie wir ihn auch bei Sunflower finden. Die Befreiung vom Vater gelang Saguaro nicht durch Findung der eigenen Persönlichkeit, sondern durch Auflehnung gegen ihn, offen gezeigte Abneigung. Vom Vater fühlte er sich ohnmächtig abhängig, unfrei, gegängelt, versklavt. Saguaro setzt seine Energien unkontrolliert und aggressiv frei. Mangel an Selbstvertrauen, Starrsinn, Verwirrung und Desorientiertheit sind Kennzeichen, auf die man achten sollte, will man Saguaro erkennen. Dieser unermüdliche Kämpfer kämpft nun auch gegen sich selbst. Saguaro leidet an ganz typischen Erkrankungen, die mit einer Störung des Immunsystems einhergehen. Allergien, Rheuma, Autoimmuner-krankungen liegen bei ihm in der Luft oder haben sich bereits manifestiert, auch ist er ein potentieller Krebspatient, denn was ist Krebs letztendlich anderes als das offene Ausscheren einiger aggresi-ver, maligner (=bösartiger) Zellen aus dem Gewebeverbund, die Auflehnung gegen die Autorität des Ich. Saguaro lebt in Unfrieden mit der Menschheit und mit sich selbst.

Der Saguaro-Mensch muß zur Ruhe kommen, zu sich selbst finden und unerschrocken die Wahrheit ansehen. Nur der ist ein Feind, den er selbst zum Feind gemacht hat, die Umwelt reagiert mit Aggressivität auf Aggressivität, und zerschlägt er Fensterscheiben, sperrt man ihn ein.

Saguaro muß seinen eigenen Wert und Stellenwert in der Gesellschaft finden, und das läuft nur über Erkenntnis und Verzeihung. Um wirklich frei zu werden, muß der Saguaro-Mensch all jenen vergeben, die ihn wirklich oder vermeintlich verletzt haben, vor allem seinen Eltern, seinem Vater. Die Blütenessenz ist dabei ein mächtiger Helfer. Sie nimmt ihm den unbändigen Zorn auf all jene, von denen er abhängig ist oder sich nur abhängig fühlt. Sie besänftigt und läßt neue Werte finden.

Er hat es nicht mehr nötig, sein Selbstwertgefühl ausschließlich aus Rebellion und Aufruhr zu ziehen. Innerlich ruhig klärt sich sein Denken und seine Wahrnehmung. Er lernt den Wert der Autorität ken-nen, lernt, daß er selbst von Autoritäten profitieren kann, erkennt, daß nicht er es ist, der der Autorität dient, sondern umgekehrt diese dazu nützen kann, ihm zu helfen und auf den richtigen Weg zu führen. Hier entfaltet sich auch eine spirituelle Qualität dieser Essenz. Saguaro hilft einem, einen wahren spirituellen Führer zu finden und als solchen zu erkennen. Kein Starrsinn, keine Verwirrung stellen sich zwischen ihn und die Autorität, er verliert nichts, wenn er etwas aufgibt, sondern erfährt erweitertes Bewußtsein und ausgeglichene Persönlichkeitsentwicklung.

→ Sunflower

## *SCARLET MONKEYFLOWER – MIMULUS CARDINALIS – GAUKLERBLUME*

Eine andere Gauklerblume, die gefleckte (Mimulus), zählt zu den wichtigsten Bach–Blüten, zu den "Twelve Healers". Ihr entscheidendes Kennzeichen ist die Angst, Angst vor bestimmten Menschen, Dingen, Situationen.
Die Kalifornische Blütentherapie benutzt weitere Gauklerblumen, und allen ist dies Kennzeichen "Angst" gemein. Sie ergänzen sich, und ihre Essenzen können auch gleichzeitig eingenommen werden.
Wovor hat nun Scarlet Monkeyflower Angst? Menschen, die diese Essenz benötigen, stehen nicht zu ihren Gefühlen, sie befürchten, durch intensive Emotionen überrumpelt zu werden und damit die Kontrolle zu verlieren. Und genau das passiert diesen Menschen immer wieder wie eine sich selbst erfüllende Prophezeiung.
Schauen wir uns das genauer an. Scarlet Monkeyflower fehlt die Gabe, mit seinen Gefühlen umzugehen und sie zum Ausdruck zu bringen. Will er jemandem seine Zuneigung mitteilen, bekommt er Angst, in dramatische Liebesschwüre zu verfallen – und läßt es. Ärgert er sich über jemanden, befürchtet er sogleich überschäumenden Zorn und eskalierende Situationen. Ergo: er deckelt sein Gefühlsleben, er läßt nichts raus, wirkt kühl, unnahbar.
Vor allem aggressive Regungen sind es, vor denen er sich fürchtet. Das soll ich sein: dieser gewalttätige im Zornesrausch wütende Mensch? Das darf nicht sein! Dann lieber alle Kraft zusammennehmen und sich beherrschen. Anstrengend sowas, und zuweilen braucht Scarlet Monkeyflower auch schon mal Drogen, um seine "finsteren" Kräfte in Schach zu halten, aber auch um sie nicht wahrnehmen zu müssen.

Natürlich: ganz unbegründet sind diese Befürchtungen nicht. Wer nie seinen seelischen Druck ablassen will, läuft Gefahr, zu explodieren, unverhofft, plötzlich und vor allem in ganz und gar unangemessenen Situationen. Die stets kontrollierten Aggressionen bahnen sich ihren Weg nach außen, unberechenbar, unbeherrschbar. Ja, Scarlet Monkeyflower hat seinen Ruf als jähzorniger Mensch schon weg. Er wird überrannt von seinem eigenen unglaublichen Zorn und fühlt sich dabei doch so hilflos. Das, wovor er sich am meisten fürchtet, passiert ihm immer wieder – und zwar genau, *weil* er sich davor am meisten fürchtet und deshalb lieber verdrängt als lernt, auch mit seinen aggressiven Regungen umzugehen.

Es gibt auch typische Krankheiten für Scarlet Monkeyflower, dazu gehören Lungenerkrankungen und solche des Kehlkopfes, dazu gehören auch viele Krankheiten, die mit sehr stark erhöhter Temperatur einhergehen.

Oberstes Ziel einer Therapie mit Scarlet Monkeyflower ist es also, Mut zu machen. Mut, sich selbst offen und ehrlich anzuschauen, Mut, auch den Teil seiner selbst zu akzeptieren, der bisher so gern verneint und unterdrückt wurde. Das, was wir am liebsten in den Schatten schieben: Zorn, Wut, Haß, muß als Teil der Persönlichkeit akzeptiert und integriert werden. Wir sind nicht nur die freundlichen und hilfsbereiten Leute, als die wir uns so gerne darstellen. Manchmal sind wir auch richtige Monster.

Unterdrücken wir das Monster in uns, wird es sich je und je eine Möglichkeit schaffen, aktiv zu werden, an die Oberfläche zu kommen. Machen wir es zu einem Freund, wird es hilfreich und nützlich sein. Scarlet Monkeyflower läßt einen dieses Monster anschauen, ohne vor Angst zu erschauern. Scarlet Monkeyflower läßt Emotionen zu in den Momenten, wo sie aktuell sind, das bedeutet auch: dosiert. Der WutStau, der sich explosionsartig entleert, kann erst gar nicht mehr entstehen. Gefühle werden bewußt, und sie werden ehrlich ausgedrückt. Das ist das Ziel einer Therapie mit Scarlet Monkeyflower.

→ Black Eyed Susan;  → Fuchsia

## SCOTCH BROOM – CYTISUS SCOPARIUS – BESENGINSTER

Jemand, der Scotch Broom braucht, verfügt über eine ausgeprägt einseitige Wahrnehmung. Nicht, daß er dumm wäre oder stets nur die falschen Schlußfolgerungen zöge – Scotch–Broom–Menschen sind einfach auf Negativität "programmiert". Sie sehen Kriege, Bürgerkriege, Natur- und Umweltkatastrophen, Diktaturen und Apartheid, Folter und Vergewaltigung, wo immer sie hinschauen, sie sehen, welch geringe Fortschritte die Weltgeschichte macht, wenn es um Menschlichkeit und Solidarität geht, und sie sehen, wie gerade diese kleinen Schritte in die richtige Richtung immer wieder von Taktik, Eitelkeit, Nationalismus, Dummheit, Borniertheit noch abgebremst und gar in ihr Gegenteil verkehrt werden.

Sie wissen, die Erde wird gebraten, wenn nicht das Ozonloch wieder abgedichtet wird, sie wissen, es wird Hungerkatastrophen mit Millionen Toten geben, wenn nicht die Ausbeutung und Vergewaltigung der Dritten Welt sofort beendet wird, sie wissen, daß es bald kein sauberes Trinkwasser mehr geben kann, wenn nicht auf der Stelle jede Gifteinleitung in die Gewässer, jede Chemiebehandlung der Ackerflächen gestoppt wird. Und sie sind davon überzeugt, daß all die notwendigen Schritte zur Verhinderung der Katastrophen unterbleiben werden.

Und wer wird da ernsthaft widersprechen können? Hat nicht die Menschheitsgeschichte den Beweis erbracht, daß wir, wo immer die Möglichkeit bestand, zwischen zwei Alternativen wählen zu können, die schlechtere, unheilbringende gewählt haben?

Scotch–Broom–Menschen sind mutlos, pessimistisch, depressiv, neigen zum Zynismus. "Was soll's?" fragen sie und sind von vorneherein der Überzeugung: "Es ist doch alles zu spät, die Lage ist hoffnungslos, es nützt alles nichts mehr." Zeichen der Hoffnung, kleine Fortschritte – das wissen sie ganz genau – werden bei der nächsten Wahl, dem nächsten Tarifstreit, der nächsten Pressekampagne ohnehin wieder zunichte gemacht. Die Vorbestimmung der Erde ist düster, die Weltlage katastrophal, der Ausgang wird tragisch sein. Kurz gesagt: "Alles Scheiße".

Scotch Broom verzweifelt an der Welt, verzweifelt auch an sich selbst, weil er selbst es natürlich auch nicht schafft, die Geschichte umzudrehen. Und vielleicht ertränkt er seinen Weltschmerz im Alkohol. Ohne zu realisieren, daß er dadurch seine eigenen apokalyptischen Prophezeiungen selbst in die Wirklichkeit umsetzt. Man denke nur an die Millionen, die vor ihren Bieren sitzen und behaupten: "Wir können ja doch nichts tun". Und dann tatsächlich nichts tun.

Ähnlich wie Penstemon muß auch Scotch Broom mit Hindernissen und Schwierigkeiten fertig zu werden lernen. Nur: wo Scotch Broom persönlich vielleicht gar keine Probleme zu bewältigen hat, identifiziert er sich und seine Lage mit der der Welt. Seine Depression findet ihre Ursache nicht (nur) im persönlichen Mißgeschick, sondern im politischen, ökonomischen, ökologischen. Er erklärt seine Kämpfe von vorneherein für verloren und tritt daher gar nicht erst an. Schwierigkeiten dienen ihm zur Rechtfertigung seiner Tatenlosigkeit. Seine Lektion lautet: Akzeptiere die Welt, wie sie ist. Gibt es Probleme, dann lerne daraus, gibt es Rückschläge, dann lerne auch daraus, ziehe deine Rückschlüsse und bleibe beharrlich bei der Sache, von der du überzeugt bist. Jedes Hindernis, das einmal überwunden wurde, stellt eine Lernerfahrung dar, stärkt das Selbstwertgefühl und bietet neue Motivation. Und es zeigt, daß die Dinge nicht unveränderlich sind. Scotch-Broom-Menschen müssen offener werden, sie müssen die Möglichkeit eines Erfolges, eines Fortschrittes, einer Veränderung in ihr Weltbild integrieren. Wenn sie erst die Erfahrung gemacht haben, daß es möglich ist, Dinge zu verändern, ihnen einen neuen Sinn zu verleihen, dann wird sich ihre negative Grundeinstellung in Luft auflösen.

Blütenessenz Scotch Broom vermittelt Ruhe und Gelassenheit und damit ein Stück Weisheit. Scotch- Broom-Menschen lernen, Hindernisse zu akzeptieren, sie als Chance zur persönlichen Erfahrung und Weiterentwicklung zu nutzen, sie kommen von ihrem hohen Sockel als Richter (Urteil: durchgefallen) herunter, werden selbst Diener der Welt, erkennen die Gelegenheiten, nützlich zu sein und verändern durch diese persönliche Entwicklung die Welt weit mehr als es durch Lamentieren und Politisieren möglich wäre.

→ Mountain Pennyroyal;   → Oregon Grape;   → Penstemon


## SELF-HEAL - PRUNELLA VULGARIS - KLEINE BRAUNELLE

Self-Heal nimmt eine Sonderstellung unter den Blütenessenzen ein, da es von ihr keine auch nur halbwegs eindeutige psychologische Typenbeschreibung gibt. Das sollte aber keinesfalls zu einer Abwertung dieser Blüte führen. Im Gegenteil: Self-Heal ist beinahe universell einsetzbar.

Self-Heal hat einen deutlichen Bezug zu Heilung und Gesundheit. Es ist beispielsweise ratsam, auch in Zeiten der Gesundheit vorbeugend einmal eine Kur von vier Wochen Dauer mit Self-Heal zu machen. Als generelle Gesundheitshilfe hat Self-Heal besondere Qualitäten in der Prophylaxe.

Die Einnahme von Self-Heal Blütenessenz stimuliert allgemein die Selbstheilungskräfte. Es gibt da beispielsweise Menschen, die von einer Therapie zur nächsten eilen, nur um dort erneut enttäuscht zu werden und sich sofort der übernächsten zuwenden. Diese Form der "Therapieresistenz" beruht möglicherweise darauf, daß diesen Menschen die innere Bereitschaft zur Gesundung fehlt. An dieser Stelle setzt die Wirkung von Self-Heal ein: das Durcheinander, die unklaren Zielsetzungen, die Selbstzweifel des Kranken werden zur Ruhe gebracht, die Verwirrung (will ich überhaupt gesund werden, oder ist mir die Krankheit nicht viel zu nützlich?) weicht der Klarheit. Der Kranke sieht, was ihm fehlt, um sich wohl zu fühlen, um gesund zu werden. Somit wirkt Self-Heal motivationsfördernd.

Will der Kranke erst einmal wirklich und mit aller Kraft Gesundung erlangen, muß er die Verantwortung für sich und sein Wohlergehen übernehmen. Er kann sie nicht immer und ewig auf den Lärm der Kinder, den Streß im Beruf, die finanzielle Misere abschieben. Er sollte auch tunlichst die Finger von den Drogen lassen, mit denen er sich möglicherweise betäubt.

Er muß sich selbst akzeptieren, sich selbst lieben und sich vertrauen. Grundvoraussetzungen für die Gesundheit. Mit zunehmender Erkenntnis seiner selbst und seiner Lage, erlangt er tiefere Einsicht in sein Kranksein. Er entdeckt die wahren Gründe, die dahinterstecken; nicht Kinderlärm, Streß, Geldmangel oder sonst irgendetwas, dann müßten alle, auf die diese Bedingungen zutreffen, ebenfalls krank sein, nein: seine eigene innere Krankheitsbereitschaft, ja, der Wille zur Krankheit bedingt seine Misere. Es ist die Unfähigkeit, mit äußeren und inneren Umständen angemessen fertig zu werden, die einen in die Krankheit flüchten lassen.

Self-Heal fördert neben der Selbsterkenntnis das Selbstvertrauen, die Gewißheit, aus eigener Kraft gesund werden zu können, auftretende Schwierigkeiten selber bewältigen zu können. Wie oben bereits erwähnt, liegt der dritte und entscheidende Schritt in der Entfaltung der Wirkung von Self-Heal in der Anregung der Selbstheilungskräfte, des Immunsystems.

Diese besondere Stimulation des Immunsystems läßt Self-Heal besonders bei allen Immunstörungen indiziert sein: Vom Heuschnupfen

über alle anderen Formen von Allergien, Asthma, Rheuma, Autoimm-
unerkrankungen. Auch bei ständiger Infektneigung bringt Self-Heal
den Allgemeinzustand auf ein höheres Niveau.
Fassen wir die Wirkungen Self-Heals zusammen: Self-Heal ist eine
generelle Gesundheitshilfe, es fördert die Bereitschaft zur Genesung,
schafft Selbstvertrauen, auch in die Fähigkeit zur Selbstheilung, und
unterstützt diese. Self-Heal lindert Streßwirkungen und hilft, eigen-
verantwortlich stressende Umstände aus der Welt zu schaffen. Es dient
nach einem Schock oder Kollaps zur Wiederherstellung und Unterstützung des Kreislaufes, es dient auch zur Unterstützung jeder anderen
Therapie, insbesondere Suchttherapien.
Es ist *das* Kombinationsmittel in der Blütentherapie. Es ist ratsam,
Self-Heal jeder Blütenkombination beizugeben, um die Wirkung der
anderen Blüten zu verstärken. Self-Heal alleine kann prophylaktisch
eingenommen werden, fördert aber auch vor allem Körpertherapien (z.
B. Massagen, aber auch Yoga u. a.) und kann in Verbindung mit einer
Fastenkur erheblich zur Selbstreinigung und Entschlackung beitragen,
verbessert gleichzeitig die Mineralaufnahme und unterstützt den beim
Fasten leicht absackenden Blutdruck.

## *SHASTA DAISY – CHRYSANTEMUM MAXIMUM – MARGERITE*

Shasta Daisy ist die Blüte für den verzweifelnden Lernenden, dem der
Kopf raucht und der doch nichts begreift. "Lernenden" meint einmal
den Schüler, den Studenten oder eine andere Art im formalen Lernprozeß befindlichen Menschen, aber auch den im und am Leben
Lernenden.
Der Shasta Daisy Typ ist ein Sammler. Er häuft Unmengen an
Einzelinformationen an, besitzt viele Bücher und verfügt über ein
großes Potential an Wissen. Aber wie gesagt: es handelt sich nur um
ein Potential. Leider ist der Shasta-Daisy-Mensch nicht in der Lage,
dieses Potential wirklich zu nutzen. Zum einen, weil er zerstreut ist und
sich permanent verzettelt. Während seiner Wissenssuche gerät er vom
Hundertsten ins Tausendste und findet sich schließlich in einer
Sackgasse. Obendrein hat er auch die Hälfte des bisher Aufgenommenen bereits wieder vergessen, verschusselt, verlegt.
Zur Zerstreutheit gesellt sich mangelnde Intuition. Querverweise,
weiterbringende Informationen, die andere Zusammenhänge vermittelt,
übersieht er einfach, oder er begreift sie nicht. Er ist nur in der Lage,

sie irgendwo abzuheften oder auch nicht – verloren gehen sie in jedem Fall. Er begreift einfach die Zusammenhänge nicht, seine Informationen stehen ihm nebeneinander, ohne das geringste miteinander zu tun zu haben. Es fehlt der Überblick und die Fähigkeit zur Synthese. Zerstreutheit, Vergeßlichkeit, ungeordnete Gedanken und daher kein Verstehen der Dinge, um die er sich bemüht – das sind die Kennzeichen des Shasta–Daisy–Typs.

Was muß er nun lernen? Frei machen muß er sich von seinem Sammeltrieb, den Sinn der Einzelinformation muß er begreifen und ihren Stellenwert erkennen, um sie in ein Gesamtbild integrieren zu können. Er muß das "große Ganze" überblicken, muß erkennen, welche Informationen ihm nützlich sind und welche nicht. Er muß im Kleinen, im Mosaiksteinchen die Bedeutung für die Gesamtheit erkennen lernen.

Im Verlauf einer Shasta–Daisy–Therapie beginnt er, Szenen, Gesamtheiten zu überblicken und nicht mehr in ungeordnete Einzelteile zerfallen zu lassen. Er versteht, daß verschiedene Perspektiven nicht verschiedene, verwirrende Dinge meinen, sondern nur Betrachtungsweisen desselben Umstandes sind. Er kommt in die Lage, grundlegende Muster zu erfassen, er sieht die Details und versteht das Ganze, er sieht das Ganze und begreift den Sinn der Details. Ungeordnetes Wissen sortiert sich wie von selbst. Shasta Daisy fördert sowohl begriffliches Denken wie intuitives Verstehen.

Erst das wirkliche Verstehen ist ja das gewollte Ziel eines Lernprozesses. Und das bezieht sich auf den Ingenieurstudenten ebenso wie auf das laufenlernende Kleinkind und den neurotischen Durchschnittsmenschen.

Denn wirkliches Verstehen bedeutet auch die richtige Einordnung des eigenen Stellenwertes, der eigenen Gefühle und deren Bedeutung.

→ Rabbitbrush

## SHOOTING STAR – DOCECATHEON HENDERSONII – GÖTTERBLUME

In der Bio–Energetik gibt es Übungen, die "erden" genannt werden. Damit soll erreicht werden, daß die Übenden einen festen Kontakt zur Erde herstellen lernen, einen Standpunkt gewinnen, standfest werden, daß sie festen Boden unter die Füße bekommen. Wer gut geerdet ist, hat auch guten Kontakt zur Realität.

Darum geht es bei Shooting Star. Shooting–Star–Menschen fehlt eben dieser feste Standort, von dem aus sie sich als Teil der Menschheit und der Natur fühlen und betrachten können. Shooting Star ist sich selbst entfremdet, hat keine Heimat, kein Zuhause. Shooting Star fühlt sich getrieben, unruhig, als Eindringling in einer fremden Welt. Es fällt ihm schwer, soziale Kontakte aufzubauen, sich einzugliedern, einfach mitzumachen. Wie ein Kork auf dem Wasser gelingt es ihm nie, irgendwo einzutauchen, dazu zu gehören, wonach er sich recht eigentlich sehnt. Es gelingt ihm nicht, vertraute Beziehungen herzustellen – nicht nur nicht zu Menschen, auch nicht zu Tieren, Pflanzen, seiner Umwelt. Er bleibt ein Fremder, einer, der hier nichts zu suchen hat.

Er versteht nicht, was in seinen Mitmenschen vor sich geht, er kann ihre Gefühle nicht nachvollziehen, ihre Motive nicht begreifen. Das ganze Leben ist ihm fremd und unverständlich – er weiß nicht, was er eigentlich soll, wozu er eigentlich überhaupt auf der Welt ist. Irgendwie ist er anders als die anderen, er spürt es, und die anderen spüren es auch, nehmen ihn nie richtig auf in ihrer Mitte, lassen ihn seine Fremdheit fühlen.

Wem die Erdung fehlt, dem fehlt auch rein körperlich gesehen der richtige Halt, der bewegt sich nicht kraftvoll und sicher, sondern vorsichtig, schwankend, geht wie auf Eiern. Seine Bewegungen sind ungeschickt, manchmal abrupt und ruckartig. Auch im eigenen Körper fühlt sich Shooting Star nicht zuhause.

Die Essenz von Shooting Star läßt diese Menschen ihre eigene Identität erkennen, läßt sie festen Boden unter die Füße gewinnen, holt sie auf die Erde. Der Shooting–Star–Mensch macht die Augen auf, sieht sich selbst als einen zwar winzig kleinen aber dennoch bedeutenden Teil der Menschheit, fühlt sich seiner Umwelt und seinen Mitmenschen verbunden. Er gewinnt Halt, Kraft, macht neue Erfahrungen, neue Kontakte, gewinnt Freunde und Bindungen. Nicht mehr länger sendet er Signale des Unverständnisses und der Fremdheit aus, sondern des Verstehens und des Mitfühlens.

Er wird eingebunden in das soziale Geschehen, er genießt es, dabei zu sein, dazu zu gehören, jemand zu sein. Er wächst in seinen Körper hinein, lernt, in und mit ihm zu leben, erlangt ein ungeahntes Körpergefühl.

Als besondere Indikation sei noch die Schwangerschaftshilfe genannt. Shooting Star kann bei schwierigen und problematischen Schwangerschaften helfen, dem Kind eine wirkliche Heimat in seiner Mutter zu verschaffen. Drohende Fehl- oder Frühgeburten mögen auf diese Art abgewendet werden.

→ Manzanita;   → Star Tulip

## SAINT JOHN'S WORT – HYPERICUM PERFORATUM – JOHANNISKRAUT

Angst. Stichwort für St. John's Wort. Angst in der Dunkelheit, Angst vor dem Unbekannten, Angst vor fremden Menschen, Situationen, Orten. Unbeschreibliche Angst. Man weiß nicht, woher sie kommt und warum. Man kennt weder ihren Ursprung noch die Ursache. Wann war sie zum erstenmal da? Warum gerade damals? Der St.-John's-Wort-Mensch weiß es nicht, kann keine befriedigende Antwort geben. Er sieht Schatten, fühlt sich verfolgt. Nachts findet er keine Ruhe, quält sich in den Schlaf hinein, nur um von Alpträumen gepeinigt zu werden. Er zittert schmerzhaften Ereignissen entgegen, führt sie dadurch im Grunde selbst herbei, und wenn sie eintreten, ist er besonders verletzt, in seiner Integrität bedroht. Ihm fehlt das dicke Fell, schon als Kind war er eher weich und verletzlich, trug in der Nacht seine hoffnungslosen Kämpfe mit bösen Geistern aus, zermalmte sich knirschend den Zahnschmelz und gehörte noch in einem Alter zu den Bettnässern, in dem das nicht mehr als normal hingenommen wird. Er ist introvertiert, schüchtern, träumt am Tage vor sich hin, verfügt über wenig Selbstsicherheit. Er kann nicht lachen. Möglicherweise gerät er in Wahnzustände. Kann dann die Dinge, die am Tage geschehen, nicht mehr von denen, die nachts passieren, unterscheiden. Weiß nicht mehr: War dieses ein Traum, jenes die Realität? Was ist was? Was bedeutet das? Warum hilft mir keiner? Der St.-John's-Wort-Mensch leidet an Atemproblemen und Allergien. Blasse Schüchterne, intelligente Kinder, die an Neurodermitis leiden. Erwachsene, die sich vor Angst selber verzehren – Magengeschwüre, Erkrankungen der Bauchspeicheldrüse. Dieses furchtbesetzte Dunkel muß erhellt werden. Um dies leisten zu können, braucht es eine wirklich starke Essenz. St. John's Wort, als Johanniskraut bekannt und hochgeschätzt, sei es als Tee oder Öl, besitzt herausragende Eigenschaften auch als Blütenessenz und mag in Kombination mit dem Tee und einer äußerlichen Anwendung des Öles (Einreiben des Bauches) genommen werden.

St. John's Wort beruhigt. Es bringt erhöhtes Bewußtsein sowohl für die Dinge außerhalb wie für die Dinge innerhalb seiner selbst. Es läßt Dinge erkennen, wie sie sind, holt einen auf den Boden der Tatsachen zurück und läßt einen auf diese Art wieder festen Boden unter den Füßen gewinnen, ein fester Standpunkt, von dem aus man sich orientieren kann. Der St.–John's–Wort–Mensch entwickelt sowohl ein ausgeprägtes Körperbewußtsein wie ein Traumbewußtsein, und es fällt ihm nicht mehr schwer, die Bedeutung von beidem auseinanderzuhalten. Er entwickelt innere Ruhe und Selbstvertrauen. Wenn er träumt, weiß er, daß er das tut und kann sich später daran erinnern; wenn er wach ist, ist er wirklich wach und bewußt und handlungsfähig.

Er verliert seine Sensibilität nicht, aber er verbindet sie mit ausgeglichenem und realitätsorientiertem Denken. Dinge, die er bisher intuitiv aufgenommen hat, ohne ihre Bedeutung zu erkennen, so daß sie ihn verängstigten, weiß er nun einzuordnen.

Er wird geschätzt als Ratgeber, der Verständnis und Intelligenz miteinander verbindet.

Das vom St.–John's–Wort–Menschen als so bedrohlich wahrgenommene Stadium zwischen Wachen und Schlafen, Tag und Traum, Beta-Gehirnwellen bei vollem Bewußtsein und Delta–Wellen im Schlaf, kann uns auch Hinweis für weitere Indikationen sein. So leistet diese Essenz besonders in Notfallsituationen große Dienste, wenn der Mensch zwischen Leben und Tod schwebt, um ihn wieder ins Leben zurückzuholen. Hier bietet sie demjenigen großen Schutz, wie auch immer es ausgehen mag ...

Eine andere Indikation möchte ich nur unter größten Vorbehalten erwähnen, und zwar eine bestimmte Form der Epilepsie, deren Anfälle bevorzugt beim Einschlafen oder Aufwachen auftreten. Dem Neurologen mag St. John's Wort große Hilfe leisten, der Laie lasse seine Finger von der Behandlung!

→ Mugwort;  → Oregon Grape;  → Pink Yarrow

## *STAR THISTLE – CENTAUREA SOLSTITIALIS – FLOCKEN-BLUME*

Diejenigen, die in ihrem Leben immer zu kurz gekommen sind, das sind die Menschen, für die Star Thistle die geeignete Blütenessenz ist. Das muß jetzt nicht unbedingt heißen, daß es tatsächlich so war –

ausschlaggebend ist das Gefühl, es war so, ich wurde stets benachteiligt, ich habe nie bekommen, was ich brauchte.

Jedoch diese Angst: ich bekomme nicht, was mir zusteht, Nahrung,
Berührung, Liebe – die ist ganz real, und die hat ganz reale Folgen. Sie
führt nämlich zu Erscheinungen, die von allen, die ihn kennen, nur als
äußerst unangenehm wahrgenommen werden: der Star–Thistle–Mensch
wird zum Geizkragen. Er kompensiert nicht erhaltene Liebe dadurch,
daß er Sicherheit in materiellen Dingen sucht, dort leider nicht findet
und sie infolgedessen in weiteren materiellen Dingen sucht, die er sich
anzueignen bemüht ist. Er selbst, seine eigenen Bedürfnisse und das,
was er dafür hält, stehen dem Star–Thistle–Menschen jederzeit im
Vordergrund – an die eigenen Kinder gibt er auf diese Art und Weise
die eigenen Kindheitserlebnisse weiter und legt so einen Grundstein
dafür, daß sie ihm später nur zu ähnlich werden.

Star Thistle will Dinge besitzen. Es geht ihm nicht darum, sie
besonders zu nutzen oder verwerten: haben will er sie – egal, ob er sie
bei näherer Betrachtung besehen tatsächlich braucht oder nicht. Er
häuft an, er sammelt einen Riesenhaufen Dinge an, die gleichzeitig
Reichtum signalisieren wie Armut im Herzen, Abhängigkeit von
Äußerlichkeiten. Was soll er nur machen, der Star–Thistle–Mensch? Er
braucht all dies Zeug, all die Wertgegenstände, Eigentumswohnungen,
Baugrundstücke – hat er es nicht ganz so weit gebracht, mögen dies
auch Berge von Konservendosen und Knäckebrot in der Vorratskam-
mer sein – er braucht all dies, um sich seinen eigenen Wert zu
bestätigen, aber auch aus Angst, eines Tages wieder allein gelassen zu
werden. Dann wird er von seinen Vorräten zehren können, und nichts
wird ihm mehr zustoßen können.

Wenn er sich wirklich vor etwas fürchtet, dann ist es Mangel: wieder
einmal zu kurz zu kommen. Und so hortet er nicht nur, was er in die
Finger bekommt, er weigert sich auch strikt, andere an seinem Reichtum teilhaben zu lassen. Die mögen mal schön selber sehen, wie sie
zurechtkommen. *Er* hat es ja schließlich auch alleine geschafft. Alleine.
Da spielt es dann auch keine Rolle, ob er etwas real benötigt oder
nicht. Lieber möge es vergammeln, als daß der Star–Thistle–Mensch
etwas ihm Gehörendes abgibt. Star Thistle ist kleinlich, habgierig,
geizig, immer voller Angst, jemand wolle ihm etwas wegnehmen.
Armer einsamer Mensch. Hat nicht begriffen, daß man sicher, wenn
überhaupt, nur im Inneren sein kann, äußere Sicherheit nur Schein ist
und niemals wirklich sicher? Star Thistle schaut nur nach außen – wie

hätte er feststellen sollen, daß er bereits alles hat, was er braucht? Wie hätte er lernen sollen, daß sich innerer Reichtum nicht verringert, wenn man abgibt? Er muß dem Raffzahn in sich adieu sagen – der verstellt ihm jede freie Sicht auf das Leben und die Welt, sein ganzes Sein und Denken ist doch geprägt vom Habenwollen. Unter Einfluß der Blütenessenz Star Thistle lernt er schauen, ohne sich einverleiben zu wollen. Er lernt, daß die Großartigkeit vieler Dinge genau dann verschwindet, wenn er sie an sich gerissen hat. Er lernt durch verzichten gewinnen. Star Thistle öffnet den äußeren Tresor – man lernt Großzügigkeit, teilen, abgeben, und er öffnet auch den inneren – man erlebt, daß man sich selbst anderen Menschen zuwenden kann und diese darauf reagieren.

→ California Poppy;   → Golden Eardrops;   → Mariposa Lily

*STAR TULIP – CALOCHORTUS TOLMIEI – KATZENOHR*

Ein wenig aus dem Rahmen der üblichen Blütentherapie fällt die Essenz Star Tulip. Wohl gibt es auch für Star Tulip Hinweise bezüglich psychischer und körperlicher Störungen, Hauptintention ist aber die spirituelle Entwicklung desjenigen, der diese Essenz einnimmt. Kennzeichnend für einen Star-Tulip-Menschen ist seine Rationalität. Das ist ja nun nichts Schlechtes, nur ist der Star-Tulip-Mensch in jeder anderen Hinsicht blockiert. Rationalen Entscheidungen und Abläufen gegenüber ist er höchst aufgeschlossen; daß jeder "rationalen", also vernunftbedingten, Entscheidung auch "irrationales" zugrunde liegt, schiebt er weit fort. Entscheidet er sich beispielsweise in der Berufswahl für Computerfachmann statt Friseur, so wird es ihm leicht fallen, ein wahres Feuerwerk an rationaler Erklärung und Begründung abzufeuern, eins jedoch wird er nicht erwähnen: daß ihm Computerarbeit sowieso viel mehr Spaß macht. Seine Aufnahmefähigkeit für andere als "vernunftgemäße" Bereiche des Lebens ist also eingeschränkt. Passiert es ihm, daß er unmittelbar vor einem Telefonanruf bereits weiß, wer ihn sprechen will, kann man sicher sein, daß er niemandem davon berichtet. Nimmt er Stimmungen und Atmosphären in Menschengruppen wahr, ignoriert er sie, weil er sie nicht fassen und einordnen kann, und verhält sich weiter wie bisher, höchst verwundert dann über die merkwürdigen Reaktionen seiner Mitmenschen.

Was sich nicht zählen läßt, zählt für ihn nicht.

Es mangelt an Intuition und Verständnis. Typisch für ihn sind Seh- und Hörstörungen, aber auch wenig ausgeprägte Sensibilität der Haut. Was er nicht sehen will, sieht er nicht, was er nicht fühlen will, fühlt er nicht.

Seine Aufnahmefähigkeit muß erhöht werden – schließlich verfügt der Star-Tulip-Typ über ein immenses Potential, das er so beharrlich ignoriert. Star Tulip tut dies auch durch die Wirkung auf die Sinnesorgane. Im Verlaufe einer längeren Therapie mit Star Tulip kann sich beispielsweise die Sehfähigkeit deutlich verbessern.

Da der Star-Tulip-Typ als Verstandesmensch im Leben zu stark Mann-betont (yang) ist, werden durch die Blütenessenz seine yin- (also weiblichen) Fähigkeiten gefördert. Er lernt, sich zu öffnen und erfährt dadurch ein ganzheitliches Weltbild. Im Gespräch muß er nicht dominierend sein, stattdessen ist er bereit zuzuhören und nicht nur ausreden zu lassen. Er begreift den Sinn hinter den Worten, er erspürt auch geringe Veränderungen der Stimme, er bekommt ein umfassendes Verständnis der Situation.

Auch auf seine eigene "innere Stimme" mag er nun hören und vertrauen. Die Blütenessenz hilft ihm aber auch, die innere Geschwätzigkeit zur Ruhe zu bringen.

Dies sei der erste Schritt zur spirituellen Weiterentwicklung. Hat der Star-Tulip-Mensch die Bereitschaft und Fähigkeit zu Offenheit, Empfänglichkeit und Ruhe erlangt, kann er diesen Weg weitergehen und weiterlernen. Star Tulip erleichtert den Zugang zur Spiritualität und verbessert auch parapsychologische Fähigkeiten, so hilft es beispielsweise auch schwangeren Frauen, sich geistig auf ihr Kind einzustimmen, seine wahren Bedürfnisse zu erkennen und auf eine Art mit ihm zu sprechen, die nicht verbal sind.

Star Tulip läßt auch Träume besser wahrnehmen, verstehen und erinnern. Wer immer sich selbst weiterentwickeln will, sowohl psychisch wie spirituell, sollte sich selbst befragen, ob Star Tulip nicht das Richtige für ihn sein könnte, wobei Star Tulip durchaus auch in Kombination mit Yoga oder Meditation oder Tanz oder was auch immer sehr nützlich sein kann.

→ Calendula;  → Lotus;  → Nasturtium

## STICKY MONKEYFLOWER - MIMULUS AURANTIACUS - GAUKLERBLUME

Die Mimulus-Blüten sind die Angst-Blüten. Die Bach-Blüte Mimulus läßt sich an ihrer Angst vor bestimmten Dingen oder Personen oder Situationen erkennen. Eine andere Mimulus-Blüte - Scarlet Monkeyflower - hat diese Angst ganz konkret vor der eigenen Emotionalität, Angst, vom eigenen Zorn überrannt zu werden. Bei Sticky Monkeyflower bezieht sich diese Angst auf die Sexualität. Und damit gehört sie zu den ganz zentralen Blüten der Kalifornischen Blütentherapie. Man lasse sich nicht von all den Schlagworten wie "sexuelle Revolution", die angeblich stattgefunden haben soll, in die Irre führen. Auch in unserer aufgeklärten Zeit des ausgehenden zwanzigsten Jahrhunderts bezieht sich das Wort Freiheit in den westlichen Ländern eher auf die Möglichkeit, beim Einkauf zwischen einem Dutzend Variationen desselben Produktes wählen zu können, als auf freien, unverklemmten Umgang der Menschen miteinander, sowohl sozial wie sexuell.

Über die Bedeutung der Sexualität sei hier nichts weiter gesagt, das sei Psychoanalyse und Bioenergetik überlassen, als zentrales Thema des Lebens jedenfalls muß sie natürlich auch im Zentrum der Blütentherapie stehen.

Sticky Monkeyflower sei zunächst einmal allen empfohlen, die zeitweise oder auch dauernd sexuelle Probleme haben, egal welcher Art. Der spezielle Sticky-Monkeyflower-Typ ist nicht leicht erkennbar, da er sich über seine Sorgen und Ängste ungern ausspricht. Auch hier der Angst-Aspekt der Mimulus-Blüten. Aus Furcht vor Nähe und Intimität umgibt er sich mit einer Unnahbarkeit signalisierenden Fassade. Es ist durchaus möglich, daß diese Furcht aus der Erfahrung trauriger oder gar tragischer Erlebnisse in früheren Beziehungen herrührt. Auch eine Vergewaltigung mag dafür verantwortlich sein. (Empfohlen seien hier Kombinationen mit Dogwood und/oder Golden Eardrops). Sticky Monkeyflower kann mit der eigenen Sexualität nicht umgehen, fühlt sich unsicher und unbeholfen, verdrängt lieber sexuelle Regungen als den Mut aufzubringen, sich in eine angstbesetzte Situation zu begeben. Das macht einsam. Dem Sticky-Monkeyflower-Menschen ist durchaus bewußt, wo seine Schwierigkeiten liegen: eine Art Teufelskreislauf - aus Angst vor Intimität bewahrt er seine Abwehrhaltung, und je mehr er sich zuknöpft, desto größer wird die Angst, bei der nächsten

Situation die eigenen Barrieren zu überspringen. Er weiß nicht, wie er sich zu verhalten hat, fühlt sich unzulänglich, seine Bewegungen sind unbeholfen, eckig, wenig anmutig oder fließend. Er ist unfrei. Und er wird es immer mehr. Nähe ist ihm Angst, Sexualität ist Unfreiheit und Peinlichkeit. Wobei hier noch angemerkt sei, daß dieselben Ursachen und Persönlichkeitsstrukturen, die sich herausgebildet haben, auch durchaus ins völlige Gegenteil umschlagen können, also ein über-steigertes Sexualleben, die ständige gehetzte Suche nach neuen Partnern und Erlebnissen zur Folge haben kann. Beiden Typen ist jedoch gemein, daß sie unbefriedigt bleiben.

Die Blütenessenz Sticky Monkeyflower macht weicher. Die Schroffheit, die Eckigkeit und Furchtsamkeit werden gelöst. Der Kreislauf wird gefördert und ausgeglichen, kalte Hände und Füße (die sprichwörtli-chen) werden gut durchblutet und warm. Sticky Monkeyflower nimmt einem die Angst, erlaubt die Öffnung für neue Erfahrungen. Bewußt-heit und Einsicht werden gewährt, man erfährt die Bedeutung von Nähe, Intimität und Sex ganz neu, sowohl psychisch wie auch körper-lich. Liebe und Sex sind keine getrennten, voneinander unabhängige Phänomene mehr, von denen man das eine am liebsten ausblendet. Furcht und Verwirrung weichen Verstehen und Ausgeglichenheit. Der Sticky–Monkeyflower–Mensch wird letztendlich (wieder) fähig, seinen Bedürfnissen entsprechend zu leben und vertraute und vertrauensvolle Beziehungen aufzubauen.

→ Dandelion;  → Manzanita;  → Scarlet Monkeyflower

## SUNFLOWER – HELIANTHUS ANNUUS – SONNENBLUME

So wie Pomegranate *die* typische "Frauen–Blüte" ist, so finden wir die Sonnenblume als typische "Männer–Blüte", was bei beiden selbstver-ständlich nicht heißen kann, daß sie nur ihre Wirkung auf jeweils ein Geschlecht haben. Sunflower kann durchaus auch für Frauen indiziert sein.

Was macht den Sunflower–Typ aus? Natürlich, er hat Probleme mit Männern (aufgemerkt: hier sind nicht nur Frauen gemeint!), mit der eigenen Männlichkeit oder auch als Frau mit dem männlichen Anteil der eigenen Persönlichkeit. Das läßt sich festmachen an Schwierigkei-ten mit Autoritäten, die der Sunflower–Mensch hat. Da ist zuerst das Verhältnis zum eigenen Vater, das nicht in Ordnung ist, sondern stattdessen Sprengstoff birgt. Hier reiben sich zwei Männer auf "männliche" Art und Weise. Wer einmal einen Western gesehen hat, weiß, wie Männer ihre Konflikte austragen ...

Sunflower fehlt die Achtung vor dem Vater, er trägt ein mieses Vaterbild mit sich herum, und er überträgt dieses auch auf andere Menschen, die als Autoritäten oder Vaterfiguren in Erscheinung treten. Sunflower kann aber auch dem männlichen Teil seines Selbst ablehnend gegenüberstehen. Die Folge sind niedrige Selbstachtung, möglicherweise Flucht aus der Persönlichkeit mit Hilfe von Drogen, Unterdrückung der Individualität, keine ausgeglichene Persönlichkeitsentwicklung, ja auch Formen der Selbstzerstörung als Auflehnung gegen sich selbst. Der Sunflower-Mensch ist innerlich zerrissen.

Das kann sich allerdings auch im völlig entgegengesetzten Verhalten zeigen: dann ist er eitel, egoistisch, aggressiv und muß sich in seinem übermäßigen Geltungsbedürfnis stets und überall produzieren und zur Schau stellen. Und aggressiv kann er sich gebärden, der "Mann in ihm" geht mit ihm durch. Alles in allem ist er nicht im Lot. Egal ob komplexbefrachtet und zickig oder betont männlich und zornig – die Ursache liegt bei ihm in der Nichtanerkennung des Mann-seins, des männlichen Prinzips (yang).

Typisch für ihn sind Herzerkrankungen oder Rhythmusstörungen, aber auch Erkrankungen des Knochens, also des Stützapparates, der einen aufrecht gehen läßt. Besonders betroffen natürlich die Wirbelsäule, die sowohl unbeugsam wie zu biegsam sein kann, sich durch Verhärtung oder Verkrümmung protestierend meldet (typischerweise in der Pubertät <männl. Identitätskonflikt> als Scheuermann'sche Krankheit oder ab Mitte der Dreißiger als Bechterew'sche Krankheit).

Voraussetzung einer psychischen Gesundung ist die Fähigkeit zum Verzeihen. Sunflower lehrt, dem eigenen Vater dessen Fehler zu verzeihen, und wenn er auch nur darin bestand, ein Mann zu sein. Zorn kann ein Ventil sein, doch bei Sunflower ist er bloß Symptom und der eigenen Entwicklung schädlich. Sunflower muß besänftigt werden, damit er sich selbst, seine Persönlichkeit, seine Lage unvoreingenommen betrachten kann. Erst dann, wenn er männliche wie weibliche Anteile seiner selbst als gleichrangig und gleichwertig akzeptiert, wird er Sinn in seiner Männlichkeit entdecken können und mit ihr ins reine kommen.

Die Blütenessenz verschafft ihm in Ruhe einen neuen Ausgangspunkt der persönlichen Entwicklung. Kein Kampf muß mehr im Inneren oder nach außen hin ausgetragen werden, das Selbstbild ist nicht mehr zerrissen, die Individualität des Betroffenen kommt zum Vorschein. Seine hervorstechende männliche Aggressivität wird ausgeglichen durch weibliche Anteile der Person, und aus dieser Ausgeglichenheit entwickelt sich Stärke, Selbstachtung und Selbstbewußtsein. Die Selbstsucht weicht der Verantwortlichkeit, die Selbstzerstörung der Zuversicht. Der Sunflower-Mensch entdeckt nicht nur sich selbst neu, sondern auch alles, was um ihn herum lebt und geschieht. Er erhält ein neues Verständnis der Natur und seiner selbst als deren kleiner Bestandteil. Er wird kompromißfähig, verständnisvoll und auch väterlich.

→ Pomegranate;   → Quince;   → Saguaro;   → Tiger Lily

## SWEET PEA - LATHYRUS LATIFOLUS - BREITBLÄTTRIGE PLATTERBSE

Vereinzelung ist das Stichwort für Sweet Pea. Wer Sweet Pea benötigt, hat wenig bis keine Bindungen zur Familie, zu Bezugsgruppen, zur Gesellschaft. Daraus resultiert die Isolation, die selbst vorgenommen wird, und die Einsamkeit.
Der Sweet-Pea-Mensch ist doch nicht recht erwachsen geworden, ihm fehlt die Fähigkeit, sein Leben verantwortlich zu führen, seinen Stellenwert in der Gesellschaft zu erkennen und seine Aufgaben darin auszufüllen.
Sweet Pea kann also gerade auch Jugendlichen in der Pubertät helfen, zu wachsen, Verantwortung zu übernehmen und in einer Gemeinschaft ihre Rolle und ihre Wurzeln zu finden und zu entwickeln. Jugendliche, denen diese Bindungen fehlen, die Geborgenheit der Familie, der Gruppe, laufen Gefahr, Realitäten zu verkennen. Die eine Möglichkeit für sie besteht darin, sich zurückzuziehen, in die Tagträumerei zu fliehen und in der Fantasie zu leben. Die andere bedeutet Dauerkonflikt mit jeder Gemeinschaft, die sie integrieren will. Das beginnt in der Familie, geht in der Schule weiter und ändert sich auch nicht in Gruppen mit Gleichaltrigen. Sweet Pea, das sind die einsamen Wölfe, die sich nie und nirgendwo einbinden lassen, die jede Verantwortung ablehnen und keine Solidarität kennen. Nicht ausgeschlossen, daß sie straffällig werden.

Sie haben sich der Gesellschaft entfremdet, verstehen sie nicht, finden aber auch selber kein Verständnis. Sie taumeln als minderwertigkeits-komplexbefrachtete Einzelkämpfer durch Familie und Gesellschaft und finden keine Resonanz, nur Ablehnung. Sie sind Außenseiter und fühlen sich als solche, sie leiden an ihrer Isolation und fürchten sich doch vor jeder Bindung. Wo es sich umgehen läßt, weichen sie jeder Verpflichtung aus, sie geben ungern Versprechen, und wenn, fühlen sie sich dadurch nicht gebunden, nur unbehaglich. Ihnen fehlt die Anerkennung und das Zuhause. Sie sind unreif, unsicher und über-spielen viel mit Ruppigkeit und Konfliktbereitschaft.

Sweet Pea besitzt als Essenz das Vermögen, sie aus ihrer Scheinwelt, in der jeder gegen jeden kämpft und niemand dem anderen hilft, herauszuschubsen – sie landen auf dem (Hosen-) Boden der Tatsachen, und das kann auch schmerzhaft sein. Auch eine sanfte Therapie wie die mit Blütenessenzen muß in ihrem Verlauf nicht immer unbe-dingt sanft sein, sie kann auch schmerzhafte Erkenntnisse bringen, traumati-sche Erlebnisse wieder ins Bewußtsein zurückholen und seelische Erschütterungen hervorrufen. Dem Therapeuten sei dann angeraten, dies alles abzumildern und dem Patienten, wo er kann, zu helfen. Kombinationen mit anderen Essenzen bieten sich an, als wichtigste sei nur Self-Heal genannt.

Da sitzt dann also dieser Flüchtling vor den Menschen und schaut mit großen Augen um sich. Er hat jetzt die Möglichkeit, sich selbst zu finden, und er stellt verwundert fest, daß er sehr wohl den Wunsch nach Nähe und Wärme in sich barg, bzw. verbarg. Zögernd noch, ängstlich und vorsichtig beginnt er, einmal mitzumachen, wenn andere etwas unternehmen, ein andermal eine Aufgabe für die Gemeinschaft zu übernehmen. Er freut sich über Lob, das er von früher Verachteten erhält, und wächst allmählich in seine neue Rolle hinein. Er findet Freunde und damit heraus aus seiner Isolation, er läßt sich einbinden und entwickelt die Bereitschaft, Verantwortung zu übernehmen, für sich und auch für andere. Mehr und mehr verliert er die Furcht vor Bindung und gewinnt dafür die Freude an Gemeinsamkeit. Er findet seinen Stellenwert und ist bereit, aktiv am Leben von Familie, Gruppen und Gesellschaft teilzunehmen.

Um es in kurzen Worten zusammenzufassen: Sweet Pea hilft bei Unreife, Selbstisolation und Einsamkeit, Konflikten mit jeder mögli-chen Gruppe. Es schafft Verständnis und Solidarität.

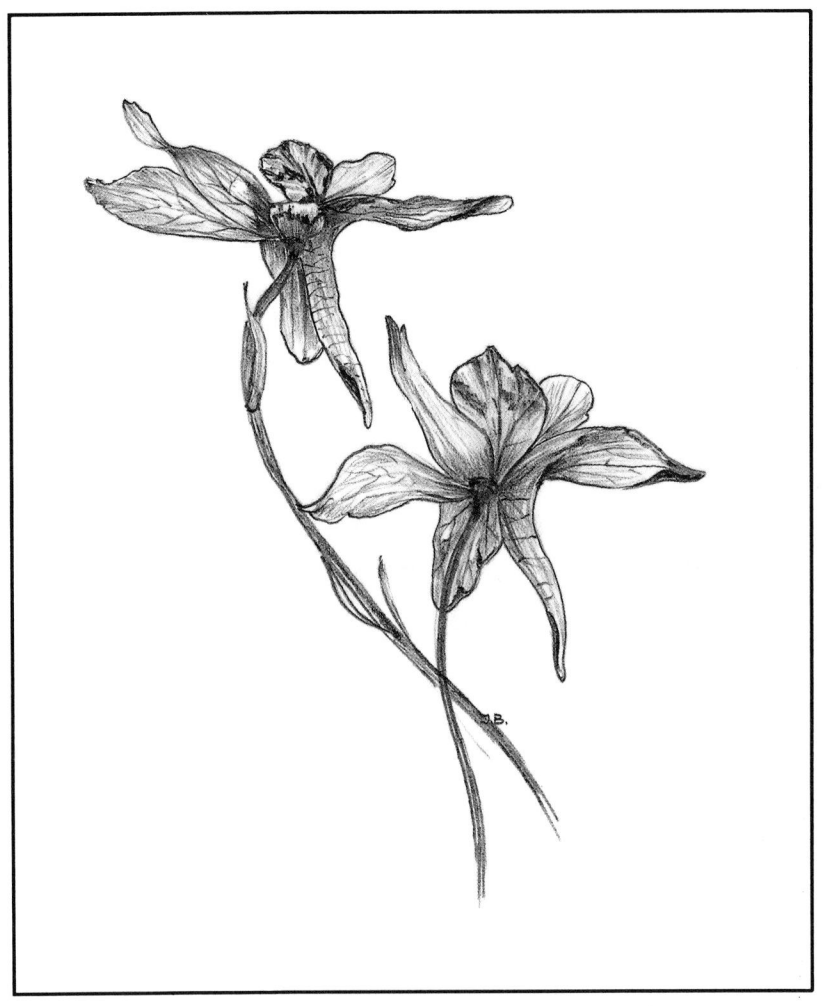

*Larkspur*        *Delphinium*        *Rittersporn*

*depauperatum*

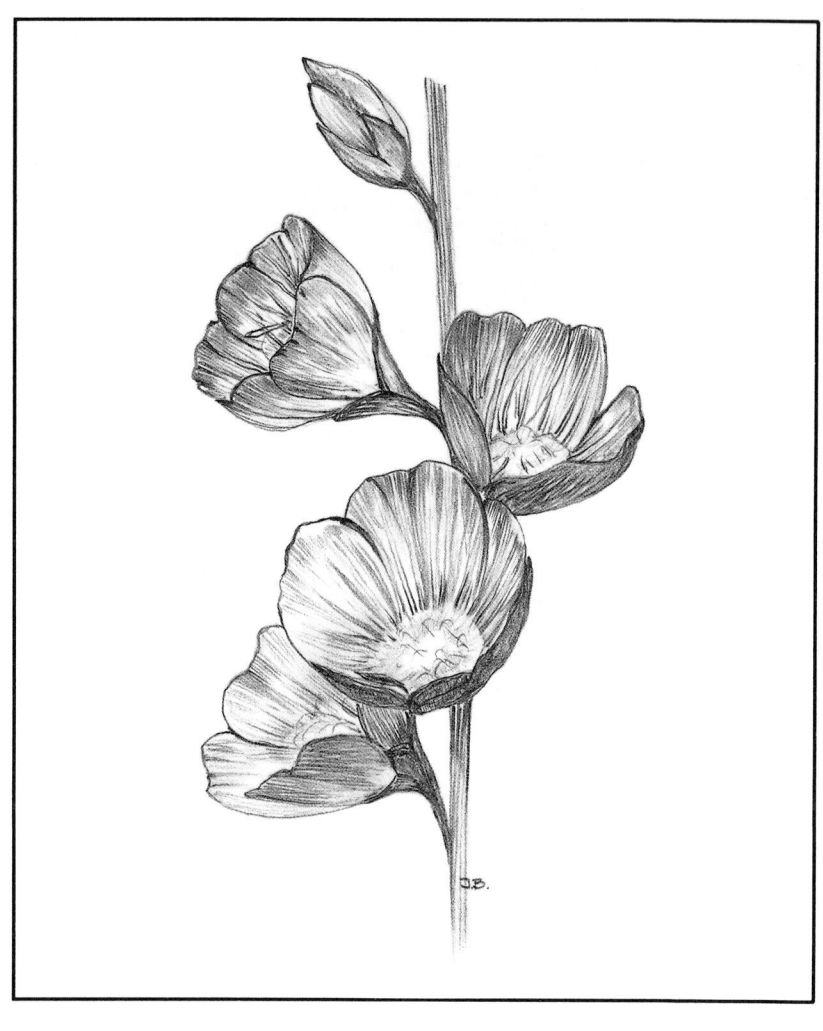

*Mallow*  *Sidalcea sp.*  *Malve*

## TANSY – TANACETUM VULGARE – RAINFARN

Tansy ist eigentlich ein ganz schlauer Typ, er weiß, worauf es an-
kommt, verfügt über einen kritischen Blick und gute Auffassungsgabe.
Ein Problem jedoch hat er – und dieses hindert ihn daran, seine
Verstandeskräfte einzusetzen, Einsichten in konkrete Handlungen
umzusetzen: seine unglaubliche Trägheit. Es ist ja alles soo anstrengend. Und morgen ist ja auch noch Zeit. Hauptsache, der Tansy-
Mensch kann erst einmal sitzenbleiben – wozu ihm beinahe jedes
Argument recht ist.
Tansy mag sich so gar nicht rühren, sein Mangel an Bewegung schlägt
sich in Fettpolstern nieder, die ihn wiederum noch schwerfälliger
machen und wirken lassen, als er ohnehin schon ist. Tansy sitzt gerne.
Noch lieber liegt Tansy. Und alles, was ihn daran hindern könnte, das
verschiebt Tansy kurzerhand. Tansy erledigt nie etwas sofort. Lieber
schiebt er einen sich immer höher auftürmenden Berg zu erledigender
Dinge vor sich her – in der Hoffnung, daß sich die Dinge schon alleine
regeln. Irgendwie interessiert ihn das alles auch gar nicht richtig. Wo
andere diesen Berg als bedrohlich empfinden würden und ihn zum
Anlaß für die schönsten Depressionen wählten, da ist Tansy einfach
alles egal, er ist halt grad so müde.
Da haben wir also einen Menschen im blockierten Tansy–Zustand:
phlegmatisch, uninteressiert, träge, schwerfällig, zögernd und zaudernd,
unentschlossen und antriebslos mit einem ausgeprägten Hang, Entscheidungen hinauszuschieben – insgesamt einfach lustlos und
unbeweglich, sowohl körperlich wie psychisch.
Die Essenz aus den Blüten des Rainfarns rührt diese gleichgültige und
ziellose Masse einmal gründlich durch und bringt sie wieder in Form.
Tansy muß die Augen aufmachen, sehen, was er alles versäumt,
wieviele Energien nutzlos brachliegen und allenfalls für's Essen
verbraucht werden. Tansy muß seine eigenen Möglichkeiten erkennen,
Trägheit überwinden und die Möglichkeit eines lustvollen Lebens
entdecken.
Die Blütenessenz schafft neue Motivation, Willenskraft und Gedan-
kenfreiheit. Die Gedanken müssen nicht wie eine Fliege um das
nächste Stück Torte kreisen. Tansy fängt an, das zu begreifen,
überwindet seine Lethargie, entdeckt seine Fähigkeiten, Talente,
Möglichkeiten. Tansy kommt an einen Punkt, von dem ab er Faulsein
und Herumliegen als langweilig und unbefriedigend empfindet, und

dann macht er den nächsten Schritt und steht auf. Schaut sich um, was man so alles machen kann, trifft eine Entscheidung, steckt sich ein Ziel und strebt es an. Ganz einfach. Als sei dies die selbstverständlichste Sache der Welt.

→ Blackberry;  → California Wild Rose;  → Hound's Tongue;
→ Peppermint

## TIGER LILY – LILIUM COLUMBIANUM – LILIE

Schon einige Male wurde bei den Blütenbeschreibungen die östliche Yin–Yang–Philosophie erwähnt. Yin und Yang stehen für sich ergänzende Polaritäten, wobei Yin alles Weibliche, Dunkle, Passive meint, Yang alles Männliche, Helle, Aktive. Yin und Yang bilden gemeinsam ein Ganzes, es kann nichts existieren, wenn eines von beiden fehlt, und sie wechseln einander in der "Vorherrschaft" ab, einmal dominiert Yang, am Tage zum Beispiel, einmal dominiert Yin, in der Nacht z. B.

Mit Tiger Lily haben wir ein besonderes Beispiel für den Fall, daß dieses Yin–Yang–Gleichgewicht gestört ist und das eine über das andere herrscht. Der entsprechende Mensch muß dann also extrem "einseitig" orientiert sein, einen anderen Teil seines Selbst völlig vernachlässigen. Und genau das tut Tiger Lily.

Tiger Lily ist Yang–dominiert und –ausgerichtet, und das schlägt sich in seiner Persönlichkeit nieder. Wo der männliche Yang–Anteil nicht durch ein starkes Yin gezügelt wird, setzt er sich durch und prägt "männlich". Der Tiger-Lily-Mensch ist einer, der sich durchsetzt, aggressiv, unter Einsatz seiner Ellenbogen, skrupellos gegenüber Konkurrenten, Mitbewerbern, Mitarbeitern.

Wohin er sich begibt, muß er Mittelpunkt sein, seine Kräfte und Leistungen zur Schau stellen, muß er dominieren und den Ton angeben. Er kann nicht anders, er muß jeden, der ihm im Weg steht, zur Seite schubsen, er muß sich und seine Ideen durchsetzen, das steckt einfach in ihm drin. Er hat einen Dickschädel, ist starrköpfig und ehrgeizig, aggressiv und feindselig, schroff und hart.

Nun denke bitte niemand, daß männliches Yang gleichbedeutend ist mit Mann! Yang ist ein Symbol, Yang ist in Männern *und* Frauen vorhanden, was bedeutet, daß durchaus auch Frauen zu Yang–betont und damit Tiger-Lily-Typen sein können. Ja, in einer insgesamt männlich dominierten Gesellschaft wie der unseren können Frauen im Grunde gar nicht anders als Yang-betont sein, wenn sie sich den ihnen zustehenden Platz in der Gesellschaft erobern wollen.

Nun, dieser brutale Egoist, der oben geschildert wurde, muß natürlich nicht so sein, wie er ist. Er hat seine Prägung erhalten, die Ein-flußfaktoren sind zahlreich, und jetzt befindet er sich in einem negativen Tiger-Lily-Zustand und ist damit auch nicht glücklich. Er muß sich vorsehen angesichts seines hohen Blutdruckes, fürchtet sich vor dem Herzinfarkt und verhärtet innerlich, was sich durch Arterio-sklerose bemerkbar macht.

So werden Tiger-Lily-Menschen meist erst innehalten, wenn sie dazu gezwungen werden, wenn sie in eine Krise geraten, wenn das bisher so schön funktionierende System vom Hau-drauf-und-geh-weiter auf einmal nicht mehr klappt. Typischerweise kommt diese Krise in den Vierzigern, anfangs der Fünfziger. Dann wird es akut. Der Höhepunkt ist überschritten, die ersten Zipperlein melden sich, man ist nicht mehr ganz so jung und kräftig, eine Neuorientierung ist dringend notwendig. Tiger-Lily-Frauen werden von klimakterischen Beschwerden heim-gesucht, die Männer finden sich einfach nur in der "Midlife-crisis" und stellen fest, daß Erfolg doch nicht alles ist und sich die jungen Mädchen davon nicht mehr blenden lassen. Und jetzt droht der Zusammenbruch. Oder der Fall in das tiefe schwarze Loch. Oder wie immer man körperliche und/oder geistige Depression nennen mag.

Natürlich wäre es möglich, hier schon vorzubeugen, es gar nicht erst soweit kommen zu lassen, mit Tiger Lily Blütenessenz eine sanfte Umstimmung herbeizuführen, jedoch warten Tiger-Lily-Menschen gern, bis sie wirklich zusammenklappen, bevor sie jemanden um Hilfe bitten.

Tiger Lily hat dann die dringende Aufgabe, den Yin-Anteil im Menschen zu stärken, das durchgedrehte Yang zu zügeln. Der Tiger-Lily-Mensch muß aufhören zu befehlen, stattdessen beginnen zu dienen. Eine harte Lektion gerade für diese Menschen. Nicht mehr das eitle Ego darf im Mittelpunkt all ihrer Bemühungen stehen, sondern die Familie, die Freunde, die Bezugsgruppe, die Gesellschaft. Tiger Lily muß ablassen von verdrehten Vorstellungen, jeder gegen jeden, Auge um Auge. Dies alte Konzept hat Tiger Lily an den Rand des Abgrunds gebracht, es taugt nicht mehr, hat es nie getan. Tiger Lily muß weich werden, nachgiebig, uneigennützig. Tiger Lily muß lernen, von sich zu

geben, anderen zu helfen, Freundschaft und Zuneigung ohne Hintergedanken zu verschenken.
Dies ist eine so riesige Aufgabe. In einer Vier–Wochen–Kur mit Tiger
Lily ist sie nicht zu bewältigen, eine Therapie muß längerfristig
angelegt werden, andere Blütenessenzen müssen kombiniert werden,
vor allem solche, die die Selbstfindung erleichtern und Depressionen
lindern.

→ Pomegranate;   → Quince;   → Sunflower

*TRILLIUM – TRILLIUM CHLOROPETALUM – WALDLILIE*

Trillium mag keiner. Trillium ist so richtig unbeliebt. Aber: Trillium
mag auch keinen. Jedenfalls nicht so sehr, daß er zu dessen Gunsten
in irgendeiner Art auch nur ein ganz klein wenig zurücksteckte, einen
Anspruch aufgäbe, etwas von sich und seinem Besitz abgäbe.
Nein, nein, Trillium ist der Prototyp des Egoisten und Egozentrikers,
der liebt nur sich selbst. Vermeintlich. Trillium gibt seinen Wünschen
und Trieben sofort nach, koste es (die anderen), was es wolle. In ihm
herrscht die Sucht, sich Dinge anzueignen, anzuhäufen, zu besitzen.
Reichtum ist Macht. Über den Reichtum sucht er den Weg zur Macht.
Mit Geld kann man alles kaufen: persönliche Vorteile, Aufstiegs-
chancen, Politiker, Liebe, alles was man will. Somit hat Geld für den
Trillium–Menschen gleich doppelte Bedeutung: einmal als Wert für
sich, von dem es möglichst viel zu besitzen gilt, dann als Mittel zum
Zweck – auch um noch mehr davon heranzuschaffen.
Markenzeichen Nummer 2 für Trillium ist die Macht. Trillium weiß gar
nicht, warum er Macht anstrebt – er genießt sie einfach, verfolgt aber
keine speziellen Zwecke, weder im positiven noch im negativen Sinne.
Macht ist Selbstzweck, Macht befriedigt die Eitelkeit, Macht ist ein
geiles Gefühl.
Hoffentlich ist hier niemand über das "geil" gestolpert, trifft doch dies
Adjektiv das Wesen des Trillium–Menschen am genauesten: geil ist er,
geil nach Besitz, nach Macht, nach Sex. Als triebbestimmter Mensch
gibt er seiner Geilheit sofort nach, und beachtet man seine übrigen
Charakterzüge, bedeutet das nichts Gutes für denjenigen, der zufällig
oder bewußt einmal Trillium im Wege stehen sollte. Trillium schubst
achtlos beiseite, setzt sich über alle Bedenken skrupellos hinweg, geht
über Leichen.

Da haben wir also einen gierigen, selbstsüchtigen, skrupellosen, eitlen, machtversessenen Menschen – der klassische Bösewicht. Der Klaus Kinski unter den Kalifornischen Blüten.

Aber halt, halt, so einfach ist die Sache nicht! Auf den ersten Blick läßt sich feststellen, daß Trillium unausgeglichen ist, daß seine Energien nur in eine einzige Richtung fließen, andere offensichtlich blockiert sind. Und darum genau geht es ja in der Blütentherapie: die Blockaden aufheben, freien Energiefluß gewährleisten und damit freie Entfaltung der Persönlichkeit.

Was mag also geschehen, wenn der Trillium Mensch trotz all seiner äußeren Erfolge einmal einen Blick wirft auf den kümmerlichen Rest? Wenn er feststellt, daß er so viel vernachlässigt hat in seinem Leben, daß Partner/Partnerin längst über alle Berge sind, die Kinder auf ihn pfeifen, alle, die ihn näher kennen, ihn am liebsten von hinten sehen? Er kann nicht die anderen ändern, sie ihn lieben machen. Aber er kann sich selber ändern. Mit Hilfe dieser Blütenessenz.

Trillium macht selbstlos. Kleinliche persönliche Wünsche, auf sofortiger Abfuhr bestehende Triebe, Freude am grundlosen Herunter-putzen anderer Menschen verlieren ihren Wert, werden langweilig, uninteressant. Trillium bemerkt erstaunt, daß man gemeinsam mit anderen erheblich mehr erreichen kann als auf sich allein gestellt gegen alle anderen – bis auf die, die man gekauft hat. Trillium verliert seine Vorherrschaft, verliert das große Wort, wird eine Nummer kleiner und beginnt, sich in Gemeinschaften einzugliedern, sich unterzuordnen, wird ein Teil mit einer Aufgabe, die es zum Wohle aller zu erfüllen gilt. Und Wunder über Wunder, läßt sich auch mal etwas sagen, ohne den Frevler in fürchterlichem Zorn hinwegzufegen.

Trillium wird kleiner, bescheidener, weniger triebhaft. Trillium verliert viele der Werte, denen er so süchtig hinterhergelaufen ist. Er gewinnt dafür Humor, die Gabe, seine eigene Position auch ironisch zu hin-terfragen, lernt lachen, Ja, man muß feststellen, daß dieser Unhold wirklich liebenswert ist.

→ Mariposa Lily; → Star Thistle; → Tiger Lily

## TRUMPET VINE – CAMPSIS TAGLIABUANA – TROMPETEN-BLUME

Wer Trumpet Vine braucht, hat typischerweise wenig Selbstvertrauen und Durchsetzungsvermögen. Er ist schüchtern und verfügt über wenig Energie. Er lebt sein Leben mit halber Kraft. All das, was er zu leisten imstande wäre, kommt nicht zum Ausdruck, weil ihm die Kraft, die man aus gesundem Selbstbewußtsein schöpfen kann, fehlt. Nun ist diese Beschreibung noch recht uncharakteristisch, ähnliche Typen finden wir auch unter anderen Blüten.

Ein Merkmal jedoch weist deutlich auf Trumpet Vine – eine Art Leitsymptom – und das ist eine Sprachstörung. Fehlt diese bei einem kraftlosen Patienten, denke man eher an andere Blüten. Diese Sprachstörung nun muß sich nicht direkt als pathologischer Befund ausweisen – es genügt, wenn wir sie wahrnehmen können. Als erstes Kennzeichen haben wir da eine stets sehr leise Stimme, die gleichförmig, ausdruckslos,, ohne Betonung erscheint. Diese Stimme zeigt bereits deutlich einen Mangel an Lebendigkeit und Begeisterungsfähigkeit.

Desweiteren fallen Wortwiederholungen auf, die er völlig sinn– und zusammenhanglos mitten im Satz quasi als Füllsel für Sprachlosigkeit einsetzt. Die Sprache ist nicht lebendig, der Wortschatz umfaßt wenig Bilder, sondern ist dröge und eher sachlich.

Natürlich ist es auch möglich, daß der Trumpet–Vine–Patient tatsächlich an ernsten Sprachstörungen vom Stottern bis zur Aphasie leidet. Trifft man hier auf die Kombination dieser bestimmten Persönlichkeitsstruktur und einer mehr oder weniger gravierenden Störung, sollte immer an Trumpet Vine gedacht werden.

Typisch ist auch der sogenannte Kloß im Hals – er läßt nichts raus –, der auf rein psychischer Grundlage erscheinen kann, aber auch ein Symptom für Kehlkopf– oder Schilddrüsenerkrankungen sein kann. Das sollte immer abgeklärt werden, Trumpet Vine kann in solchem Falle ruhig weiter eingenommen werden, aber dann zusätzlich zur ärztlichen Therapie.

Die Blütenessenz nun gibt Selbstachtung, Selbstvertrauen als erste Voraussetzung für die Behebung der weiteren Störungen. Der Trumpet–Vine–Mensch muß den Mut bekommen, seine Ansprüche zu behaupten, um die Erfahrung des eigenen Wertes machen zu können. Die Essenz schubst ihn hinein in seine eigentliche Umwelt, aus der er sich stets zurückgezogen hatte. Er überläßt die Entscheidungen nicht mehr allein den anderen, sondern mischt sich ein. Er überwindet seine Leblosigkeit, macht neue Erfahrungen, lernt, seine Umwelt mitzugestalten. Er erwirbt Durchsetzungsvermögen, ist bereit, für seine Meinung aufzustehen, und schämt sich auch seiner Gefühle nicht mehr, er bringt sie jetzt frei und offen zum Ausdruck. Seine Stimme wird kraftvoll und lebendig, einfühlsam und modulationsfähig. Und während dieses Prozesses steigt sein Energiepegel mehr und mehr an und gibt dem Trumpet–Vine–Menschen endlich die Möglichkeit und Fähigkeit zur Selbstverwirklichung. Er erkennt, was er will, und er erreicht es.

→ Blackberry;   → Calendula

## VIOLET – VIOLA ODORATA – VEILCHEN

Violet – die Unauffälligen. Die kleinen Leute, die im Gedränge immer übersehen werden, die man rempelt, herumschubst, nicht aus Bösartigkeit, sondern weil sie sich nicht bemerkbar machen.
Violet–Menschen mögen auch tatsächlich klein (im Sinne der Körpergröße) sein, jedoch sie machen sich gerne kleiner als sie sind, sie drücken sich in die Ecken, um bloß nicht aufzufallen, sie ziehen beim Laufen den Kopf hinunter zwischen die Schultern – kurz: in allem, was sie tun, bleiben sie unauffällig, tragen sie ihre Tarnkappe auf dem Kopf. Husch – nur schnell weiter, damit sie niemand ansprechen kann.
Wie so vielen Menschen geht es den Violet–Menschen auch so, daß sie durch ihr Selbstbild dieses bestätigen. Sie wissen, sie werden nicht beachtet, man trampelt auf ihnen herum, darum versuchen sie, sich noch unauffälliger zu machen, was nur dazu führt, daß noch mehr Menschen ihnen auf die Füße treten.
Violet sind feine Menschen, feinfühlig, sensibel, leicht zu verletzen. Sie sind still und schüchtern, aufmerksam und doch zurückhaltend. Sie machen nie lautstark auf sich aufmerksam, auch nicht in Situationen, wo dies notwendig wäre. Eher ziehen sie sich zurück, furchtsam und schüchtern, als daß sie sich den Belastungen durch andere Menschen weiter aussetzten oder gar dagegen protestierten.
Ein Violet-Mensch kann beispielsweise in einer Schlange vor einem Kino stehen, weil er einen guten Film sehen möchte – dabei drängeln sich dauernd Leute vor ihn, schieben ihn zur Seite, doch auch in-

nerlich kochend wagt Violet es nicht, sich zu wehren, bekommt schließlich keine Eintrittskarte mehr und geht bedrückt nach Hause. Dabei hat Violet das große Bedürfnis nach Gemeinschaft und Gemeinsamkeit, möchte mit Menschen zusammen sein, ihre Nähe spüren und genießen, mit ihnen etwas unternehmen und erleben. Dann begibt er sich scheu und vorsichtig in eine Gruppe, schaut dort aber nur auf den Boden und sagt keinen Ton, so daß niemand auf ihn eingeht, niemand sich Mühe gibt, ihn einzubeziehen. Und wieder schleicht Violet enttäuscht und einsam zurück in sein Schneckenhaus – aus dem er im Grunde gar nicht hervorgekommen war.

Natürlich bedingt Violet dieses Verhalten der Umwelt ihm gegenüber selber, er sendet Signale aus, die sagen: "Komm mir nicht zu nah". Und Signale, die sagen: "Mit mir kannst du machen, was du willst, du mußt mit keinerlei Gegenwehr rechnen".

Schlechte Voraussetzungen für verbesserte Selbstbehauptung und steigendes Selbstbewußtsein.

Violet eckt nirgends an, Violet fällt nirgends auf, Violet geht überall unter. Die passende Blütenessenz könnte ihm Mut geben. Mut, sich in angstbesetzte Situationen zu begeben. Mut, den Mund aufzutun, Mut, etwas von sich herzugeben. Ohne die Befürchtung, auf diese Art alles zu verlieren. Violet hat ja nichts zu verlieren – außer seiner Einsamkeit, außer seiner Minderwertigkeitsgefühle und seines Zu-kurz-kommens.

Violet-Essenz stärkt das Rückgrat, lehrt die Menschen, aufrecht zu gehen, zu ihren Bedürfnissen und Meinungen zu stehen, auch Widerspruch hinzunehmen, ohne daraus die völlige Niederlage abzuleiten. Violet macht aus kleinen Menschen zwar keine großen, läßt sie aber sich selbst in ihrer Kleinheit als wertvoll betrachten – sie hören auf, ihr Kleinsein als Grund dafür zu benutzen, sich stets noch weiter zu ducken. Und dann wird der kleine Violet-Mensch furchtlos auftreten, wird seine Meinung sagen, wird sich nicht mehr alles gefallen lassen, wird seine Schüchternheit ablegen und dafür Freude an neuen Kontakten gewinnen. Er wird Vertrauen finden und Offenheit und Anerkennung. Er muß sich nur auf den Lernprozeß einlassen, den diese Blütenessenz ihm vermitteln kann.

→ Buttercup;  → Mallow;  → Mountain Pennyroyal;  → Pink Yarrow

## YARROW – ACHILLEA MILLEFOLIUM – SCHAFGARBE

Yarrow, die weiße Schafgarbe, ist ebenso wie seine rosafarbene Variante, Pink Yarrow, eine Blüte, die Schutz bietet. Damit ist vor allem psychischer, aber auch der Schutz des Körpers gemeint. Ich will das erklären: lebt jemand in einer Gegend, die kahl und karg ist, das Wetter ist rauh, die Atmosphäre hart und unfreundlich, dann kann ihn dies leicht in Mitleidenschaft ziehen, er wird geschwächt, verliert seine körperlichen und psychischen Kräfte, wird krank und mißmutig oder depressiv. Das "Außenklima" kann voll durchschlagen auf sein "Innenklima". Um das zu erleben, muß man sich nicht erst in die Wüste zurückziehen. Ein jeder hat sicher schon darunter gelitten, wenn eine Dauerregenperiode sich in der Stimmung seiner selbst wie in der seiner Mitmenschen niedergeschlagen hat. Die Schutzwirkung bezieht sich aber nicht rein auf das psychische Wohlergehen, sondern – wie bereits erwähnt – auch auf das körperliche. Denn unsere Umgebung wird unfreundlicher und härter und verlangt von uns größere Widerstandskraft als je zuvor. Seit wenigen Jahrzehnten erst weiß die Menschheit, wie man die Erde radioaktiv verseucht, wie man chemische Verbindungen herstellt, die in der Natur nicht vorgesehen waren, und wie man sie großflächig über die ganze Welt verteilt. Und weil es uns ein innerer Zwang ist, alles, was wir vermögen, auch tatsächlich zu tun, bleibt uns nichts anderes mehr übrig, als mit dieser enormen Belastung aus Radioaktivität, Schwermetallen, Dioxinen und was noch alles dazukommt zu leben. Yarrow lehrt uns, nicht nur den Dauerregen an uns herabfließen zu lassen, ohne daß unsere psychische Verfassung dadurch beeinträchtigt wird, es stärkt auch unsere Abwehr- und Widerstandskraft gegenüber allen möglichen Umweltgiften. Wenn wir überleben wollen, dürfen wir all das Gift gar nicht erst aufnehmen ...
Der negative Yarrow-Zustand setzt eine allgemeine Schwächung voraus. Wer Yarrow dringend benötigt, ist bereits angeschlagen, er kommt nicht mehr klar in seiner ihm feindselig gesonnenen Umgebung, er hat verlernt, sich abzugrenzen, eine Trennlinie zu ziehen zwischen sich und den Dingen und Menschen, die ihn umgeben. Er ist empfänglich geworden für die ganze Negativität, die sein Umfeld ausmacht. Er ist verwundbar wie der Sagenheld, der Yarrow seinen Namen lieh: Achilles. Durch Überempfindlichkeit und Verletzlichkeit schlägt sich äußere Disharmonie sofort in seinem Inneren nieder. Konflikte, an

denen er überhaupt nicht beteiligt ist, bringen dennoch sein Inneres in Aufruhr. Typisch für ihn sind Reaktionen, die Überempfindlichkeit signalisieren, wie Allergien. Er mag Probleme haben mit seiner Haut, vor allem den Schleimhäuten, mit Bronchien und Lungen, aber auch mit der Verdauung.

Kurz: Der Yarrow–Mensch lebt in feindseliger Umgebung, sei es psychisch, klimatisch, ökologisch oder auf eine andere Art, er ist geschwächt, und seine Abwehrmaßnahmen sind chaotisch und schädigen ihn selbst.

Blütenessenz Yarrow hält gleichsam einen schützenden Schirm über ihn. Negative Einflüsse prallen von ihm ab, Yarrow lernt im Regen lachen. Yarrow lernt auch, sich wirkungsvoll abzugrenzen, er läßt die Probleme außen vor, ohne sie zu seinen eigenen zu machen, wenn sie ihn nicht betreffen. Er bezieht nicht mehr alles und jedes auf sich selbst, was ja nur die Folge seiner Minderwertigkeitsgefühle war. Was er gewinnt, ist innere Stärke. Er lernt, wo es nötig ist, Konflikten aus dem Weg zu gehen, im anderen Falle, sie auszutragen, wenn es gilt, sich zu verteidigen. Er läßt sich nicht mehr so schnell umhauen, denn diese Blüte verleiht ihm Kraft und inneren Frieden.

Zum Schluß möchte ich noch kurz erwähnen, daß Yarrow auch eine hervorragende Blüte für Therapeuten, für Psychotherapeuten, ist, die durch ihre Arbeit mit psychisch Kranken einem erhöhten Streß ausgesetzt sind und die sich nie auf die Attacken ihrer Patienten, und die Palette reicht hier von offener Feindseligkeit bis zur Verliebtheit, einlassen dürfen, wenn sie nicht selber aus der Bahn geworfen werden wollen.

Eine ganz besondere Blütenessenz wurde von der Flower Essence Society nach der Tschernobyl–Katastrophe entwickelt. Sie schützt ganz besonders vor radioaktivem Fallout und wird ebenfalls aus Yarrow = Schafgarbe hergestellt: Yarrow Special Formula. Sie ist in den üblichen Sets nicht enthalten, man bekommt sie aber dort, wo man auch die anderen Essenzen beziehen kann.

→ Pink Yarrow

## YERBA SANTA – ERIODICTYON CALIFORNICUM – HEILIGES KRAUT

Yerba Santa ist die Blüte für die Traurigen – nicht die momentan Traurigen, die gerade eben etwas Erschütterndes erlebt haben, das sie aber überwinden werden, sondern für diejenigen, denen die Traurigkeit ein Teil ihres Wesens geworden ist. Sie haben eine Menge erlebt, sind oft verletzt worden, haben mitansehen müssen, wie andere, die ihnen nahestanden, verletzt wurden. Sie halten es für ihr Schicksal, immer leiden zu müssen. Ihr hervorstechendes Merkmal ist der Pessimismus, den man in vielen ihrer Äußerungen entdecken kann.

Sie sind melancholisch, ihnen schwebt stets die sprichwörtliche dunkle Wolke über dem Haupt, wehmütig, schwermütig. Sie mögen nicht mehr leiden, doch erwarten sie immer nur neues Leid.

Auch Yerba–Santa–Menschen leben nur wie auf Sparflamme, sie glauben, weitere Schmerzen nicht ertragen zu können, versuchen sie auszusperren. Deutlich wird dies, wenn man ihre Atmung beobachtet: sie atmen nicht tief durch. Das heißt einmal, sie holen sich nicht genug Sauerstoff aus der Luft, um Energie zu tanken, auf der anderen Seite atmen sie nicht genug Kohlendioxid ab und befinden sich so ständig an der Schwelle zur Übersäuerung des Blutes. Die Folgen sind Kreislaufbeschwerden, Müdigkeit, Desorientiertheit.

Die Schmerzen "legen sich ihnen auf die Brust", sie äußern dann, sie verspüren ein einengendes Gefühl in der Brust. Allgemein neigen sie zur Erkrankungen der Atemorgane, sie sind potentielle Asthmapatienten oder leiden an Kehlkopferkrankungen.

Sie wollen nichts hereinlassen, und die Kehrseite ist dann, daß sie auch nichts herauslassen können. Sie verspannen und verkrampfen sich, halten ihre Emotionen fest, wollen all das Leid, die Schmerzen und die Trauer nicht zulassen, die somit weiter auf ihnen lasten.

Yerba Santa kann ihnen helfen. Yerba Santa entspannt und beruhigt. Der Streß, der sich im Körper anstaut durch die Dauerleistung, Gefühle nicht zuzulassen, muß gelöst werden in Tränen, im Seufzen, auch in Schreien. Die Trauer muß herausgelassen werden, was bedeutet, daß sie in diesem Moment auch noch einmal wirklich durchlebt werden muß. Die Blütenessenz gibt den Mut und die Kraft dazu. Das Gefühl des Eingeschnürtseins weicht, das Herz wird frei, die Ausatmung leicht und befreiend.

Mit der freien Atmung gibt es auch eine Art Energieschub. Der Yerba–Santa–Mensch kann sich leichter konzentrieren, er erhält Einblick in sich selbst, in die Bedeutung seines bisherigen Verhaltens und damit die Fähigkeit, sich aus freien Stücken und kraftvoll von den alten Fesseln zu befreien und weiterzuentwickeln. Das Ergebnis ist: emotionale Klarheit, Entspannung, erhöhte Vitalität, Offenheit sowohl nach außen hin wie sich selbst gegenüber.

Yerba Santa als besonders wirkungsvoller und dabei sanfter Spannungslöser kann sehr gut anderen Blütenmischungen beigegeben werden, die schmerzliche und erschütternde Gefühle zum Vorschein bringen. Es federt die möglicherweise zu harte Wirkung etwas ab.

Auch die äußere Anwendung soll noch erwähnt werden. Yerba Santa kann die Wirkung einer Massage verstärken. Es mag in den Nacken getropft werden, in die kleine Kuhle zwischen Kopf und Hals, um Kreislauf– und Atemzentrum möglichst auf direktem Wege zu beeinflussen.

→ Black Eyed Susan;  → Dandelion;  → Scarlet Monkeyflower

## ZINNIA – ZINNIA ELEGANS – ZINNIE

In Zinnia treffen sich riesige Bedeutung mit eigentlich klitzekleiner Indikation. Also eine von den "kleinen" Blüten, und doch mag sie ganz ganz vielen Menschen von großem Nutzen sein.

Zinnia hat etwas zu tun mit Fröhlichkeit, Herzlichkeit, Spontaneität. Entsprechend muß der Zinnia–Mensch ein ziemlich ernster sein. Einer, der alles und vor allem sich selbst sehr ernst nimmt. Er betrachtet alles und jedes von der intellektuellen, nüchternen, rationalen Seite her. Da in seiner Persönlichkeit ein enorm wichtiger Bereich – die Fähigkeit, sich spontan zu freuen, die Lust an "unsinnigen" Dingen, am Spielen – nicht vorhanden ist, wirkt er auf andere langweilig, fad, stumpf. Er bewegt sich innerhalb selbstgesteckter Grenzen und Normen, aber niemals darüber hinaus. So ist seine Beweglichkeit eingeschränkt, er wirkt steif, verknöchert, leidet auch an genau solchen Krankheiten, die mit Steifheit und Unbeweglichkeit einhergehen.

Bildhaftes Denken, intuitives Erfassen von Stimmungen, Spaß an Kleinigkeiten sind bei ihm verkümmert. Er liebt dagegen Paragraphen und Gesetze, da kennt er sich aus, weiß er, wie er sich zu verhalten hat, fühlt er sich sicher.

Daß lachen, spielen, auch Kindlichkeit ihren eigenen Sinn im Leben erfüllen, z. B. den, Luft holen, Energie gewinnen zu können, das ist leider nicht beschrieben in den paragraphenförmigen Hirnwindungen des Zinnia-Menschen. Er ist lieber ernsthaft, schlapp, beherrscht seine Lust und Triebe.

Die Blütenessenz nun jedoch kitzelt das kleine Kind im ernsthaften, respektheischenden Zinnia-Typ. Er bekommt Lust am Spielerischen, am Spielen, seine in Verspannungen manifestierten, unterdrückten, nie erzählten Witze bahnen sich einen Weg ins Freie. Er hört auf, sich selbst zu unterdrücken, lernt, die witzige Seite an tragischem Geschehen zu sehen, wird fähig, spontan Glück und Freude auszudrücken. Er macht den Eindruck, als sei er erst gerade jetzt richtig zum Leben erwacht. Er wird fröhlich, offen, unbeschwert, entspannt. Und quasi als Nebeneffekt beginnt er, Kinder und ihre Handlungsweisen zu begreifen. Er versteht erst jetzt so richtig, weshalb er sich als Kind mit den Eltern zankte, versteht, weshalb sich seine Kinder mit ihm zanken.

Zinnia kann auch die Hürden der Generationen überspringen.

-> Nasturtium

# TEIL 3:

## Die passende Mischung finden

Die für jeden individuellen "Fall" richtige Kombination aus Blütenessenzen zu finden, wird demjenigen leichter fallen, der die Blüten, die er benutzt, wirklich gut kennt. Er wird keine weiteren benötigen als seinen Verstand *und* sein Gefühl.

In der Blütentherapie sind Diagnose und Therapie eins, das heißt erkenne ich in meinem Patienten einen "Trillium-Typ", dann werde ich ihm Trillium verordnen. Jedoch den "reinen" Typ gibt es höchst selten, eine mögliche Diagnose könnte also lauten: Trillium-Typ mit Larkspur- und Lavender-Einfluß. Die passende Mischung für diesen Menschen wird also aus gleichen Anteilen Trillium, Larkspur und Lavender bestehen.

Voraussetzung für eine Blütendiagnose ist Menschenkenntnis, Einfühlungsvermögen, Intuition und Fähigkeit zur behutsamen Gesprächsführung. Ein erfahrener Praktiker wird nach einem ausführlichen Gespräch mit seinem Klienten intuitiv wissen, was diesem gut tun wird. All die grad erwähnten Fähigkeiten sind in keinem Buch der Welt zu vermitteln. So man sie besitzt, sollte man sie pflegen, üben und verbessern. Einem groben oder gar aggressiven Behandler wird kein Patient sein Herz öffnen und seine größten Nöte gestehen. Die Blütentherapie wird Stückwerk bleiben, Erfolge zufällig.

Wie eine längerfristige Therapie aufzubauen ist, wurde bereits in einem vorderen Kapitel besprochen. Schwerpunkt dieses Teils ist nun die ganz konkrete Suche nach der richtigen Blütenmischung.

Der Patient sitzt vor einem, der Behandler denkt: "Was nun?"

Erste Regel ist die, die augenblicklich aktuellen Probleme zuerst anzugehen. Jemandem, der gerade den Tod eines geliebten Menschen betrauert, sollte man nicht zusätzlich noch mit schmerzhaften Kindheitserinnerungen konfrontieren oder ähnlichem. Zuerst muß die aktuelle Trauer überwunden werden, damit der Patient frei ist für die nächsten Schritte und Aufgaben. Blütentherapie bedeutet nämlich nicht einfach passives Arzneischlucken und gesund werden. Blütentherapie bedeutet Konfrontation mit sich selbst, mit den eigenen Schwächen,

Ängsten, Neurosen. Und die mögen manches Mal in der Lage sein, jemanden vollends aus dem Gleis zu werfen. Also stärke man den Patienten zuerst, indem man ihn von akuten Sorgen befreit, bevor man sich und ihn mit langwierigen "chronischen" Problemen befaßt. Das Gespräch muß sich also zuerst um die Gegenwart drehen. Was fehlt ihm jetzt, worüber sorgt er sich im Moment, was schmerzt gerade in diesem Augenblick?

Es ist möglich, daß der Behandler schon aus diesem Gespräch Hinweise auf das passende Konstitutionsmittel entnehmen kann – er mag es der ersten Mischung beigeben.

Er sollte sich während des Gespräches Notizen machen, nicht aber alles protokollieren – dies würde ihn selbst in der Konzentration stören und auch den Patienten irritieren. Diese Notizen sollten sich nicht allein auf die reinen Informationen beziehen, die ihm gegeben werden, sondern sollten auch kurzfristige Eindrücke festhalten: an dieser Stelle des Gespräches machte der Patient eine Geste, an derer Stelle zeigte er jenen Gesichtsausdruck. Nicht immer stimmen Mimik und Gestik mit dem Inhalt des Gesagten überein, geben stattdessen aufschlußreiche Hinweise auf die wahre Bedeutung des Besprochenen.

In dem Moment, in dem der Behandler den Eindruck bekommt, daß er keine weiteren wichtigen Informationen wie auch immer erhalten wird, oder das Gespräch sich im Kreise zu drehen beginnt oder ein Punkt erreicht ist, an dem die Weiterführung zu diesem Zeitpunkt zu schmerzhaft für den Patienten wird, sollte er die Sitzung beenden und den Patienten für's erste entlassen.

Nun muß er sich daran machen, die passenden Blüten herauszufinden. Dies kann in mehreren Schritten erfolgen – dann möge er den Vorgaben dieses Textes folgen. Dies kann auch rein intuitiv geschehen, indem er sich spontan für bestimmte Blüten entscheidet.

Der schrittweise Weg wird auf den folgenden Seiten beschrieben.

# DER ERSTE SCHRITT: Die grobe Einteilung

"Die grobe Einteilung" – ist eine grobe Überschrift, obwohl sie zu-trifft. Einen neuen Patienten bestimmt man zuerst einmal recht ober-flächlich. Man kennt weder seine speziellen Probleme noch seine speziellen "Macken". Man lernt ihn kennen und erhält einen ober-flächlichen, einen groben Eindruck.

Anders ausgedrückt: der Patient zeigt erst einmal etwas von sich. Das mag offenbaren, das mag verschleiern – herausstellen wird sich das erst im Laufe eines oder mehrerer Gespräche. Dennoch gibt der erste, wenn auch oberflächliche Eindruck bereits wichtige Hinweise: Drückt sich jemand schüchtern durch die Türe, und man wartet immer noch darauf, daß jemand eintritt, während er schon vor einem sitzt, oder stürmt er herein, verbreitet Lärm und Unruhe und macht auf diese Art sofort auf sich aufmerksam? Ist seine Stimme laut, leise, angenehm oder kräch-zend oder sonstwie? So sehr sich auch jemand zu verstellen versuchen mag, so sehr gibt doch die Art, wie er sich verstellt, Auskunft über ihn.

Natürlich kommt es auch vor, daß jemand sich wirklich ein Herz faßt und mutig seine Nöte preisgibt, offen seine Verletzlichkeit zeigt – die Regel jedoch ist, daß sich die meisten zuerst vor dem Unbekannten zu schützen versuchen, auf welche Art auch immer.

Also kümmern wir uns zuerst um diesen ersten Eindruck, benutzen das hervorstechendste Merkmal des Patienten als eine Art Leitsymptom für die Mittelfindung. Möglicherweise werden wir unsere Ansicht im Laufe der Anamnese schon wieder revidieren, vielleicht festigt sich der Eindruck aber auch.

Wir nehmen also – unter Vorbehalt – den ersten Auftritt, das erste Gespräch mit unserem Patienten zu einer groben Einordnung in ein Schema aus Leitsymptomen.

15 Stichworte, 15 Kategorien bieten sich da an:
- Angst
- Einsamkeit
- Lernen (sei es im Leben oder
  in der Schule oder anderswo)
- Mutlosigkeit
- Partnerschaftsprobleme
- Selbstherrlichkeit
- Sinnsuche
- Spannung
- Trägheit
- Traurigkeit
- Unbeholfenheit
- Unruhe
- Unsicherheit
- Unverständnis
- Verletztheit, Verletzlichkeit

Der erste Schritt der Mittelfindung besteht nun darin, festzustellen: es handelt sich um einen einsamen Menschen, einen lernenden, einen, der sich nicht entspannen kann, einen, der nicht begreift, was mit ihm los ist.

Unter dem dazugehörenden Stichwort auf den nächsten Seiten finden sich dann jeweils einige Blüten mit kurzer Charakterisierung.

Wir haben also auf diesem Wege bereits eine grobe Auswahl der Blüte(n) getroffen und können in den weiteren Auswahlschritten präzisieren, untermauern oder auch verwerfen und neuorientieren.

Stichwort: *Angst*     *Blüten für die Furchtsamen:*

– *Black Eyed Susan:*     Angst vor den eigenen "niedrigen" Trieben, Nichtwahrhabenwollen "unchristlicher" Instinkte.

– *Golden Eardrops:*     Angst vor vergangenen Leiden, Loslassen der in der Kindheit erlittenen Verletzungen.

– *Red Clover:*     Panische Angst als Kettenreaktion, läßt sich anstecken durch die Angst anderer, Hysterie, Nervenversagen.

– *Scarlet Monkeyflower:*     Angst vor der eigenen Emotionalität, Angst, von dem mühsam unterdrückten Zorn überwältigt zu werden.

– *St. John's Wort:*     Angst unbekannten Ursprungs vor allem, was fremd, neu, dunkel ist.

– *Sticky Monkeyflower:*     Angst vor Nähe, sexueller Unbeholfenheit, daraus resultierende Einsamkeit.

Stichwort: *Einsamkeit*     *Blüten für die Einsamen:*

– *Mallow:*     Furcht vor anderen Menschen, Aufbau zwischenmenschlicher Barrieren.

– *Oregon Grape:*     Kann nicht auf Menschen zugehen, Feindseligkeit, Mißtrauen, negatives Weltbild.

- *Sweet Pea:*      Soziale Isolation, mangelnde Fähigkeit zu Gemeinsamkeit und Solidarität, "Spielverderber".

Stichwort: **Lernen**      *Blüten für die Lernenden:*

- *Madia:*      Überlastet, kein Überblick, keine Perspektive, lädt sich zuviel Arbeit auf, zerstreut.

- *Rabbitbrush:*      Unsicher, zerstreut, nie ganz wach, läßt sich von Einzelheiten irritieren, erkennt die Zusammenhänge nicht.

- *Shasta Daisy:*      Begreift nicht, sammelt Wissen, Einzelinformationen ohne Synthese, mangelnde Intuition, Vergeßlichkeit.

Stichwort: **Mutlosigkeit**      *Blüten für die Mutlosen:*

- *Buttercup:*      Zweifel am eigenen Wert, den eigenen Fähigkeiten; Entwicklung von Selbstachtung, Mut, zu sich selber zu stehen.

- *Mountain Pride:*      Kraft, Durchhaltevermögen trotz größter Hindernisse, innere Sicherheit.

- *Penstemon:*      Unterschätzt die eigenen Fähigkeiten, schreckt vor Hindernissen zurück, Verlierertyp.

- *Scotch Broom:*      Verzweifelt an der Welt, sieht alles negativ, findet Bemühungen um Veränderung zwecklos.

Stichwort: **Partnerschafts-probleme**      *Blüten für diejenigen, die an Partnerschaftsproblemen zu leiden haben:*

- *Basil:*      Einsicht in die Wurzeln des Konfliktes; Lösung vor allem sexueller Probleme.

*172*

– *Bleeding Heart:* Festklammern am Partner, ihm keine Freiheit lassen, ihn nicht gehen lassen können, wenn die Beziehung zu Ende ist.

Stichwort: **Selbstherrlichkeit** *Blüten für die Selbstherrlichen, für diejenigen, die aus Prinzip Recht haben:*

– *Larkspur:* Unerbittlicher Ehrgeiz, hart zu sich selbst und zu anderen, fordert stets das Äußerste, Herrschertyp.

– *Quaking Grass:* Individualist, von der Richtigkeit seiner Meinung felsenfest überzeugt, kann sich nicht ein- und unterordnen.

– *Tiger Lily:* Egoismus, brutaler Durchsetzungswille, Rücksichtslosigkeit.

Stichwort: **Sinnsuche** *Blüten für diejenigen, die keinen Sinn im Leben finden, die auf der Suche sind:*

– *California Poppy:* Sucht Einsicht außerhalb seiner selbst – bei Drogen, Sekten, parapsychologischen Experimenten.

– *Indian Paintbrush:* Festgefahrene Künstler, mangelnde Inspiration, fehlendes Umsetzungsvermögen.

– *Iris:* Kraft, Kreativität, Fantasie, Inspiration sind verlorengegangen; dadurch Frustration.

– *Lotus:* Selbstfindung, Bewußtseinserweiterung, tiefe Einsicht.

Stichwort: **Spannung** *Blüten für diejenigen, die sich nicht ent- spannen können:*

– *Dandelion:* Nichtausleben der eigenen Gefühle führt zu Muskelverspannung bis –verkrampfung oder gar –verhärtung.

| | |
|---|---|
| – *Lavender:* | Rigider Lebensstil, Unterdrückung natürlicher Bedürfnisse, strenger Tagesablauf. |
| – *Nasturtium:* | Trockene Verstandesmenschen, Emotionalität wird Rationalität untergeordnet, Starrsinn. |
| – *Star Thistle:* | Zwanghaftes Besitzenwollen, Sucht nach Materiellem, Geiz. |
| – *Trillium:* | Machtorientiert, triebbestimmt, selbstsüchtig; besteht auf sofortiger Befriedigung seiner Triebe und Wünsche. |
| – *Zinnia:* | Langweilige, fade Menschen, können nicht spielen, lachen, fröhlich sein. |
| Stichwort: **Trägheit** | *Blüten für die Trägen:* |
| – *Blackberry:* | Klarheit für die Gedanken, Einsicht in die eigene Motivation, Umsetzen der Ideen in die Tat; Konzentration der Energie. |
| – *California Wild Rose:* | Apathie, Desinteresse am Leben; Vorsichhinvegetieren, Langeweile. |
| – *Cayenne:* | Steckt in einer Sackgasse des Lebens, hält fest an nutzlosen alten Gewohnheiten, kann sich zu keiner Veränderung aufraffen. |
| – *Hound's Tongue:* | Schwerfälligkeit, Langsamkeit, Unbeweglichkeit im Denken. |
| – *Peppermint:* | Ständig müde, mangelnde Aufmerksamkeit, geistig faul. |
| – *Tansy:* | Bewegungsmangel, Schwerfälligkeit, Phlegma, Desinteresse. |

| Stichwort: **Traurigkeit** | *Blüten für die Traurigen:* |
|---|---|
| – *Borage:* | Traurigkeit und Depression über persönlichen Schicksalsschlag führt zu Kräftemangel und Antriebslosigkeit. |
| – *Yerba Santa:* | Verinnerlichte, verselbständigte Traurigkeit, Melancholie, Atemstörung. |
| Stichwort: **Unbeholfenheit** | *Blüten für die Unbeholfenen, die sich selbst nicht richtig kennen, keinen festen Standpunkt haben, keinen festen Boden unter den Füßen:* |
| – *Fuchsia:* | Traut seinen Gefühlen nicht, spielt anderen etwas Unechtes vor, kann nicht mit sich selbst umgehen. |
| – *Manzanita:* | Lebt nicht in seinem Körper, kein Körperbewußtsein, empfindet Körperlichkeit als schmutzig. |
| – *Shooting Star:* | Fremdheitsgefühl, Heimatlosigkeit, nicht in der Realität verankert. |
| Stichwort: **Unruhe** | *Blüten für die Ruhelosen und Nervösen:* |
| – *Chamomile:* | Nervlich überfordert, schnelle Stimmungsschwankungen, launisch, explodiert schnell. |
| – *Corn:* | Findet keinen Halt und keine Ruhe, fühlt sich verloren in Menschenmengen, Konzentrationsschwäche. |
| – *Dill:* | Kann zu viele ankommende Reize nicht verarbeiten, fühlt sich schnell überfordert, wenn mehrere Dinge gleichzeitig geschehen, Angst vor Neuem. |
| – *Filaree:* | Bewältigt den Alltag nicht, fühlt sich von Kleinigkeiten überfordert, will immer alles im |

Griff haben.

| | |
|---|---|
| – *Garlic:* | Ständige Nervosität durch Angst, Unsicherheit, Verfolgungswahn. |
| – *Indian Pink:* | Ruhe inmitten hektischer Aktivität. |
| – *Morning Glory:* | Rastlos, realitätsfern, launenhaft, drogenanfällig. |

Stichwort: **Unsicherheit**   *Blüten für die Unsicheren, die ihrer selbst nicht sicher sind:*

| | |
|---|---|
| – *Goldenrod:* | Überspielen der eigenen Unsicherheit durch lautstarkes und antisoziales Auftreten; Auffallen um jeden Preis. |
| – *Pomegranate:* | Weiblicher Rollenkonflikt, Identitätsprobleme. |
| – *Self–Heal:* | Selbstzweifel, Verwirrung, Ziellosigkeit. |
| – *Trumpet Vine:* | Kein Selbstvertrauen und Durchsetzungsvermögen, Schüchternheit, Sprachstörungen. |
| – *Violet:* | Schüchtern, läßt sich herumschubsen, wehrt sich nicht, unauffällig. |

Stichwort: **Unverständnis**   *Blüten für die, die nicht verstehen:*

| | |
|---|---|
| – *Calendula:* | Begreift den Sinn der Worte und Taten nicht; Oberflächlichkeit provoziert Mißverständnisse. |
| – *California Pitcher Plant:* | Begreift die eigenen Triebe und Instinkte nicht. |
| – *Deer Brush:* | Liegt mit sich selbst im Zwiespalt, kein klares Ziel; Verstand und Gefühl verlangen Gegensätzliches, Entscheidungsschwierigkeiten. |
| – *Mountain Pennyroyal:* | Einsicht in negative Gedankenmuster; Verantwortung für sich selbst. |

| | |
|---|---|
| - *Mugwort:* | Verminderte Aufnahmefähigkeit, gestörte Sinne; unsensibel; bewußtes Träumen. |
| - *Mullein:* | Findet keinen Sinn im Leben, belügt sich selbst; Fähnchen im Wind; Nichterkennen-wollen. |
| - *Quince:* | Verhärtete, irreale Ansichten über männliche und weibliche Rollen; versteht Mitgefühl und Fürsorglichkeit als Schwäche. |
| - *Sagebrush:* | Versteht sein eigenes Wesen nicht; falsches Selbstbild; festhalten an wertlos gewordenen Gewohnheiten. |
| - *Saguaro:* | Findet keinen Platz in der Gesellschaft, kennt seine eigenen Ziele und Antriebe nicht, rebelliert gegen alles. |
| - *Star Tulip:* | Beschränkte Aufnahmefähigkeit nur für Rationales; fehlendes Verständnis und Sensibilität; kein Vertrauen in das eigene Gewissen. |
| - *Sunflower:* | Männliches Identitätsproblem; niedrige Selbstachtung; kein Verstehen, was "Männlichkeit" bedeutet. |
| Stichwort: **Verletzung, Verletzlichkeit** | *Blüten für die Verletzten und Ver-letzlichen:* |
| - *Aloe Vera:* | Totale Erschöpfung, Verausgabung. |
| - *Arnica:* | Heilt Schocks und Verletzungen, sowohl physischer wie psychischer Art; lindert Schmerzen. |
| - *Chaparral:* | Einsicht in die erlittenen Verletzungen im Traum und dadurch Befreiung davon. |
| - *Dogwood:* | In der Kindheit mißbraucht; ungeliebt; kann weder sich selbst noch andere lieben. |

*177*

| | |
|---|---|
| – *Mariposa Lily:* | Vernachlässigt, ungeliebt, verhärtet. |
| – *Pink Yarrow:* | Emotional verletzlich; macht anderer Menschen Probleme und Schmerzen zu seinen eigenen. |
| – *Yarrow:* | Schwächung durch feindselige Umgebung, rauhes Klima, psychisch oder physikalisch. |

# DER ZWEITE SCHRITT: Aktiv oder passiv

Patient X betritt den Behandlungsraum, die Praxis, das Wohnzimmer, egal was – und möchte, daß wir ihm mit einer oder mehreren Blütenessenzen helfen. Der erste Eindruck verhalf uns zu einer groben Einschätzung der Persönlichkeit, zur Einordnung in ein Schema aus "Leitsymptomen".
Ist er laut oder leise, hektisch oder gelassen, sucht er Blickkontakt oder weicht er unserem Blick aus, will er selbst etwas tun, um wieder gesund zu werden, oder erwartet er, daß wir für ihn etwas unternehmen, ihm die Verantwortung abnehmen, ihm etwas verschreiben und nach Hause schicken?
Unsere klare Wahrnehmung ist jetzt gefragt. Es ist die Frage nach "aktiv oder passiv", die sich jetzt stellt. Ist der Patient eher aktiv, ist er eher passiv, oder können wir ihn gar nicht einschätzen? Muß er ruhiger werden oder lebhafter, oder muß er einfach eine neue Art lernen, mit seinen Problemen umzugehen?
Auch an diesem Punkt finden sich Parallelen zur Homöopathie: Wir geben einem eher passiven Patienten eine ebensolche Blüte, einem aktiven eine entsprechende. Nicht richtig wäre es dagegen, einem völlig apathischen Menschen eine voll Energie geladene Blüte zu verabreichen oder umgekehrt. Zwar würde diese falsche Blüte kaum schaden, aber sie soll ja *nützen* ....
Welche Blüte ist nun "aktiv", welche "passiv"? Das folgende Schema gibt darüber Auskunft – wenn auch nur wieder recht oberflächlich. So haben wir zum Beispiel mit Mallow und California Wild Rose zwei passive Blüten, jedoch liegen zwischen ihnen Welten, ist California Wild Rose doch mit Abstand die passivste von allen Kalifornischen Blüten, während Mallow durchaus in der Lage ist, etwas zu unternehmen. Beide aber finden sich in der gleichen Rubrik: "passiv". Ähnliches gilt für Basil und Trillium auf der aktiven Seite.
Im Grunde genommen müßte man eine Skala von –5 bis +5 schaffen, um dort alle Blüten in ihrem Grad der Aktivität wiederfinden zu können, wobei dann diejenigen bei 0 lägen, die sich nicht einordnen lassen und somit auch im folgenden Schema nicht berücksichtigt werden.
Dem steht entgegen, daß es einem Blütentherapeuten, soviel Mühe er sich geben mag, objektiv zu betrachten und Festlegungen zu treffen, niemals möglich sein wird, seinen Patienten so genau zu erfassen – da

spielt schon der eigene Grad der Aktivität oder Passivität die Rolle des Verzerrers. Bin ich selbst ein besonders aktiver Mensch, immer auf Achse, immer beschäftigt, immer im Mittelpunkt des Geschehens, dann wird mir jemand, der vielleicht nur fünf Abende in der Woche ausgeht, möglicherweise schon ein wenig lahm vorkommen. Außerdem würde die unterschiedliche Beurteilung der Blüten durch die verschiedenen Therapeuten eine so genaue Einteilung unmöglich machen. Denn merke: die Blütentherapie ist eine ganz subjektive. Unterschiedliches Verständnis der Bedeutung verschiedener Blüten bedeutet nicht deren Unwirksamkeit in der einen oder anderen Richtung.

Bleiben wir in diesem Falle ruhig ein wenig oberflächlich, es bleiben ausreichend Kriterien, um die Blütendiagnose zu präzisieren, und wer sich wirklich gut mit den kalifornischen Blütenessenzen auskennt, der wird sich um solche schematischen Auflistungen ohnehin nicht kümmern – und das muß letztendlich das Ziel jeden Behandlers sein: freihändig therapieren, d. h. ohne Buch in der Hand.

An dieser Stelle entscheidend ist schlicht der persönliche Eindruck: ist er eher aktiv, unternimmt er etwas, oder ist er eher passiv, läßt sich gehen, mein Patient – und dabei, so gut es einem möglich ist, von der eigenen Person zu abstrahieren.

Dann haben wir kein übles Kriterium zur Beurteilung des Patienten und seiner persönlichen Lage und einen weiteren Hinweis auf die Essenz, die er gerade jetzt benötigt.

| *Aktive Blüten* | *Passive Blüten* |
| --- | --- |
| *Basil* | *Aloe Vera* |
| *Bleeding Heart* | *Blackberry* |
| *California Poppy* | *Borage* |
| *Chamomile* | *Buttercup* |
| *Corn* | *California Pitcher Plant* |
| *Dill* | *California Wild Rose* |
| *Dogwood* | *Cayenne* |
| *Goldenrod* | *Chaparral* |
| *Lavender* | *Dandelion* |
| *Larkspur* | *Deer Brush* |
| *Madia* | *Garlic* |
| *Morning Glory* | *Hound's Tongue* |
| *Mountain Pride* | *Indian Paintbrush* |

| *Aktive Blüten* | *Passive Blüten* |
|---|---|
| *Quaking Grass* | *Iris* |
| *Quince* | *Mallow* |
| *Red Clover* | *Manzanita* |
| *Saguaro* | *Mariposa Lily* |
| *Scarlet Monkeyflower* | *Mugwort* |
| *Star Thistle* | *Penstemon* |
| *Sunflower* | *Peppermint* |
| *Tiger Lily* | *Pink Yarrow* |
| *Trillium* | *Rabbitbrush* |
| | *Sagebrush* |
| | *Scotch Broom* |
| | *Self-Heal* |
| | *Shooting Star* |
| | *Star Tulip* |
| | *Sticky Monkeyflower* |
| | *Tansy* |
| | *Trumpet Vine* |
| | *Violet* |
| | *Yarrow* |
| | *Yerba Santa* |
| | *Zinnia* |

# DER DRITTE SCHRITT: Das Lebensalter

Oder besser: der Lebensabschnitt, die Phase des Lebens, in der man sich gerade befindet. Das Alter selbst gibt ja nur eine Zahl an, zudem eine mit begrenztem Aussagewert, man schaue sich nur manch dreizehnjährigen Fernsehgreis an und stelle diesen neben einen jungen Hüpfer von 75 ...
Im dritten Schritt zu einer Blütendiagnose also stellen wir fest, in welchem Abschnitt des Lebens sich der Patient gerade befindet, welche der menschlichen Entwicklungsphasen er gerade durchlebt. Das dürfte uns eigentlich vor keine großen Probleme stellen, da wir uns ja nicht von Zahlen täuschen lassen, sondern genau hinsehen und hinhören ...
Möglicherweise existiert der "Patient" noch nicht einmal als "fertiger Mensch", das große Spektrum der kalifornischen Blüten umfaßt bereits Hilfen für die Embryonalzeit (natürlich auch für die Schwangere), und somit beginnt die Auflistung der Blüten für die bestimmten Lebensalter mit genau dieser Phase. Voraussetzung für die Hilfe für das Ungeborene muß allerdings die Einsicht der Schwangeren sein, denn sie ist es, durch deren Körper hindurch die Blütenkraft auf ihr Kind übergehen muß. Das bedeutet, daß sie, so es ihr denn tatsächlich nicht möglich ist, sich schädlichen Einflüssen auf sich selbst bzw. ihr Kind zu entziehen, den kleinen Menschen in ihrem Bauch z. B. durch Yarrow davor schützt. Natürlich sollte sie wenigstens während der Schwangerschaft mit dem Rauchen aufhören, aber wer werfe hier den ersten Stein ...
Selbstverständlich beschränkt sich die Nutzanwendung keiner Blüte nur auf einen bestimmten Zeitraum im Leben – grundsätzlich kann jede Blüte zu jeder Zeit angezeigt sein. Jedoch bringen die verschiedenen Lebensabschnitte auch verschiedene Probleme mit sich, und für diese genau definierten Probleme oder Problemphasen der menschlichen Entwicklung gibt es passende Blütenessenzen, die einem helfen, diese zu bewältigen. Es handelt sich also quasi um "zusätzliche" Qualitäten der Blüten, während bestimmter Zeiten besonders wirksam zu sein.
Haben die Probleme unseres Patienten X nun nichts mit seinem Alter zu tun, so könnten wir diesen Abschnitt getrost überschlagen – möglicherweise aber entpuppt sich sein Kummer bei näherer Betrachtung doch als bedeutungsvoller bezüglich seines Alters, als wir dies zuerst meinten. Niemand existiert losgelöst von seinen Erfahrungen,

von denen er im Laufe des Lebens mehr und mehr anhäuft, die ihn also immer stärker prägen. Dringen wir bei unserem ersten Gespräch mit Frau oder Herrn X nicht durch zu seinen wahren Sorgen, so könnten wir uns damit helfen, ihr oder ihm für's erste einmal eine Blüte für das entsprechende Alter zu verschreiben, zusätzlich Self-Heal und Lotus für die Selbstfindung hinzuzufügen und deren Wirkung abzuwarten. Gut möglich, daß wir nach der vierwöchigen Einnahmeperiode näher an den Kern herankommen als bisher.
Wir hätten auf diese Weise doch noch einen ganz passablen Einstieg in eine tiefergehende und weiterführende Therapie gefunden.

## Blüten für die noch Ungeborenen

| | |
|---|---|
| – *Mariposa Lily:* | schafft Bindung zur Mutter; |
| – *Shooting Star:* | bei drohender Früh- oder Fehlgeburt; |
| – *Star Tulip:* | Verständnis und Einvernehmen zwischen Mutter und Kind; |
| – *Yarrow:* | Schutz vor negativen Einflüssen, auch durch die Mutter verursachte; |

## Blüten für die Kindheit

| | |
|---|---|
| – *Black Eyed Susan:* | lernt all seine innere Regungen kennen und damit umgehen; |
| – *California Wild Rose:* | zurückgezogene, passive, apathische Kinder; |
| – *Chamomile:* | überaktive, quengelige Kinder; |
| – *Dogwood:* | um harte trostlose Lebensumstände in der Kindheit leichter ertragen zu können; |
| – *Mallow:* | Schwierigkeiten, Freunde zu finden, Schüchternheit; |
| – *Manzanita:* | nach traumatischer Geburt besseres "Hineinleben" in den Körper; |
| – *Mariposa Lily:* | bei fehlender Bindung an die Eltern, fühlt sich ungeliebt; |
| – *Pink Yarrow:* | Schutz des Kindes bei erschreckenden Ereignissen in der Familie, z. B. Streit der Eltern oder Scheidung; |
| – *St. John's Wort:* | überängstliche, nervöse Kinder; |

| | |
|---|---|
| – *Sunflower:* | Konflikt mit dem Vater; |
| – *Trumpet Vine:* | schüchterne Kinder mit Sprachstörungen; |
| – *Zinnia:* | die eigene Kindheit fröhlich und unbeschwert erleben. |

## Blüten für Pubertät und Jugend

| | |
|---|---|
| – *Aloe Vera:* | bei totaler Erschöpfung durch das Ausprobieren aller eigenen Möglichkeiten; absolute Verliebtheit; |
| – *Buttercup:* | Pubertätsprobleme durch Schüchternheit; |
| – *California Pitcher Plant:* | wenn Verstand und Gefühl auseinander driften; |
| – *California Poppy:* | bei Abgleiten in die Drogenszene; |
| – *Dill:* | Nervosität durch Veränderung des Selbst und der Lebensumstände; Neuorientierung; |
| – *Golden Eardrops:* | um sich leichter von der Kindheit zu trennen; |
| – *Mallow:* | soziale Unsicherheit, Selbstisolation; |
| – *Manzanita:* | um körperliche Veränderungen gelassen hinzunehmen, sich darüber zu freuen; |
| – *Mariposa Lily:* | zu frühes Einsetzen der Pubertät; |
| – *Pomegranate:* | Abnabelung von der Mutter; Entwicklung weiblicher Identität; |
| – *Saguaro:* | Auflehnung und Rebellion gegen "die Erwachsenen"; |
| – *Sticky Monkeyflower:* | Angst vor Sexualität, sexueller Begegnung; |
| – *Sunflower:* | männlicher Identitätskonflikt; |
| – *Sweet Pea:* | Probleme, den eigenen Stellenwert zu erkennen und zu akzeptieren. |

## Blüten für Klimakterium/Midlife-Crisis

| | |
|---|---|
| – *Aloe Vera:* | bei totaler Erschöpfung, Verausgabung; Herzinfarktkandidaten; |
| – *Cayenne:* | um sich aus der "Krise" zu befreien, den ersten Schritt zu tun; |
| – *Dill:* | Nervosität durch Veränderung der Lebensumstände und -bedingungen; Neuorientierung; |
| – *Manzanita:* | um körperliche Veränderungen hinzunehmen und zu akzeptieren; |

*184*

| – *Pomegranate:* | Identitätskonflikt bei Ausbleiben der Menstruation; |

## Blüten für das Alter

| – *Buttercup:* | wenn jemand auf sein Leben zurückblickend dieses als wertlos empfindet; |
| – *California Wild Rose:* | wenn der Wille zu leben vorzeitig erlischt; |
| – *Madia:* | mangelhafte Konzentrationsfähigkeit im Alter; |
| – *Penstemon:* | Akzeptieren der zunehmenden Gebrechlichkeit als Bestandteil des Lebens; |
| – *Tansy:* | Trägheit im Alter, steht nicht mehr auf, läßt sich gehen. |

## Blüten für die Sterbenden

| – *Arnica:* | wenn jemand durch Unfall o. ä. vor der Zeit zu sterben droht; Notfallmittel; |
| – *Borage:* | Überwindung von Trauer über den herannahenden Tod; |
| – *Mountain Pride:* | Akzeptanz des eigenen Todes als integraler Bestandteil des Lebens; Annehmen der letzten großen Herausforderung; |
| – *Scarlet Monkeyflower:* | ohnmächtige Wut auf den eigenen, sich ankündigenden Tod; |
| – *St. John's Wort:* | Angst vor dem "Danach". |

185

## DER VIERTE SCHRITT: Das Repertorium

Repertorium heißt Verzeichnis oder Nachschlagewerk – in diesem Falle handelt es sich um ein *Symptomen*verzeichnis ähnlich denen, mdie in der Homöopathie benutzt werden.
Wir haben bereits einige Schritte unternommen, um dem passenden Mittel auf die Schliche zu kommen, haben vielleicht festgestellt, daß das eine oder andere Leitsymptom oder –signal auf unseren Patienten zutrifft, und sind doch unzufrieden mit unserer Wahl, da wir spüren, daß sie das Problem. das es zu bewältigen gilt, nicht wirklich getroffen oder eingekreist hat.
Denn unser Patient ist nicht nur ängstlich – er scheint auch irgendwie über zu wenig Antrieb zu verfügen, scheint einen Ausweg aus seinem Dilemma gar nicht wirklich sehen zu wollen. Das bedeutet, daß er eine Blütenkombination erhalten muß, die alle die genannten Facetten der Persönlichkeit berücksichtigt.
In diesem Fall müßten wir im Repertorium außer *Angst,* auch *An– triebslosigkeit, Aufnahmefähigkeit, Realitätsbezug, Lernfähigkeit* und *Desorientiertheit* nachschlagen, um weitere Anhaltspunkte für die Mittelwahl zu erhalten.
Mit anderen Worten: in diesem Schritt wird die Wahl des Mittels präzisiert und ausdifferenziert. Schließlich ist Angst nicht gleich Angst. Jemand, der sich vor Spinnen fürchtet, verspürt seine Angst vielleicht nicht, wenn er vor einem großen Publikum sprechen muß oder wenn er sich mit jemandem auseinanderzusetzen hat, der nicht nur die schlechteren Argumente sondern auch die größeren Fäuste hat. Diese Angstwiederum ist aber nicht vergleichbar mit einer, die vollkommen unbestimmt ist, plötzlich wie angeflogen kommt, ohne erkennbare Ursache. Manche Angst tritt nur nachts auf, manche nur bei der Arbeit, nicht in der Freizeit und und und.
Das Repertorium verhilft also dazu, von einem ungenauen Oberbegriff "Angst" ausgehend zu einer präziseren Definition der Angst dieses ganz speziellen Patienten zu gelangen.
Unser Beispielpatient X mit seiner unbestimmten Angst, die kommt und geht, die irgendwann einmal begann aus keinem besonderen Grund und nun latent ständig gegenwärtig ist – dieser Patient müßte von all den vielen Blüten, die Angst zum Thema haben, eine ganz besondere, nämlich St. John's Wort, erhalten. Die Blüte, die ihm hilft, die Realität besser einschätzen zu lerene, seine Aufnahme– und Lernfähigkeit

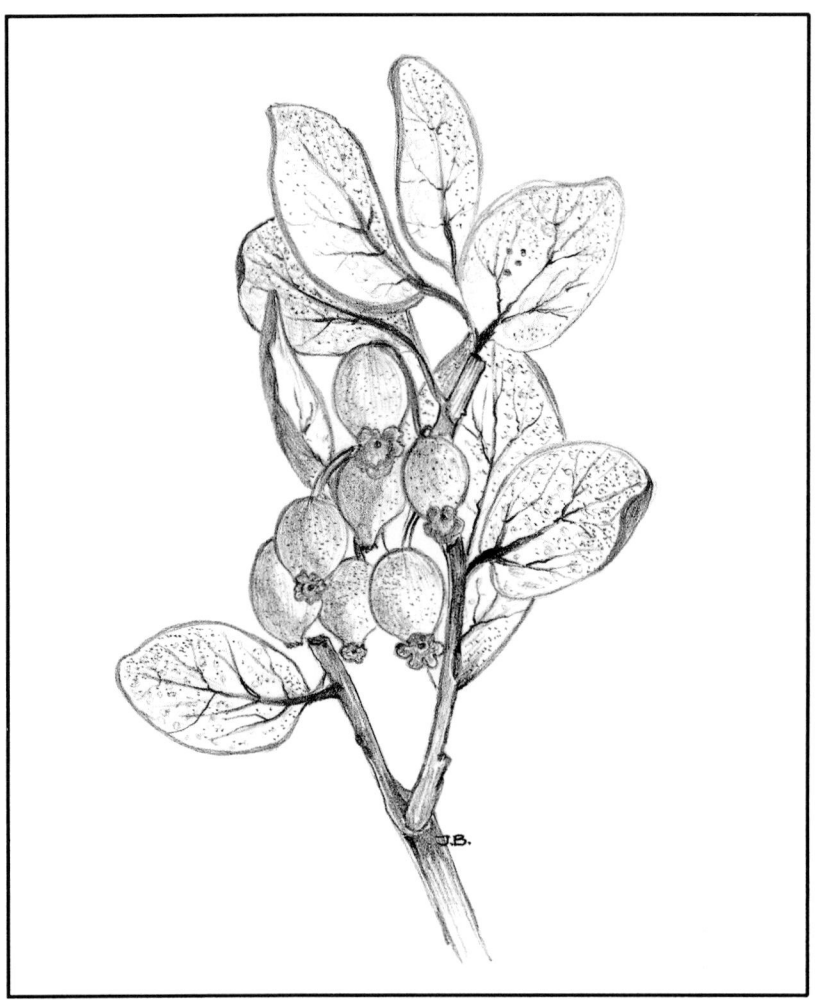

*Manzanita*          *Arctostaphylos*          *Bärentraube*
                     *viscida*

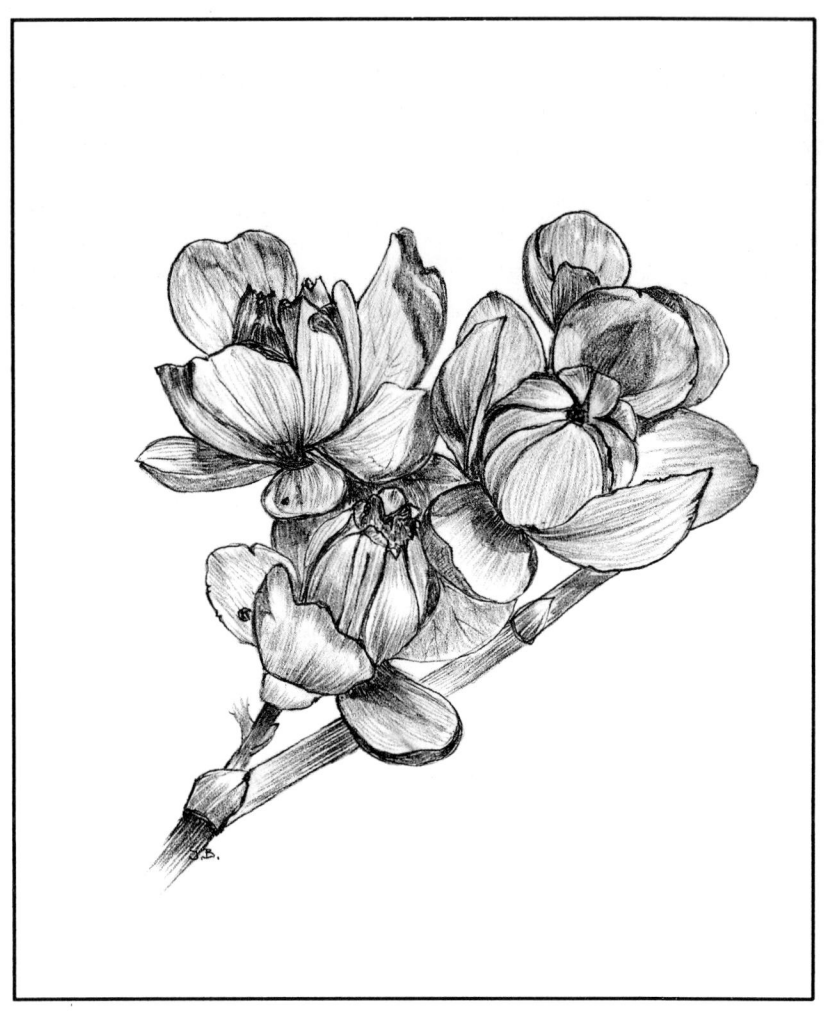

*Oregon Grape*          *Berberis*          *Berberitze*
                        *aquifolium*

erhöht, wäre dann Peppermint. Und um den Patienten sein Schicksal in die eigene Hand nehmen zu lassen, ihn seine Antriebslosigkeit abschütteln zu lassen, würde man aus verschiedenen Blüten, die sich mit Antriebslosigkeit beschäftigen, Cayenne auswählen können. An dieser Stelle wäre also schon eine recht genaue Blütendiagnose erstellt.

Das Repertorisieren, also das Nachschlagen und Vergleichen der Symptome, ist also ein wichtiger Schritt auf dem Wege der Blütenverschreibung.

Allein, es ist ein Schritt, der wie jeder andere auch, mit zunehmender Kenntnis der einzelnen Blüten immer überflüssiger wird. Es mag zu Beginn des Kennenlernens ein wichtiges Hilfsmittel bei der Entscheidungsfindung sein – darf aber nie allein für sich benutzt werden. Genaue Kenntnis der Blüte, nicht die Kenntnis der Stichworte eines Repertoriums, verhilft die richtige Essenz zu finden.

An dieser Stelle könnte jetzt ein solches Repertorium folgen – wenn es nicht den Rahmen dieses Buches sprengte. Eine akkurate Auflistung und Differenzierung aller möglichen Symptome nähme soviel Raum eine, daß es sich lohnen würde daraus ein eigenes Buch zu machen. Und genau dies wurde bereits getan: Jedem, der ein solches Nachschlagewerk in Gebrauch nehmen will, sei ganz dringend das Standardwerk der Flower Essence Society empfohlen, es heißt: *Blütenessnezen – Repertorium ihrer Wirkungsweisen.*

Ansonsten erübrigt sich mit dem immer sicherer werdenden Umgang mit den Kalifornischen Blüten das Repertorisieren auf die Dauer ohnehin. Man weiß und spürt dann, welche Blüte in welchem Falle benötigt wird. Nachschlagen ist immer ein zeichen von noch vorhandener Unsicherheit.

## DER FÜNFTE SCHRITT: Die Zeitschiene

Herr Y betritt das Behandlungszimmer, verbeugt sich steif, erkundigt sich zuerst nach der Qualifikation, die man erworben hat, ihn auch zu behandeln, ist sehr höflich und korrekt, trägt einen Hut, den er jedoch bei Betreten des Zimmers abnimmt, und setzt sich etwas steif hin, nicht ohne vorher seine Bügelfalte zurechtgezogen zu haben.

Ohne daß man ihn danach gefragt hat, gibt er seine persönlichen Daten, Geburtstag, Wohnort, Arbeitsplatz, Hochzeitstag, Scheidungstag. Er sieht aus, als säße er höchst unbequem, so auf der vorderen Kante seines Stuhles und sehr aufrecht. Er hat einen beeindruckend gerade gezogenen Scheitel und ebenso beeindruckende Knötchen an den Fingergelenken. Unaufgefordert berichtet er seine Krankengeschichte, geordnet nach Jahreszahlen und Schwere der Erkrankung, liefert zu jeder Krankheit die genaue Diagnose und Therapie. Chronische Leiden sind seine Gelenksteifigkeit und die Verkrümmung der Wirbelsäule nach vorne und ihre gleichzeitige Verhärtung, er leidet auch an Atemschwierigkeiten. Er bringt seine Geschichte so korrekt und auf den reinen Informationsgehalt beschränkt vor, als diktiere er für die Patientenkartei.

Auf Nachfrage erklärt er, seit einigen Jahren alleine zu leben, genauer seit seine Frau ausgezogen sei und die beiden Kinder mitgenommen habe. Nein, einsam sei er eigentlich nicht, er habe ja immer viel zu tun, er arbeite im Vermessungsamt, und seine Freizeit verbringe er am Computer.

Nach einer Viertelstunde sagen wir: "Dankeschön für diesen Bericht", geben Herrn Y ein Fläschchen Nasturtium mit, und der Fall ist erledigt. Möglicherweise wird Herr Y noch einmal wiederkommen, dann wird er ein zweites Fläschchen Nasturtium erhalten, und wenn er dann noch einmal erscheint, bekommt er das dritte.

Und irgendwann werden wir ihn einmal lachen sehen.

Diesen Fall habe ich mir soeben ausgedacht – ob er besonders realistisch ist, spielt hier keine Rolle. Herr Y existiert nicht, und wenn doch, ist es fraglich, ob er sich je um Hilfe an uns wendete.

Die nicht–ausgedachten Fälle sind leider etwas komplizierter. Womit wir wieder bei unserem – ebenfalls erfundenen, jedoch als Modell tauglichen – Patienten X sind.

Eine weitere Hilfe für die Blütenwahl für Patient X ist die Zeitschiene. Ein ganz leicht zu handhabendes Kriterium. Hier legen wir fest, wo

Herr oder Frau X sich auf der Zeitschiene befinden – das heißt nicht, wie in Schritt 3, welches Alter er oder sie besitzt.

Die Zeitschiene führt ganz einfach von der Vergangenheit über die Gegenwart in die Zukunft. Vergangenheit steht hier für Unverständnis, Krankheit, Nicht–mit–sich–selbst–eins–Sein. Zukunft steht für Selbstverwirklichung, Einsicht, Gesundheit. Entsprechend können wir die 72 Blüten wieder in ein Schema fassen.

Befindet sich Patient X in einem Zustand, der es nahelegt, daß er vergangene Erlebnisse und Leiden noch nicht bewältigt hat, sollte er eine "Vergangenheits–Blüte" erhalten, die ihm hilft, damit fertig zu werden, die Vergangenheit zu einem Abschluß zu bringen, sie nicht mehr die Gegenwart diktieren zu lassen. Befindet er sich gerade jetzt in großer Not und braucht sofortige Hilfe, dann bekommt er eine "Akut–Blüte". Hat er sich aber von Schmerzen und negativen Prägungen der Vergangenheit gelöst und befindet sich irgendwo zwischen Krankheit und Gesundheit, so kann er eine "Zukunfts–Blüte" erhalten, die ihm einen Schubs in Richtung Zukunft, d. h. für die Verwirklichung des eigenen Potentials, gibt. Er findet Selbsterkenntnis, Einsicht, inneren Frieden und Gesundheit.

Wo also müssen wir Patient X einordnen? In welchem Stadium befindet er sich? Ist er zum erstenmal da? Hat er schon eine oder mehrere Einnahmeperioden hinter sich? Fühlt er sich besser als zu Beginn der Behandlung?

Wieder ist unsere Beobachtungsgabe, unser Einfühlungsvermögen gefragt. Als Richtschnur für unsere Einschätzung können wir die Offenheit nehmen, mit der Patient X von sich selbst berichtet. Sind ihm bestimmte Dinge noch unangenehm oder peinlich, können wir davon ausgehen, daß er mit ihnen noch nicht fertig ist – hat er die Fähigkeit erlangt, über sie zu lächeln, oder hat er sie gar vergessen, weil sie nicht mehr wichtig für ihn sind, dann hat er schon einen großen Schritt getan. Je nachdem entscheiden wir uns für eine oder mehrere Blüten für Vergangenheit, Gegenwart oder Zukunft – wobei sich Zwischenstadien gut mit Kombinationen dieser Kategorien erfassen lassen.

Als Faustregel gilt: zu Beginn einer Blütentherapie wird die Lösung aktueller Probleme angestrebt, dann erfolgt die Aufarbeitung vergangener und anschließend bei Bedarf werden persönlichkeitsstärkende Blütenessenzen genommen. Wobei zu bedenken ist, daß manch aktueller Konflikt seine Wurzeln weit in der Vergangenheit hat und nur das Überlaufen des Fasses darstellt. Hier wurden im Laufe der Zeit soviele unbewältigte Probleme angehäuft und vor sich hergeschoben, daß der geringste Anlaß zu einer persönlichen Katastrophe führen kann. In einem solchen Falle kombiniere man eine Akut- oder Not-fall-Blüte bereits mit einer, deren Wirkrichtung auf die Vergangenheit zielt. Grundsätzlich beinhaltet eine jede der Blütenessenzen alle drei Zeitebenen – wie im oben angeführten Beispiel Nasturtium. Ist es uns möglich, *die eine* passende Konstitutionsblüte herauszufinden, werden weitere Bemühungen beinahe schon hinfällig. Der Patient erhält *seine* Blüte genau so lange, bis es ihm merklich besser geht, dann wird die Therapie für eine Weile unterbrochen, um feststellen zu können, ob der Patient bereits eine bestimmte Stabilität erlangt hat – wenn nicht, wird er sein Konstitutionsmittel vorerst weiter erhalten. Es mag sein, daß sich im Laufe einer solchen Therapie andere Probleme einstellen, die mit der ursprünglichen psychischen Verfassung nichts oder nicht direkt zu tun haben – jemand aus dem Freundeskreis stirbt z. B., dann gebe man zusätzlich eine Akut-Blüte in die Einnahmeflasche. Es muß aber auch mit Veränderungen gerechnet werden, die direkt auf die Therapie zurückzuführen sind und die zuerst als unerwünscht angesehen werden. Vielleicht kommt Patient x näher an sich selbst heran, stellt fest: "Mein Beruf ödet mich an, meine Interessen und Qualitäten liegen auf ganz anderem Gebiet", und wirft seinem Chef die Kündigung vor die Füße. Oder er kommt zu der Überzeugung: "Meine Ehe ist eigentlich schon lang zu Ende", und strebt die Scheidung an. Auch in solchen Fällen sollte man den Patienten nicht mit seinem wenn auch erstarkten Selbstbewußtsein, über das er noch gar nicht so lange verfügt, alleine lassen, sondern durch unterstützende Maßnahmen einen Einbruch verhindern.

## *Die Vergangenheits-Blüten*

| | |
|---|---|
| – *Arnica:* | Linderung alter Wunden und Verletzungen |
| – *Bleeding Heart:* | Loslassen einer vergangenen Beziehung |
| – *Buttercup:* | Erkenntnis des Ursprungs der Minderwertig-keitsgefühle |
| – *Chaparral:* | Befreiung nicht zugelassener Gefühle durch bewußtes Träumen |
| – *Dandelion:* | chronische Muskelverspannungen durch totale Selbstkontrolle |
| – *Dill:* | verängstigende Veränderungen im Leben |

| | |
|---|---|
| - *Dogwood:* | Mißbrauch und Mißhandlung in der Kindheit |
| - *Fuchsia:* | Einsicht in Gefühle, die man sich selbst verbot |
| - *Golden Eardrops:* | Einsicht in verdrängte Kindheitserlebnisse |
| - *Goldenrod:* | Unterdrückung der eigenen Sensibilität |
| - *Mallow:* | Einsicht in die eigene Verantwortung für die Einsamkeit |
| - *Manzanita:* | Aufhebung des Körpergefühls |
| - *Mariposa Lily:* | Gefühl des Ungeliebt–Seins |
| - *Mountain Pennyroyal:* | Aufnahme eines negativen Selbstbildes |
| - *Mullein:* | Selbstbetrug, Verlust des Gewissens, der inneren Stimme |
| - *Oregon Grape:* | Verfolgungswahn, Mißtrauen |
| - *Penstemon:* | der ewige Verlierer |
| - *Pink Yarrow:* | Verletzlichkeit als angenommenes Muster |
| - *Sagebrush:* | Annahme eines falschen, unehrlichen Selbstbildes |
| - *Saguaro:* | hat die Pubertät immer noch nicht hinter sich gebracht, rebelliert gegen alles |
| - *Scotch Broom:* | negative Vorprägung, Pessimismus, Zynismus |
| - *Star Thistle:* | Gefühl, immer zu kurz gekommen zu sein |
| - *Sticky Monkeyflower:* | Verletzung und Verängstigung durch negatives sexuelles Erlebnis |
| - *Sweet Pea:* | nicht bewältigte Pubertätsprobleme, Entfremdung |
| - *Trumpet Vine:* | Unverständnis in der Kindheit |
| - *Yerba Santa:* | Traurigkeit, Melancholie, hat viel Leid erlebt |

## Die Akut–Blüten

| | |
|---|---|
| - *Aloe Vera:* | entspannt und beruhigt, bringt Energie bei akuter Erschöpfung |
| - *Arnica:* | bei akutem Schock, Notfall |
| - *Basil:* | Verständnis für den Partner im Konflikt |
| - *Blackberry:* | Energielosigkeit, keine klaren Gedanken |
| - *Black Eyed Susan:* | Anerkennung "schlechter" Persönlichkeitsanteile, Unterdrückung "negativer" Gefühle |
| - *Bleeding Heart:* | Liebeskummer |
| - *Borage:* | Kummer, Schmerz, Traurigkeit |
| - *Calendula:* | Oberflächlichkeit, Unverständnis |
| - *California Pitcher Plant:* | totaler Energieverlust, Verlust des Selbst |

193

| | |
|---|---|
| – *California Poppy:* | Nervosität, Anfälligkeit für Drogen und Sekten, Verlust des Haltes |
| – *California Wild Rose:* | Apathie, Depression, Pessimismus |
| – *Cayenne:* | Schlaffheit, Unentschlossenheit, Stagnation |
| – *Chamomile:* | Nervosität, Streitlust, Stimmungsschwankungen |
| – *Dandelion:* | akute Verspannungen |
| – *Deer Brush:* | Zwiespalt Gefühl/Verstand |
| – *Filaree:* | kann den Alltag nicht bewältigen |
| – *Fuchsia:* | übertriebene Emotionalität, Oberflächlichkeit |
| – *Garlic:* | Angst, Lampenfieber, mangelndes Selbstvertrauen |
| – *Hound's Tongue:* | Schwerfälligkeit im Denken wie in der Bewegung |
| – *Indian Paintbrush:* | Frustration in der schöpferischen Arbeit |
| – *Indian Pink:* | Gelassenheit inmitten von Hektik, Lärm und Chaos |
| – *Madia:* | Konzentrationsschwäche, Tagträumerei |
| – *Morning Glory:* | Schlaf-, Rast- und Ziellosigkeit |
| – *Mugwort:* | Verschlossenheit, Selbstkontrolle |
| – *Nasturtium:* | Engstirnigkeit, Intellektualismus |
| – *Penstemon:* | Annehmen einer Herausforderung |
| – *Peppermint:* | Schläfrigkeit, Passivität |
| – *Pomegranate:* | Probleme mit der eigenen Weiblichkeit |
| – *Quaking Grass:* | zu großer Individualismus, Egozentrik bei Gruppenarbeit |
| – *Quince:* | zu harte Männer oder Frauen |
| – *Rabbitbrush:* | verschlafen, verstört, verunsichert |
| – *Red Clover:* | Panik |
| – *Scarlet Monkeyflower:* | Angst, vom eigenen Zorn überwältigt zu werden |
| – *Self-Heal:* | Selbstzweifel, Krankheitsbereitschaft |
| – *Shasta Daisy:* | muß "Lernen" lernen |
| – *Shooting Star:* | fehlender Realitätsbezug, Identitätsprobleme |
| – *St. John's Wort:* | Angst vor dem Fremden, Neuen, Ungewohnten |
| – *Tansy:* | Trägheit, Bewegungsmangel, Unentschlossenheit |
| – *Tiger Lily:* | Egoismus, Aggression, Ehrgeiz |
| – *Trillium:* | Machtmensch, geht über Leichen |
| – *Violet:* | Unauffälligkeit, Unscheinbarkeit, kein |

| - *Yarrow:* | Selbstvertrauen |
| | Schutz vor Feindseligkeit |

## Die Zukunfts-Blüten

| - *Blackberry:* | Kreativität, Umsetzung der Pläne in die Tat |
| - *California Poppy:* | Einsicht, Intuition, Spiritualität |
| - *California Wild Rose:* | Begeisterungsfähigkeit, mitten im Leben stehen |
| - *Corn:* | Entspanntheit, Ruhe, Klarheit |
| - *Iris:* | Inspiration, Ausdrucksfähigkeit, Kreativität |
| - *Lavender:* | Sensibilität, Intuition, Freiheit von Zwang |
| - *Larkspur:* | Bescheidenheit, Großmut, Führungsqualitäten |
| - *Lotus:* | Selbstverwirklichung, Konzentration, Meditation |
| - *Mountain Pride:* | Stärke, Mut, Ausdauer |
| - *Peppermint:* | Bewußtheit, Wachheit |
| - *Self-Heal:* | Selbstverwirklichung, Gesundheit, Heil-Sein |
| - *St. John's Wort:* | Einsicht, Sensibilität, Verständnis |
| - *Star Tulip:* | Aufnahmefähigkeit, Spiritualität, Offenheit |
| - *Sunflower:* | Freiheit, Energie, Verzeihung, Verständnis |
| - *Zinnia:* | Spontaneität, Freude, Leichtigkeit. |

# DER SECHSTE SCHRITT: Die Verstärker

Die Verstärker oder die Harmonisierer oder die Stabilisierer – all diese Begriffe geben Teilbereiche der Funktionen dieser Blüten als Bestandteile umfassenderer Essenzenkombinationen wieder.
Wir haben nun endlich in 5 Schritten der Mittelfindung für unseren Patienten X eine passende Blütenkombination gefunden. Wir haben jeden Schritt zuerst isoliert für sich vollzogen, die einzelnen Ergebnisse miteinander verglichen, aus den vielleicht viel zu vielen in Frage kommenden Blütenessenzen nach Abgleichung mit der genaueren Wirkungsbeschreibung in Teil 2 dieses Buches einige wenige herausgefunden, die einen gemeinsamen Charakter darstellen, der dem bedauernswerten Zustand unseres X am nächsten kommt. Sagen wir, Frau oder Herr X bekommt von uns 3 Blüten in einer Einnahmeflasche. Damit könnten wir eigentlich zufrieden sein – sind wir aber nicht, noch nicht. Denn es besteht noch die Möglichkeit, die herausgefundene Blütenmischung abzurunden, vielleicht auf den ersten Blick nicht gut zueinander passende Blüten zu harmonisieren und die Mischung insgesamt in ihrer Wirkung zu verstärken.
Warum sich eine solche Möglichkeit entgehen lassen?
Wir fügen also Teilaspekte einer Persönlichkeit, wie sie von manchen Essenzen symbolisiert werden, zusammen zu einer Gesamtpersönlichkeit. Wenn wir zurückkommen auf Patient X, erinnern wir uns an seine wesentlichen Züge: unbegründete ständige Angst (St. John's Wort), fehlender Realitätsbezug, fehlende Aufmerksamkeit (Peppermint) und die Antriebslosigkeit, etwas gegen diesen Zustand zu unternehmen (Cayenne). Jede dieser Essenzen kann auch für sich allein genommen werden, entspricht einem bestimmten Menschentyp. Zusammengenommen entsprechen sie weitestgehend Patient X.
In diesem sechsten Schritt nun fügen wir eine weitere Blüte hinzu, um die Gesamtwirkung noch zu verbessern. Tatsächlich finden sich in der Blütenkombination X bereits zwei dieser "Verstärker–Blüten", nämlich Cayenne und Peppermint. Insofern erübrigte sich in diesem Falle die Beigabe eines weiteren Verstärkers. Eine Entscheidung darüber muß im konkreten Falle jeder individuelle Behandler für jeden individuellen Fall selbst und neu treffen. War nicht weniger mehr in der Blütentherapie? Oder bringt der Zusatz einer weiteren Blüte doch noch einen entscheidenden Vorteil?

Ich will diese Frage offen lassen und nur anfügen, daß eine weitere Essenz in der Einnahmeflasche von Patient X diesem jedenfalls nicht schaden würde ...

Im folgenden werden diese "Verstärker-Blüten", die ja schon aus früheren Abschnitten bekannt sind, beschrieben – man sucht davon jeweils diejenigen aus, die zur Patient A, B oder C angemessenen Blütenkombination am besten paßt und geben sie einfach dazu. Es wird die zu erwartenden Resultate verbessern.

Demjenigen, der sich erst langsam und vorsichtig an die Kalifornische Blütentherapie herantasten will (einen kompletten 72er Satz gibt es schließlich auch nicht umsonst), sei empfohlen, mit den unten genannten 16 Blütenessenzen zu beginnen. Er hat damit die größten und wichtigsten Blüten und kann mit dieser noch geringen Zahl doch schon recht große Sprünge machen. Kennt er sie erst genau und beherrscht ihre Anwendung, mag er sich weiteren Blüten zuwenden, die er vielleicht weniger häufig gebrauchen wird, die ihm aber dennoch wertvolle Dienste werden leisten können.

## Aloe Vera

Kann als Verstärker anderen Essenzen hinzugefügt werden, wenn sich der entsprechende Mensch in einem Zustand totaler Entkräftung befindet. Aloe Vera gibt mit einem Energieschub erst die Möglichkeit, anstehende Probleme in Angriff zu nehmen und zu bewältigen.

## Arnica

Gehört zu den ganz großen Blüten, die helfen, ein Fundament für die angestrebte Genesung zu schaffen. Diese "Basis-Blüte" kann jeder Mischung beigegeben werden, da man davon ausgehen muß, daß ein jeder von uns irgendwann einmal Verletzungen erlitten hat, die sich tief in sein Wesen eingegraben haben. Da vor einem Neuaufbau zuerst alter Schutt weggeräumt werden muß, empfiehlt sich Arnica im Anfangsstadium jeder Blütentherapie zur Aufarbeitung und Befreiung von alten Wunden.

*Blackberry*

Gibt man einer Blütenkombination bei, auch wenn der zu behandelnde
Mensch nicht dem Blackberry-Psychogramm entspricht, wenn man von
ihm den Eindruck mangelnder Lebendigkeit, vor allem im Denken, hat.
Blackberry schafft Klarheit in den Gedanken, läßt die eigenen Ziele
erkennen und anstreben. Als übergeordnete Blüte kann Blackberry jene
Blüten ersetzen oder verstärken, deren Kennzeichen Konzentra-
tionsschwäche, Zerstreutheit und mangelnde Lernfähigkeit sind.

*Borage*

Fügt man Blütenmischungen hinzu, wenn der Patient vor allem mehr
Lebendigkeit und Optimismus braucht. Die Herausforderung, vor der
er steht, mag eine schwierige sein, Borage gibt Gelassenheit und Zuversicht und erleichtert so insgesamt den Heilungsprozeß.

*California Wild Rose*

Jede Form von Niedergeschlagenheit, Depression, Lustlosigkeit läßt
California Wild Rose angezeigt sein. California Wild Rose kitzelt das
Interesse an einer Genesung beim Patienten hervor, holt ihn aus seiner
Apathie, seiner Willenlosigkeit heraus, läßt ihn seine Aufgabe
anpacken.

*Cayenne*

Wenn nichts mehr geht – dann geht es mit Cayenne vielleicht doch
noch. Bleibt die Therapie an irgendeiner Stelle stecken, kommt nicht
voran, dann kann Cayenne ihr wieder einen Schub geben. Cayenne
kann als eine Art "Initialzündung" zu Beginn der Therapie gegeben
werden oder auch im weiteren Verlauf, um sie einen weiteren Schritt
nach vorn zu bringen.

*Corn*

Innere Ruhe, gedankliche Klarheit, Freiheit, Begeisterungsfähigkeit für neue Aufgaben, die eigene Begrenztheit überwinden, den Horizont erweitern – Stichworte, die Corn im Grunde bei allen Blütenmischungen als Beigabe angezeigt sein lassen.

*Dandelion*

Wenn die innere Freiheit erkämpft werden muß, wenn psychische Affekte negative körperliche Folgen nach sich ziehen – was sie im Grunde immer tun – sei Dandelion als Kombinationsblüte empfohlen. Bringt Körper und Seele in Einklang.

*Lavender*

Spirituelle Fortschritte und Weiterentwicklung, Einklang von Welt und eigener Person. Erkennen der eigenen Ziele.

*Lotus*

Was jeder braucht: Selbsterkenntnis, zu sich selber finden, die Bedeutung des eigenen Lebens und des eigenen Leidens erkennen und verstehen. Frieden machen mit sich selbst, heißt Frieden machen mit der Welt. Ruhe und Gelassenheit, Klarheit im Denken wie im Handeln. Lotus kann jeder Blütenkombination hinzugefügt werden, es bringt die verschiedenen Blüten in Einklang, harmonisiert und verstärkt sie.

*Mountain Pennyroyal*

Macht den Kopf frei von alten Vorurteilen, räumt Gedankenmüll beiseite, gibt den Blick frei auf sich selbst und die Welt, wie sie wirklich ist. Befreit von negativem Selbst–Bild und Welt–Bild, gibt die Chance, vorbehaltlos die eigene Selbstverwirklichung anzustreben. Zu Beginn einer Blütentherapie häufig indiziert.

*Peppermint*

Ergänzt Blütenkombinationen, die zur Erlangung größerer Bewußtheit und Spiritualität genommen werden. Unverstellter Blick auf Geistiges wie Weltliches.

*Self-Heal*

Generelle Misch-Blüte. Kann als Gesundheitsprophylaxe auch allein genommen werden, wird ansonsten nur in Kombination mit anderen Blüten eingenommen. Verbessert die Wirkung jeder Kombination, verstärkt die Selbstheilungskräfte, den Glauben an die eigene Gesundung, bringt Selbstvertrauen. Bei "Therapieresistenz" gut gemeinsam mit Cayenne.

*Sunflower*

Stärke, Selbstachtung, Aufrichtigkeit, Güte, Verständnis.

*Yarrow*

Gibt geschwächten Patienten zu Beginn der Therapie neue Kraft und hüllt einen "Schutzmantel" um sie, besonders wichtig in schwierigen Phasen der Therapie, in der eine besondere Anfälligkeit für Verletzungen besteht, auch durch sich selber.

*Yerba Santa*

Befreit von vergangenem Leid, oft zu Beginn einer Blütentherapie angezeigt. Läßt frei durchatmen und frische Energie schöpfen. Läßt die Therapie insgesamt sanfter verlaufen, wenn z. B. bestimmte Blüten zu schnell vergangene qualvolle Ereignisse ins Bewußtsein zurückholen und dadurch große Erschütterungen auslösen. Hilft, die Trauer, die man sich nicht erlaubt hat, wiederzuerleben und loszulassen, befreit durch Weinen. Der große Besänftiger unter den Blüten.

# Teil 4:

## *Die Chakren*

Teil 3 dieses Buches widmete sich ganz der Suche nach dem richtigen Mittel für einen Menschen, der uns als Blütenberater und –verschreiber ganz fremd war. In verschiedenen Schritten wurde versucht, der Persönlichkeit des Patienten auf die Spur zu kommen und aus den Ergebnissen eine Verschreibung von Blütenessenzen abzuleiten. In diesem Abschnitt nun soll ähnliches versucht werden, jedoch von einem völlig anderen Ansatz ausgehend. Dieses Kapitel soll es Therapeuten, die mit östlichen Therapien und Yoga arbeiten, ermöglichen, ohne tiefgehendes Studium der Blütentherapie diese sofort zur Unterstützung ihrer bisherigen Arbeit einsetzen zu können. Auch gibt diese neue Form der Herangehensweise an die Therapie mit Blütenessenzen die Gelegenheit, vorhandene diagnostische Möglichkeiten zu erweitern und auch zu überprüfen.

Chakra ist ein Begriff des Yoga und bezeichnet ein Energiezentrum im menschlichen Körper. Solcherart gibt es sieben, durch die Energie aufgenommen, aber auch abgegeben werden kann. Diese Chakren werden an verschiedenen Stellen der Wirbelsäule lokalisiert, die in der Yoga–Lehre als Energiekanal bzw. als Träger eines solchen angesehen wird. Durch diesen Energiekanal (auch Suschumna genannt) strömt die durch die Chakren aufgenommene Energie von unten nach oben. Jedes Chakra ist mit dem Energiekanal verbunden.

Man mag sich die Chakren als Trichter vorstellen, die die Energie aufnehmen und weiterleiten.

Es gibt noch eine Menge zu sagen über die Chakren – um wirklich begreifen zu können, was es mit ihnen auf sich hat, sollte man allerdings sein Yoga–Studium vertiefen. In dieser Arbeit sei nur soweit auf sie eingegangen, als es mir in Verbindung mit der Blütentherapie sinnvoll erschient. Yoga ist ja erheblich mehr als nur eine Sammlung komplizierter körperlicher Verrenkungen, es ist ein philosophisches System, eine Auffassung vom Leben, eine Lebensform.

Die besagten Trichter befinden sich an der Rückgratbasis, in Höhe der Genitalien, in Nabelhöhe, in Herzhöhe, in Halshöhe der Wirbelsäule sowie zwischen den Augenbrauen und am Scheitel. Das unterste

Chakra öffnet sich nach unten, das oberste nach oben, alle anderen zur Vorderseite des Körpers.

Jedes Chakra hat eine bestimmte Aufgabe zu erfüllen, es ist einer bestimmten Körperregion zugeordnet, findet somit körperlichen Ausdruck, kann aber ebenso mit definierten psychischen Funktionen assoziiert werden.

Das unterste (erste) Chakra ist beispielsweise für den Knochenbau zuständig, aber auch für Realismus und Stabilität, materielle Lebensinteressen und Überlebenskampf.

Alle Chakren gemeinsam versorgen den Menschen mit allem, was er braucht, bringen ihn zur Ganzheit und zur Vollkommenheit. Die entsprechenden Yoga–Übungen sollen die Chakren aktivieren – also nicht nur die Gelenke beweglich machen. Wie aus dem Gesagten hervorgeht, müssen wir etwas tun, um die Chakren funktionstüchtig zu erhalten, wir müssen sie genauso pflegen, wie wir uns pflegen sollten. Tun wir dies nicht oder haben eine psychische Struktur entwickelt, die das entsprechende Chakra nicht ausreichend Energie aufnehmen läßt, verkümmern wir, bleiben wir in unserer Entwicklung auf der Strecke. Man kann also sowohl von einem Persönlichkeitsbild auf ein gestörtes Chakra schließen, wie auch umgekehrt von einem gestörten Chakra auf die Lernaufgabe, die wir im Leben zu bewältigen haben. Wir haben es selber in der Hand, ob unsere Chakren geöffnet und somit funktionstüchtig sind, oder ob sie (wir) verschlossen sind, nicht genügend Energie aufnehmen und also unser Potential nicht ausschöpfen können. Ein Chakra kann auf zweierlei Art gestört sein. Es kann nicht vollständig geöffnet sein, und dies hat zur Folge, daß die Möglichkeiten sowohl auf körperlicher wie auf psychischer Ebene nicht wahrgenommen werden. Man ist in gewissen Bereichen geschwächt, kann seine eigentlichen Aufgaben nicht erfüllen, was wiederum auch die anderen Chakren beeinflußt. Es handelt sich schließlich um ein ineinandergreifendes System – der Ausfall eines Chakra schwächt alle anderen mit. Genau wie in der herkömmlichen Pathologie, da ist zum Beispiel "nur" der Blinddarm entzündet, die Auswirkungen spüren wir jedoch vom Kopf bis in die Beine.

Die zweite Möglichkeit eines gestörten Chakras ist als eine Art Fehlfunktion zu definieren. Hier wird die Energie zwar aufgenommen, aber nicht funktionsgerecht verarbeitet und weitergeleitet. Dies kann dazu führen, daß sich die Energie im Bereich des entsprechenden Chakras staut und statt nach innen weitergeleitet wieder nach außen abgeführt wird.

Um auf das bereits erwähnte Beispiel des ersten Chakras zurückzukommen: hier würde sich die Fehlfunktion so auswirken, daß der entsprechende Mensch sich übermäßig an allem Materiellen festklammert, daß er hortet und habgierig wird. Funktioniert das Chakra, bewältigt er die täglichen Aufgaben im materiellen Bereich unbeeinflußt zur Befriedigung der eigenen Bedürfnisse und der der Familie. Er akzeptiert die materiellen Notwendigkeiten, ohne sie überzubewerten. Ein gestörtes Chakra zieht also ein gestörtes psychisches und körperliches Leben nach sich.

Andersherum bewirken zum Beispiel traumatische Erlebnisse, daß wir uns im entsprechenden Chakra–Bereich verschließen. Vielleicht haben wir eine sexuelle Katastrophe erlebt, die wir auf keinen Fall noch einmal durchmachen wollen. Dann halten wir Distanz, vermeiden sexuelle Begegnungen, das Chakra verschließt sich und verliert seine Energieaufnahmefähigkeit. Womit auch alle übrigen Funktionen dieses Chakras beeinträchtigt werden (z. B. Nieren– und Verdauungsfunktion), es kommt zu Verspannungen im Beckenbereich und neurotischen Verhaltensweisen. Genau wie jedes Organ und jede Funktion vom Laufen bis zum Denken trainiert werden muß, um erhalten zu bleiben, müssen auch die Chakren trainiert werden. Dazu gehört in diesem Falle die Abfuhr sexueller Energie.

Es gibt vermutlich 1001 Art, wie man feststellen kann, ob ein Chakra in Ordnung ist oder nicht. Da dies aber kein Schnellkurs zur Entwicklung übersinnlicher Fähigkeiten ist, verzichte ich auf die Darstellung dieser Techniken vom Handauflegen bis zum Pendeln. Vielmehr sollten wir uns in diesem Zusammenhang um die Beziehung zu den Blütenessenzen kümmern. In Teil 2 wurden die Blüten anhand der psychischen und teilweise auch der körperlichen Merkmale der Menschen, für die sie indiziert sind, charakterisiert. Parallel dazu kann man auch für die Chakren solche Merkmale bestimmen.

Ein gestörtes Chakra macht sich sowohl durch körperliche wie durch psychische Veränderungen bemerkbar. Wir können mit Hilfe dieser Veränderungen und Besonderheiten Rückschlüsse auf ein gestörtes Chakra ziehen. Schwieriger wird es, wenn mehr als ein Chakra nicht funktionstüchtig ist, da vermischen sich die Charakteristika zu einem neuen Persönlichkeitsbild, genau wie das bei zwei oder mehr Blüten der Fall ist.

Diese neue Diagnosemöglichkeit basiert also auf Erkenntnis der Besonderheiten des Patienten, von da aus wird auf ein oder mehrere gestörte Chakren geschlossen, und anschließend werden Blüten verordnet, die eben jene gestörten Chakren wieder in Ordnung bringen können. Im Anschluß an jede Chakra-Beschreibung findet sich eine Auflistung der Blütenessenzen, die das entsprechende Chakra positiv beeinflussen können.

Wer andere als die Gesprächstechniken zum Erkennen der funktionsuntüchtigen Chakren beherrscht, mag einen leichteren Weg gehen. Er kann durch spirituelle Praktiken herausfinden, welches Chakra Unterstützung benötigt, und sofort die passende Blüte bestimmen.

Ein wenig aus der Reihe fällt das oberste, das Kronen- oder Scheitel-Chakra. Es steht für die Vollendung des Menschen, für Vollkommenheit und Erleuchtung. Es kann nur seine Funktion erfüllen, wenn alle anderen Chakren ebenfalls hundertprozentig gesund und energiereich sind. Jedes Chakra steht auch für eine bestimmte Farbe des Spektrums, alle Farben zusammengenommen bilden das Weiß, das für das Kronen-Chakra bestimmend ist.

Ein Therapieschema, das sich für die Blütenbehandlung als sinn- und wirkungsvoll erwiesen hat (= nehme den Menschen zuerst die akuten Nöte, bearbeite dann vergangene, in die Persönlichkeit eingegrabene Leiden und helfe sodann bei der Weiterentwicklung der Persönlichkeit), läßt sich ähnlich für die Chakren-Behandlung feststellen. Das Chakra, das in der Mitte steht, das Herz-Chakra, sollte zuerst unterstützt werden. Ohne Herz ist Materialismus Habgier, ohne Herz ist Sexualität Leistungssport, ohne Herz ist Autorität Unterdrückung. Offenheit und Liebe erst bringen die Chakra-Energie in die richtige Richtung.

Hat sich das Herz geöffnet, sowohl Liebe zu empfangen wie auch Liebe zu geben, mag man in der Reihenfolge der Chakren von unten noch oben weitermachen. Es ist also möglich, eine "Chakra-Kur" zu machen, die dann sieben Monate dauerte. Bestens unterstützt würde diese Kur natürlich durch praktische Anwendung des Yoga (siehe auch im Anhang: Die Yoga-Essenzen).

Ansonsten kann die Chakra-Lehre ein gutes Hilfsmittel im Blütenbereich sein, die bisherige Verordnung bestätigen oder überdenken lassen. Im folgenden wird jedes Chakra und seine Aufgabe im und für den Menschen kurz beschrieben, darunter findet sich jeweils eine Auflistung von Blütenessenzen, die auf das entsprechende Chakra einwirken.

## *DAS ERSTE CHAKRA: Basis-Chakra*

Das Basis-Chakra befindet sich im Körper in Steißbeinhöhe. Aufgabe dieses Chakra ist es, den Menschen in der Realität zu verwurzeln. Es stellt den Kontakt zur Erde her, daher öffnet es sich auch nach unten und nicht nach vorne, wie die übrigen Chakren. Gut "geerdet" zu sein bedeutet Sicherheit, es sorgt für psychische Stabilität, man hat festen Boden unter den Füßen.

Man bleibt Realist, bewältigt die alltäglichen Aufgaben voller Energie, man ist standhaft, in der Lage, sich zu wehren, läßt sich nicht so leicht umwerfen. Das Basis-Chakra versorgt einen mit der Energie, die man benötigt, seine materiellen Interessen wahrzunehmen, d. h. es gibt einem die Kraft, die Arbeit aufrechtzuerhalten, die einem Nahrung, Kleidung, Wohnung verschafft.

Es steht auch für schöpferische Kraft und Kreativität. Wer seine Talente auf schöpferischem Gebiet hat, wird bei aktivem Basis-Chakra aus dem vollen schöpfen können, wird Materie formen können und daraus Kunst machen.

Da das Basis-Chakra mit Materie und Materialität zu tun hat, ist es auf der körperlichen Ebene vor allem für die Festigkeit zuständig. Es versorgt Knochen, Zähne, Nägel mit Energie für Festigkeit bei gleichzeitiger Elastizität, es sorgt für den Aufbau der festen Bestandteile des Blutes (Blutkörperchen) und auch dafür, daß nicht verwertbare Anteile der Nahrung und Abfallstoffe über den Darm ausgeschieden werden. Die Erdfarbe rot ist die Farbe des Basis-Chakra wie die Farbe des Blutes.

Ist dieses Chakra nicht so geöffnet, wie es das sein sollte, ist der entsprechende Mensch schlecht "geerdet". Er kommt nicht mit der Wirklichkeit zurecht, ist unsicher, instabil, fühlt sich der alltäglichen Belastung nicht gewachsen. Er kann sich nicht durchsetzen, kann sich nicht wehren, macht sich über alles Sorgen und traut sich nicht, auf die eigene Kraft zu bauen.

Die Fehlfunktion des Basis-Chakra äußert sich in einem übersteigerten Materialismus. Der Mensch will haben, will besitzen, kann nichts hergeben. Er hat ein übergroßes Sicherheitsbedürfnis, hortet Vorräte, hat Angst, alles wieder zu verlieren. Sein Interesse geht nur in eine Richtung: zu sich hin. Er ißt mehr, als er braucht, leidet an Übergewicht und gleichzeitig Verstopfung, weil er nichts loslassen kann. Ihm fehlt das Vertrauen in sein Schicksal, er befürchtet stets das Schlimmste, und aus diesem Grunde kann er sich für niemanden öffnen. Die Selbstkontrolle einmal loszulassen oder nur zu lockern, erzeugt in ihm höchste Unsicherheit. Er reagiert gereizt, wird wütend und aggressiv, befürchtet sofort, alle Welt würde den Moment der "Schwäche" auf der Stelle ausnutzen zu finsteren Attacken. Und wer nicht loslassen kann, der kann auch nicht lachen, der kann sich nicht spontan freuen, der ist über-ernst.

Da er den Körperbereich, für den dieses Chakra zuständig ist, stets kontrolliert, hält er ihn auch stets unter Spannung. Die Energie, die er über das Basis-Chakra aufnimmt, benutzt er, dieses zu verkrampfen und verhärten. Der Anal-Bereich ist verspannt, er kann seinen Stuhl nur unter Anstrengung durch den Muskelpanzer pressen, und er kann auch den Genitalbereich nicht entspannen und büßt so seine Orgasmusfähigkeit ein.

Die Blüten für die Regulierung des Basis-Chakra sind:

*Arnica*
*Blackberry*
*Buttercup*
*California Wild Rose*
*Filaree*
*Hound's Tongue*
*Manzanita*
*Mullein*
*Oregon Grape*
*Saguaro*
*Self-Heal*
*Shooting Star*
*Star Thistle*
*Trillium*
*Violet*

## *DAS ZWEITE CHAKRA:* Sakral-Chakra

Das zweite Chakra erhielt seinen Namen nach dem Os Sacrum, dem lateinischen Wort für Kreuzbein, also dem Teil der Wirbelsäule, der sich dem Steißbein nach oben hin anschließt. In Höhe des Kreuzbeines also findet sich das Sakral–Chakra, oberhalb der Genitalien von vorne betrachtet.

Das Thema dieses Chakras ist Emotionalität. Es geht um zwischenmenschliche Beziehungen im allgemeinen, sexuelle im besonderen. Das Gefühlsleben und die Kreativität werden durch dieses Chakra gesteuert. Wer in diesem Bereich frei und offen ist, der lebt seine Emotionen in ihrer ursprünglichen Form, ohne daß sie durch Erziehungs–, Kultur- und Neurosenfilter verändert werden. Freude ist wirkliche Freude, Wut ist ursprüngliche Wut. Die Gefühle werden spontan erlebt und spontan geäußert.

Die Farbe dieses Chakra ist orange. Körperlich ist es zuständig für das Becken, die Geschlechtsorgane, Nieren und Blase und die Verdauung. Ein geschlossenes Chakra bereitet seinem Besitzer ein trostloses Leben. Er empfindet nichts, kann nichts empfinden, ist verschlossen, zugeknöpft, gefühlsarm. Sein Sexualleben existiert nicht, er ist unbeweglich und starr. Es mangelt ihm an Selbstachtung, er ist ungesellig und einsam.

Werden die Energien durch dieses Chakra zwar aufgenommen, aber nicht verarbeitet und weitergeleitet, stauen sie sich an und müssen immer und immer wieder nach außen abgeführt werden. Der Sexualtrieb ist übersteigert, immer wieder werden neue Partner gesucht, es entsteht eine Form der Sucht nach immer neuen sexuellen Erlebnissen, die jedoch in einem Punkt immer gleich und gar nicht neu sind: sie bleiben unbefriedigend. Es fehlt die Fähigkeit der Hingabe, es fehlt das wirkliche Verstehen des Partners, das Sich–auf–ihn–Einlassen, und es fehlt Zärtlichkeit. Ein solcher Mensch kann sich selbst und seinen Gefühlen und Trieben nicht trauen, er erkennt nicht, welcher Mensch als Partner zu ihm passen könnte, da er zu niemandem "einen Draht hat". Seine Beziehungen werden nie das Wahre sein, er kann die wirklichen nicht von den falschen Freunden unterscheiden.

Es fehlt ihm die Fähigkeit, die Dinge zu klären, um sie anschließend klar zu sehen. Physisch bedeutet das Unterfunktion der Nieren, die Entgiftungsfunktion wird nicht regelrecht wahrgenommen, es bestehen Spannungen in der Blase – insgesamt hat dieser Mensch eine Disposition für Harnblasenentzündungen und Nierenerkrankungen.

Beeinflussen kann man das Sakral–Chakra mit diesen Blüten:

*Basil*
*Dandelion*
*Iris*
*Madia*
*Pomegranate*
*Sticky Monkeyflower*
*Sweet Pea*

## *DAS DRITTE CHAKRA: Nabel–Chakra*

Dieses Chakra befindet sich zwei Querfinger oberhalb des Bauchnabels. Es ist der Sitz des Selbstbewußtseins. Es ist das Gefühlszentrum und auch das Verstandeszentrum. Hier wird innere Harmonie hergestellt. Ist dies Chakra geöffnet, dann bringt die aufgenommene Energie Vitalität, Klarheit und inneren Frieden. Es vermittelt Durchsetzungsvermögen und gleichzeitig Verständnis und Rücksicht. Man akzeptiert seine eigene Natur, und man versteht die der anderen und bringt ihnen daher Respekt entgegen.

Ein geschlossenes Chakra bringt Frustration. Man fühlt sich überfordert, den Herausforderungen des Lebens nicht gewachsen, man ist mutlos und sieht überall nur völlig unüberwindliche Hindernisse. Man ist schwach, ohne Rückgrat, ohne Selbstbewußtsein.

Ein nicht regelrechtes Verarbeiten der aufgenommenen Energie dagegen und der daraus resultierende Energiestau bringen Unruhe. Man kann nicht entspannen, findet keinen Frieden, sucht die Befriedigung im Äußerlichen. Der ruhelose, gierige, aufbrausende und aggressive Mensch ist der typische Vertreter der Menschen, deren Nabel–Chakra nicht in Ordnung ist. Er sucht die Anerkennung durch andere, sieht sich davon abhängig – das natürliche Durchsetzungsvermögen wird verdreht in puren Machttrieb. Man kämpft rücksichtslos um jeden möglichen Vorteil. Und dazu gehört auch, daß man seine Gefühle unterdrückt. Man leistet sich keinen schwachen Augenblick – ohne zu ahnen, daß die Eigenaggressivität Ausdruck von Schwäche ist. Man leistet sich keine Gefühle, man äußert sie natürlich auch nicht – man staut sie im Bauch. Im Bereich des Nebel–Chakra. Dort müssen sie bleiben und dürfen nicht hinaus. Der Bauch wird kontrolliert, steht

unter andauernder Spannung. Das Festhalten der Gefühle macht den Bauch hart, den unteren Rücken starr.
Damit haben wir auch die körperliche Zuordnung: das Nabel–Chakra reguliert die Bauchorgane Leber und Gallenblase, Milz, Magen, Bauchspeicheldrüse und oberen Dünndarm und besonders wichtig: das vegetative Nervensystem mit seinem Sonnengeflecht als Zugang. Wer Gefühle unterdrückt, staut sie in diesen Organen – der nicht geäußerte Zorn läßt die Galle stauen und Steine sich bilden, wer sie herunterschluckt, läßt den Magen sauer werden, wer Liebe weder äußern noch annehmen kann, wird Probleme mit der Bauchspeicheldrüse bekommen.
Die Farbe des Nabel–Chakra ist gelb (wie die Galle).

Folgende Blüten bringen das Nabel–Chakra in Ordnung:

*Black Eyed Susan*
*California Poppy*
*Chamomile*
*Chaparral*
*Corn*
*Dill*
*Dogwood*
*Garlic*
*Mountain Pride*
*Penstemon*
*Pink Yarrow*
*Red Clover*
*Scarlet Monkeyflower*
*St. John's Wort*
*Star Tulip*
*Yarrow*
*Zinnia*

## DAS VIERTE CHAKRA: Herz–Chakra

Das Chakra des Herzens befindet sich – natürlich – in Herzhöhe in der Mitte der Brust. Es ist der Mittelpunkt der Chakren, das innerste Chakra, hier findet die Integration statt: Integration von Fühlen und Denken, von Lieben und Geliebtwerden.

Es geht vor allem um Liebe, sich selbst lieben und andere lieben, keine Bedingungen stellen, Mitgefühl und Verständnis erlangen für Menschen, Tiere, Pflanzen, kurz: die gesamte Natur.

Ein nicht vollständig geöffnetes Chakra bedeutet, die Möglichkeiten des Herzens nicht voll auszuschöpfen, nicht wirklich aus vollem Herzen lieben zu können. Gleichzeitig ist man abhängig von der Zuneigung anderer. Hier ist das Herz eine Einbahnstraße. Man selber kann sich nicht öffnen und braucht doch die Anteilnahme und die Liebe der anderen. Man ist leicht zu verletzen, zieht sich dann zurück und verschließt sich noch weiter. Man versucht, stets und zu allen freundlich zu sein, um bloß von niemandem abgelehnt zu werden, aber diese Freundlichkeit ist nicht ehrlich, sie bleibt oberflächlich, soll nur die Unfähigkeit zu wahrer Zuneigung und Liebe vertuschen.

Insgesamt ist man nicht so warmherzig, wie man es sein könnte, man zeigt seine Gefühle nicht, läßt sie erst gar nicht entstehen, kann weder jemanden voller Freude spontan umarmen noch Schmerz vor anderen durch Weinen zeigen. Man bleibt distanziert, auch zu sich selbst, hat sich als Abwehrmuster eine Reihe von Rationalisierungen zugelegt und ist in der Lebensfreude und Erlebnisfähigkeit stark eingeschränkt.

Ist das Herz–Chakra zwar geöffnet aber gestaut, entwickelt man eine Art besitzergreifende Liebe. Auf der einen Seite ist man süchtig nach ihr und kann sie auf der anderen Seite doch nicht erwidern. Man gibt nicht selbstlos, sondern erwartet immer irgendeine Form von Dankbarkeit, Anerkennung, Zuneigung. Enttäuschung und Zynismus brechen sich Bahn, wenn man scheinbar so großzügig war und seine Bemühungen dennoch nicht honoriert findet. Das Gefühlsleben befindet sich in beständig wechselndem Auf und Ab, ist bestimmt von Gegensätzen. Man sucht Nähe und fürchtet sich doch vor ihr, man will sich öffnen und verkrampft sich gleichzeitig, man wehrt sich gegen scheinbaren Schmerz, wo doch Zärtlichkeit geboten wird.

Körperlich ist das Herz–Chakra für den Brustkorb und seine Organe zuständig, den oberen Rücken, die Haut, die Atmung und den Kreislauf und die Thymusdrüse, die mit der Pubertät degeneriert, einem bis dahin hilft, erwachsen zu werden und groß und selbständig und sich zu wehren lehrt, auf eigenen Füßen zu stehen.

Ein gestörtes Herz–Chakra führt zu Verspannungen im Brustbereich, die Atemkapazität ist eingeschränkt, man lebt insgesamt auf niedrigerem Energieniveau, man spürt Beklemmungen schnell in der Herzgegend. Der zusammengezogene Brustkorb signalisiert Furcht, Passivität

und mangelndes Selbstvertrauen. Im Gegensatz dazu kann der Brust-
korb auch stark erweitert, aufgebläht sein. So ein Mensch staut seine
Gefühle hier an, er läßt sie nicht heraus.
Typische Krankheiten bei Störungen des 4. Chakras sind Herzrhyth-
musstörungen, Atemstörungen und Allergien der Haut.
Die Farbe des Herzens ist grün, aber auch rosa.

Ausgleichen läßt sich das Herz-Chakra durch diese Blüten:

*Aloe Vera*
*Bleeding Heart*
*Borage*
*California Poppy*
*Fuchsia*
*Golden Eardrops*
*Goldenrod*
*Iris*
*Mallow*
*Mariposa Lily*
*Nasturtium*
*Quaking Grass*
*St. John's Wort*
*Star Tulip*
*Sunflower*
*Yerba Santa*
*Zinnia*

## *DAS FÜNFTE CHAKRA:* Kehl-Chakra

Das fünfte Chakra befindet sich einen Finger breit über dem Kehlkopf.
Sein Thema ist Kommunikation, Verbindung herstellen zwischen sich
und anderen, aber auch zwischen Kopf und Bauch. Wer über ein
funktionierendes Kehl-Chakra verfügt, besitzt die Fähigkeit, nach innen
zu schauen, auf die innere Stimme zu hören und sich selbst zu
erkennen, hat gleichzeitig eine gute Beobachtungsgabe, läßt Dinge in
sich hinein, ist aufnahmefähig für höhere Inspiration.
Ein verschlossenes Chakra zeigt sich durch Ausdrucksschwierigkeiten,
sowohl verbal wie körperlich. Solche Menschen sind still, scheu,
schüchtern, sie vertrauen ihrer eigenen Meinung nicht und bringen sie

daher nicht zum Ausdruck. Ihre Stimme ist leise, vielleicht stottern sie gar, vielleicht führt das Abwürgen der inneren Impulse zum Kloßgefühl im Hals. Ihr Verbindungskanal ist verengt, Einsichten können nicht nach innen hindurch, Worte und Gefühle nicht nach außen. Sie sind hilflos, unbeholfen, ungelenk.

Das geöffnete, aber gestaute Chakra bedeutet ebenfalls eine Hemmung des Energieflusses zwischen Kopf und Bauch, Denken und Fühlen, oberen und unteren Chakren. Der Rationalität wird mehr Wert beigemessen als der Emotionalität. Der Kopf bewertet die Gefühle, zensiert sie, läßt nur bestimmte nach außen bzw. nach innen. Die geäußerten Gefühle müssen dem Selbstbild entsprechen, und sei es noch so falsch. Menschen mit gestörtem Kehl–Chakra bemühen sich, ihre "negativen" Seiten zu verbergen, sie sind möglichst sachlich, nüchtern, hören nur auf ihren Verstand. Ihre Stimme ist wenig ausdrucksfähig, trocken und kühl, ihre Worte bleiben möglichst an der Oberfläche des Sinnes, möglicherweise kanzeln sie ihre Gesprächs- partner hart ab, wenn diese ihnen zu emotional werden. Wer jedoch die Energie im Hals staut, dem kann es passieren, daß diese sich gegen ihren Willen einen Weg nach außen bahnt. Die Menschen sind dann aufbrausend, alles Zurückgehaltene bricht aus ihnen hervor, Zorn, Angst, Schuldgefühle, und überwältigt sie. Andersherum haben sie manchmal "Anfälle" von Selbsterkenntnis und verfallen dadurch in tiefe Depression, solange, bis sie sich wieder in der Gewalt haben.

Das Kehl–Chakra bestimmt den Nacken, den Hals und den Kiefer, die Luftröhre und die Stimme, auch die Bronchien, die Speiseröhre und die Schilddrüse. Zuerst macht sich eine Störung im Kehl–Chakra als Beschwerden, etwas hinein– bzw. hinauszubekommen, bemerkbar, d. h. durch Schluck– oder Atemschwierigkeiten. Ein Kropf ist auch ein Hinweis auf ein gestörtes Kehl–Chakra. Die krampfhafte Verengung der Bronchien beim Asthma oder sonstigen Allergien sind ebenfalls solche Zeichen. Oft ist der Kiefer verkrampft, die Zähne sind aufein- andergepreßt, was den ganzen Gesichtsausdruck bestimmen kann, Kinder knirschen im Schlaf mit den Zähnen.

Die Farbe des Kehl–Chakras ist hellblau.

Beeinflussen läßt es sich durch einige Blütenessenzen, und zwar diese:

*Basil Calendula*
*California Pitcher Plant*

*California Poppy*
*Deer Brush*
*Larkspur*
*Morning Glory*
*Quince*
*Tiger Lily*
*Trumpet Vine*

## DAS SECHSTE CHAKRA: *Stirn-Chakra*

Zu finden (für den, der es zu finden vermag) ist das Stirn-Chakra etwa
einen Querfinger über der Nasenwurzel zwischen den Augenbrauen. Es
hat mit den geistigen Kräften des Menschen zu tun, mit Seinserkennt-
nis, ganzheitlichem Denken, Konzentration und Imagination. Ein
gesundes Stirn-Chakra läßt seinen Besitzer klar denken, Zusammenhänge erkennen, ein gutes Gedächtnis bewahren, der Verstand ist wach
und gewitzt und läßt sich auch nicht durch scheinbare Gegensätze
übertölpeln. Er erkennt Gemeinsamkeiten, archetypische Muster, den
Sinn, der hinter der Form steckt.

Ein nur halb geöffnetes oder gar geschlossenes Stirn-Chakra verheißt
keine höheren Einsichten, sondern läßt das Denken an der Oberfläche,
im Materiellen steckenbleiben. Man mag nicht gerne denken, sich nicht
dabei anstrengen, sich nicht konzentrieren. Lieber pflegt man seine
körperlichen Bedürfnisse und erscheint im Geistigen als Fähnchen im
Wind, plappert die jeweils herrschende Meinung nach, ohne sich
wirklich damit auseinandergesetzt zu haben. Der Verstand funktioniert
dann nicht so, wie er es könnte, man bleibt denkfaul, läßt sich leicht
auf den Arm nehmen und in die Irre führen, und auf kompliziertere
Themen kann man sich sowieso nicht konzentrieren.

Anders sieht das aus, wenn das Chakra zwar offen und aufnahmebereit
ist, nicht aber fähig ist, die Energie weiterzuleiten. Dann brummt der
Kopf, man leidet an Kopfschmerzen. Und man interessiert sich mehr
für Verstand und Ratio, die einem das Leben bestimmen, läßt aber
intuitive Erkenntnisse nicht gelten und lehnt sie ab. Diesen Menschen
fehlt das feine Gespür, sie mögen phantastische mathematische
Berechnungen anstellen können, wenn aber jemand in ihrer Umgebung
darunter leidet, wie wenig gefühlvoll sie sind, bemerken sie das nicht
einmal. Sie verzetteln sich gerne in Details und verlieren dabei den
Überblick. Da ihnen ein wichtiger Lebensbereich – die Gefühlswelt –

zu fehlen scheint, werden sie oft zynisch, erkennen nichts an als den Verstand, der ihnen doch gleichzeitig gar nicht zum Glück verhelfen kann.

Im körperlichen Bereich ist das Stirn–Chakra für das Gesicht, Augen, Ohren und Nase sowie Kleinhirn und zentrales Nervensystem zuständig. Funktioniert es nicht, fehlt solchen Menschen oft die mimische Ausdrucksfähigkeit, die Gesichtszüge bleiben immer angespannt, man will die eigenen Gefühle nicht zur Kenntnis nehmen und schon gar nicht zeigen. Sie mögen fehlsichtig sein und/oder schwerhörig, sie mögen über Kopfschmerzen klagen oder mangelndes räumliches Orientierungsvermögen. Sie verlaufen sich häufig. Die Farbe des Stirn–Chakras ist indigo.

Reguliert werden kann es durch die aufgeführten Blütenessenzen:

*Blackberry*
*Calendula*
*California Wild Rose*
*Cayenne*
*Chaparral*
*Corn*
*Dill*
*Dogwood*
*Indian Paintbrush*
*Indian Pink*
*Madia*
*Mountain Pennyroyal*
*Nasturtium*
*Peppermint*
*Rabbitbrush*
*Sagebrush*
*Scotch Broom*
*Shasta Daisy*
*Star Thistle*
*Tansy*

## DAS SIEBTE CHAKRA: *Kronen-Chakra*

Wie eingangs dieses Kapitels bereits erwähnt, nimmt das siebte Chakra eine gewissen Sonderstellung ein. Es befindet sich in Scheitelhöhe auf dem Kopf und öffnet sich nach oben. Das bedeutet, daß die Energie, die durch das Kronen-Chakra aufgenommen wird, etwas mit Vollendung, Erleuchtung und höchster Erkenntnis zu tun hat. Das Thema dieses Chakras ist also die Vollkommenheit, die man als Mensch erfahren kann.

Ist dieses Chakra offen und aufnahmebereit, befindet sich der Mensch in vollkommener innerer und äußerer Harmonie, in ihm herrscht tiefer Frieden und Stille. Er ist über den Materialismus, die Suche nach Ruhm oder Macht des Lebens hinaus und ruht in sich selbst. Er hat den höchsten Erkenntnisstand erreicht, in ihm herrschen Klarheit und Freiheit, seine Perspektive ist die weitestmögliche. Ein funktionstüchtiges Kronen-Chakra kann andere blockierte Chakren zu befreien helfen – andererseits ist die Aufhebung jeder möglichen Blockade in jedem der unteren Chakren absolute Voraussetzung für die letzte Stufe der menschlichen Entwicklung.

Eine Unterscheidung zwischen geschlossenem und gestautem Chakra wie bei den übrigen ist hier nicht mehr möglich. Wurden alle Chakren ausgeglichen und ist das oberste geöffnet, kann sich nichts mehr stauen, dann fließt die Energie frei durch einen hindurch und bringt einen in Einklang mit sich selbst wie mit der Welt.

Anzeichen dafür, daß die Stufe noch nicht erklommen wurde, kann im Grunde alles sein, es gibt keine spezifische Zuordnung mehr. Zwar wird das Kronen-Chakra mit dem Großhirn assoziiert, in dem unsere geistigen Fähigkeiten lokalisiert sind – spezielle Beschwerden oder gar Krankheiten lassen sich aber nicht von dieser Zuordnung ableiten (immer unter der Voraussetzung, daß die übrigen Chakren geöffnet sind).

Alles, was einen bei ansonsten bester Gesundheit und größtem Energiefluß von der Erleuchtung noch trennen kann, ist Indiz für ein nicht funktionierendes Kronen-Chakra. Das heißt, jede Unsicherheit, jede Angst, jede Form des Unfriedens trennen noch von der Vollendung.

Wir werden wohl kaum häufig jemanden treffen, dem die Eliminierung all dieser Störungen gelungen ist ...

Die Farbe des Kronen-Chakra ist violett bis weiß.

Unterstützen kann man es mit folgenden Blütenessenzen:

*Lavender*
*Lotus*
*Star Tulip*

## NACHSATZ

Auch bei der Chakren-Behandlung, wie bei der Blütentherapie sowieso, gibt es einige Blüten, die auf alle Chakren einwirken können – somit können sie an dieser Stelle eine Funktion einnehmen wie im vorangegangenen Kapitel die Verstärker-Essenzen. Diese Blüten sind:

*Lotus*
*Mugwort*
*Shooting Star*
*Sunflower*

# TEIL 5:

# ANHANG

## Blütentherapie in Verbindung mit anderen Therapien und Techniken

Die Kalifornische Blütentherapie ist für sich allein ein höchst wertvolles Instrument zur Behebung psychischer Störungen, zur Befreiung von "seelischen Schlacken" und zur Verwirklichung der eigenen Möglichkeiten und Weiterentwicklung der Persönlichkeit.

Blütentherapie kann andere Therapien und Verfahren unterstützen und deren Ergebnisse verbessern, kann aber ihrerseits ebenfalls durch diese Therapien Unterstützung erfahren.

Dabei ist es unerheblich, ob es sich um die sogenannten sanften Therapien oder schulmedizinische Therapien handelt. In dieser Arbeit geht es natürlich vor allem um gut verträgliche und naturgemäße Verfahren – dieser andere Aspekt, der schulmedizinische nämlich, soll jedoch nicht verschwiegen werden.

Die medizinische Wissenschaft hat eine ganze Reihe von therapeutischen Verfahren entwickelt, die höchst eindrucks- und wirkungsvoll sind. Die Kehrseite ist oft eine erhebliche körperliche und psychische Belastung, der die Patienten durch ihre Anwendung ausgesetzt sind. Das beginnt mit Operationen, geht weiter über radioaktive Bestrahlungen bis hin zur Chemotherapie, und die Liste ist damit noch lange nicht beendet. So notwendig all diese Dinge bisweilen sind, für den Patienten sind sie oft eine schreckliche Erfahrung. Warum diese nicht mildern mit Hilfe der Blütentherapie?

Natürlich muß auch der schwerkranke Patient eine ganz individuelle Kombination von Blütenessenzen erhalten, entsprechend seiner Persönlichkeitsstruktur. Einige Essenzen bieten sich jedoch generell an, und es wäre ein wirklicher Fortschritt, wenn wenigstens diese Einzug hielten in die Krankenhäuser. Gemeint sind hier Arnica bei Schock, Garlic, um die Angst zu nehmen, Yarrow für den persönlichen Schutz, Manzanita für besseres Körpergefühl, Dandelion zur Entspannung, Self-Heal zur Unterstützung der Selbstheilungskräfte, Aloe Vera für den Aufbau eigener Energie und California Wild Rose, um den Patienten für die eigene Gesundung zu motivieren.

Eine Zusammenarbeit von Ärzten und Blütentherapeuten wäre sehr wünschenswert, und sie wird auch entstehen.

In diesem Teil des Buches soll aber weiterhin die Blütentherapie im Mittelpunkt stehen, und es sollen Möglichkeiten aufgezeigt werden, wie man sie mit anderen Therapien zur gegenseitigen positiven Beeinflussung kombinieren kann.

## *Affirmationen*

Seit langem schon ist den Blütentherapeuten die wechselseitige Verstärkung von Blütenessenzen und Affirmationen bekannt. Wobei Affirmation für sich schon "Bekräftigung" meint. Es geht um Autosuggestionen, die dazu verhelfen sollen, bestimmte Sichtweisen und Einstellungen zu bestätigen und tief im eigenen Wesen Wurzeln fassen zu lassen.

Ausgehend von der Tatsache, daß ein Charakteristikum eines Gedankens darin besteht, daß er sich zu verwirklichen sucht, sollen positive Gedanken negative Prägungen ersetzen. Jemand, der beispielsweise in Gedanken davon überzeugt ist, daß der Alltag ihn überfordert (Filaree), der wird sich – vom Unbewußten gesteuert – tatsächlich verzetteln, Wichtiges liegenlassen, den Überblick verlieren. Geht er aber mit der inneren Überzeugung daran, daß er den Alltagskram leicht bewältigen kann, wird er es in der Tat wesentlich leichter haben, als sein negativ geprägter überlasteter Mitmensch. Oder nehmen wir jemanden, der sich immer wieder einredet (!): ohne meine/n Frau/Mann kann ich nicht leben. Überrascht es wirklich, wenn dieser Jemand mit dem Ende der Ehe völlig zusammenbricht (Bleeding Heart)?

Wir alle tragen ein bestimmtes Bild von uns selbst mit uns herum und bestätigen (affirmieren) es mit allem, was wir tun und lassen. Wir sind überzeugt zu versagen – also versagen wir.

In der Blütentherapie geht es darum, diese verkrusteten schädigenden Überzeugungen wegzufegen und Platz zu schaffen für Neues und Positives. Wir lernen, mit Hilfe einer Blüte eine persönliche Prüfung zu bestehen, und bringen so unser Selbstbild in's Wanken. Versage ich vielleicht doch nicht immer? Wir erhalten den Mut, einen weiteren Schritt zu wagen, einen neuen Anlauf zu nehmen, und entwickeln uns auf diese Weise mehr und mehr in die von uns selbst gewünschte

Richtung, bis wir irgendwann vergessen haben, daß wir ja eigentlich als Totalversager auf die Welt gekommen sind ...
Affirmationen sind bestimmte Autosuggestionen, die eine solch positive Grundeinstellung festigen sollen. Das bedeutet, ich sage mir in Gedanken ganz bewußt: ich bin gut, ich schaffe es, ich bin großzügig, was auch immer.
Nun ist ein solch bewußter Denkvorgang wenig wert, wenn ich im Inneren weiterhin davon überzeugt bin: ich bin ganz mies, ich schaff's nicht, ich muß immer alles an mich reißen, nur um ja meinen Teil zu erhalten, um den mich immer alle betrügen wollen.
Wirksam wird eine Affirmation erst, wenn sie einmal genau auf meine Persönlichkeit zugeschnitten ist und wenn sie zum anderen tatsächlich bis in mein Unterbewußtsein durchdringt.
Kommen wir auf unseren geplagten und von mir immer wieder strapazierten Patient X zurück, der schon in Teil 3 des Buches für ein "praktisches Beispiel" herhalten mußte. Patient X bekam Cayenne, Peppermint und St. John's Wort verschrieben, da er an unbestimmten Ängsten, Lethargie und fehlendem Realitätssinn litt.
Da niemals mehr als drei Affirmationen gleichzeitig benutzt werden sollten, da sie sich ansonsten gegenseitig neutralisieren, müßten wir für Patient X am besten zu jeder Blüte eine zutreffende positive Aussage entwickeln, wie wäre es mit folgenden drei Beispielsätzen (–affirmationen):
– *ich bin wach und aufmerksam*
– *ich bin frei und mutig*
– *ich übernehme die Verantwortung für mich selbst.*
Es ging natürlich auch so:
– *meine Sinne sind allezeit offen und aufnahmebreit*
– *ich fühle mich zu jeder Zeit, an jedem Ort vollkommen unbeschwert*
– *ich unternehme alles, um meine Ziele zu erreichen.*
Und es ginge selbstverständlich noch anders. Entscheidend ist, daß mit diesen Affirmationssätzen das Wesen und die Ziele des Patienten ebenso genau getroffen werden wie mit der Blütenauswahl. Ist unser hypothetischer Patient X eher ein schlichtes Gemüt, wird er selber auch eher einfache Aussagen, einfach formuliert, wählen, während X als Akademiker vielleicht eher auf den gewohnten Schachtelsätzen bestünde.
Wichtig ist auch, daß die Affirmationen stets positiv formuliert werden. Ein Satz, der vielleicht "Ich bekomme nie Krebs" lautet, wird die Negativ–Vokabel "Krebs" ins Unterbewußtsein transportieren und sich

dort festhaken lassen. Wer sich sagt: "Ich habe keine Angst", der läßt das Wort "Angst" in sich hinein. Positive Formulierungen dagegen lauten: "Ich bin und bleibe kerngesund" oder "Ich bin mutig". Affirmationen nehmen das Ziel der Therapie vorweg und formulieren, als sei es bereits erreicht. Formulierungen im Futur ("Ich werde ...") bewirken immerwährende Verschiebung des Erreichens der Ziele in die Zukunft.

Aber wie bekommen wir diese positiven Gedanken jetzt hinein ins Unterbewußtsein, damit sie sich dort verankern und negative Prägungen auslöschen können? Damit sie nicht sinnloses Hirngeschnatter bleiben? Da gibt es die Möglichkeit, sich die Sätze in Gedanken beim Einschlafen vorzusagen. Da wir beim Einschlafen unsere Gehirnwellen quasi herunterfahren von den wachen Beta–Wellen über die schläfrigen Alpha–Wellen bis zu den Theta–Wellen des Tiefschlafs, gelingt es uns durch das Aufsagen der Affirmationen, diese während des Alpha–Zustandes, in dem wir für Suggestionen besonders aufnahmefähig sind und gleichzeitig noch so wach und bewußt sind, daß es keine zweite Person für die Suggestion benötigt (das wäre Hypnose), in unser Unterbewußtsein zu versenken.

Die Informationen der Blütenessenzen verbinden sich mit den Informationen der Affirmationen, sie durchdringen sich gegenseitig und wirken als Einheit. Die Autosuggestion verbessert die Wirkung der Essenzen, die Essenzen verstärken die Wirkung der Suggestion. Somit vertiefen und beschleunigen wir auf diese Art die Therapie.

### *Autogenes Training*

Ein Mittel, den für die Anwendung der Affirmationen so nützlichen Alpha–Zustand zu erreichen und ihn bewußt dafür zu nutzen, ist das Autogene Training, von seinem Entdecker, Prof. J. H. Schultz auch "Konzentrative Selbstentspannung" genannt, auch wenn sich Autogenes Training als der weniger treffende Ausdruck durchgesetzt hat.

Das Autogene Training bewirkt durch Übung des Körpers eine Veränderung auch der Psyche. Indem man übt, die Schwere und Wärme der Extremitäten wirklich wahrzunehmen, erreicht man eine "Umschaltung" des gesamten Nervensystems auf Ruhe. Körper und Geist reagieren im Gleichklang, die Gehirnwellen wechseln vom Beta-Rhythmus des Wachzustandes in den Alpha–Rhythmus, wie er beim Einschlafen vorkommt. Gerade Anfängern des Autogenen Trainings

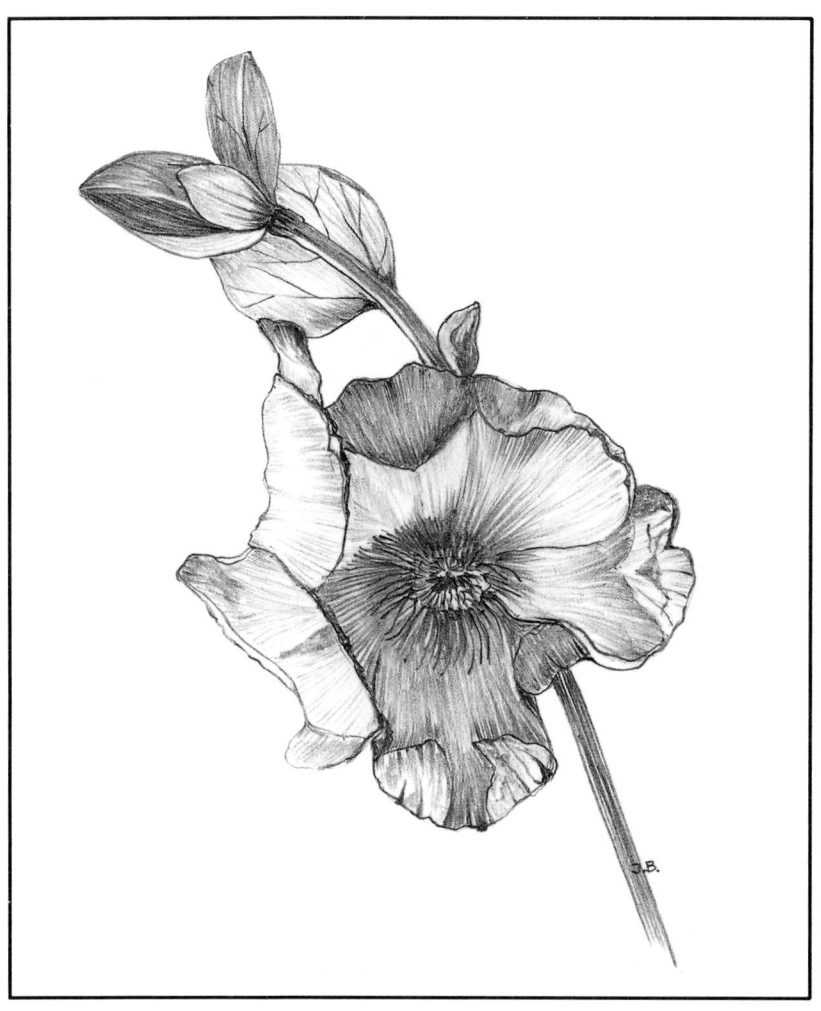

*Pomegranate*     *Punica granatum*     *Granatapfel*

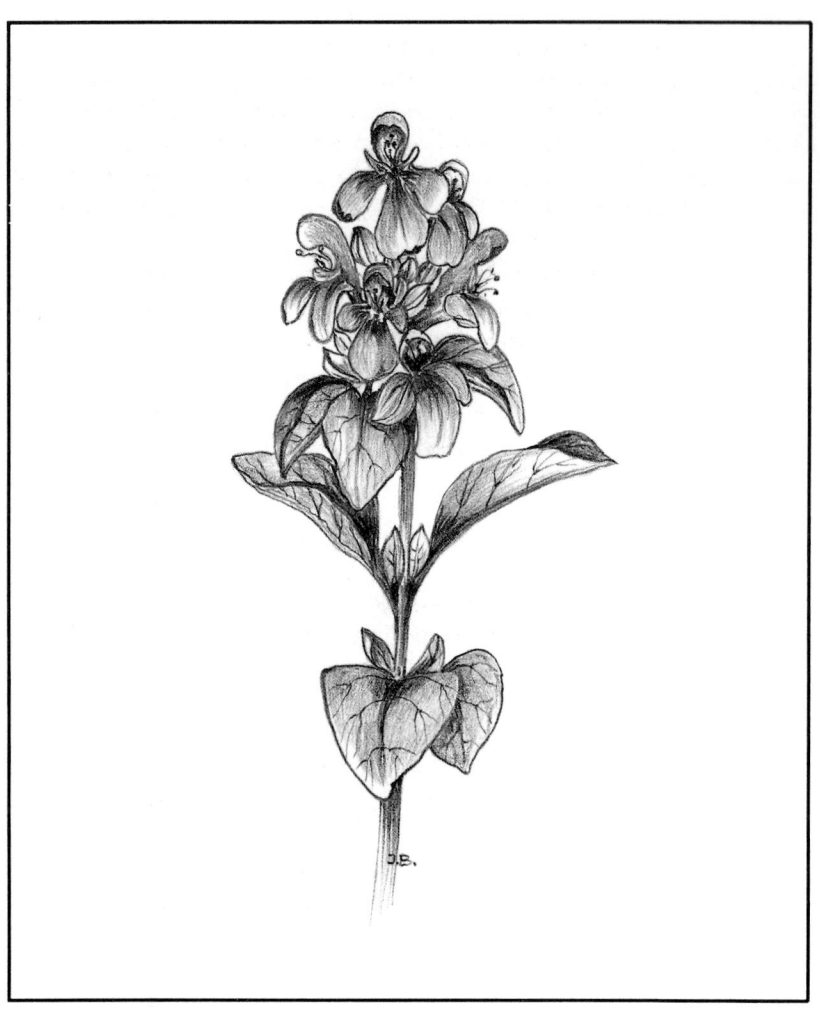

*Self–Heal*        *Prunella vulgaris*        *Gewöhnliche*
                                              *Braunelle*

passiert es daher immer wieder, daß sie während der Übung einschlafen. Je souveräner man es mit der Zeit dann beherrscht, desto seltener passieren einem derartige "Ausrutscher", und man verfügt sodann über eine Technik, mit deren Hilfe man nach Belieben in den Alpha-Zustand hinüberwechseln kann.

Im Autogenen Training werden bestimmte Formeln benutzt, die, je häufiger man übt, eine immer sicherere Umschaltung von Wachen auf Ruhen ermöglichen. Schließlich genügt die bloße Hinwendung an's Autogene Training und das einfache Denken des Wortes "schwer", um die Körperschwere sofort zu spüren. Ein angelernter Automatismus: man reagiert auf ein gedachtes Wort.

Hat man den Alpha-Zustand erreicht, können andere Formeln benutzt werden, um eine Umstimmung des Übenden zu bewirken, wie bereits im Kapitel "Affirmationen" beschrieben wurde. Für Autogen Trainierende ist dies ein alter Hut.

Ob wir dies nun "formelhafte Vorsätze" wie beim AT nennen oder Affirmationen, macht in der Wirkung und Anwendung keinen Unterschied.

Mit dem Autogenen Training verfügt der einzelne über eine Möglichkeit, die Blütenessenzen noch sicherer und tiefer wirken zu lassen. Schaut man sich hier in der Bundesrepublik einmal um, stolpert man, wo man geht und steht, über Kursangebote, sei es durch Gesundheitsvereine, durch Sportvereine oder Volkshochschulen. Man könnte meinen, Autogenes Training sei Volkssport. Im Gegensatz aber zu dem großen Angebot an Kursen und Lerngruppen ist die Zahl derer, die das AT tätsächlich beherrschen, eher gering. Was auch daran liegen mag, daß viele Übende nicht konsequent weitermachen, wenn der Kurs vorbei ist, oder daß sie zu früh aufgeben – es dauert schon eine ganze Weile, bis man's kann.

Einige Blütenessenzen können das Erlernen des Autogenen Trainings erleichtern:

| | |
|---|---|
| – *Blackberry:* | bringt Ruhe, Klarheit, Konzentration |
| – *Calendula:* | erleichtert die Umsetzung des gedachten Wortes in gefühlte Körperveränderung |
| – *Chamomile:* | beruhigt |
| – *Corn:* | entspannt, auch wenn man sich in einer neuen Lerngruppe zuerst unbehaglich fühlt |
| – *Dandelion:* | baut Muskelspannung ab |

| – *Lotus:* | bringt innere Ruhe |
| – *Manzanita:* | verbessert das Körpergefühl |
| – *Yerba Santa:* | hilft, den Atem von allein fließen zu lassen |

Man kann sich also aus den genannten Blüten eine eigene Mischung zusammenstellen, die Konstitutionsblüte sollte möglichst ebenfalls darin enthalten sein, und mit der Einnahme 2 – 3 Wochen vor Beginn des Lehrganges beginnen. Man schafft sich selbst die besten Voraussetzungen, bei den einzelnen Lernschritten gut mithalten zu können. Es ist demzufolge möglich, mit Blütenessenzen das AT leichter zu erlernen, dann aber erleichtert das AT die Aufnahme der Lektionen der Blütenessenzen, indem man es für die Affirmationen nutzt.

Um die Wirkung der Affirmationen noch zu verstärken, füge man dann seiner Blütenmischung Mountain Pennyroyal (siehe Teil 3: der sechste Schritt) hinzu, womit eine leichtere und effektive Trennung von negativen Gedankenmustern und tiefere Verwurzelung der positiven Einstellung erreicht wird.

*Visualisieren, Imagination*

Man entspannt und beruhigt sich, man läßt einmal allen Wirbel des Tages von sich abgleiten, alle Körperteile werden gleichmäßig durchblutet, kalte Hände und Füße werden warm, auch die Gedanken beruhigen sich, und die Gehirnströme fließen in Alpha–Wellen. In diesem Zustand der Ruhe wirken Affirmationen auf das Selbst, helfen einem, sich auf sich selbst zu konzentrieren, das angeknackste Ich wieder aufzubauen, die bisher unerkannt in einem schlummernden Möglichkeiten zu ergründen und zu nutzen.

Man sagt sich Formeln auf, die negative Gedanken durch positive ersetzen sollen, ersetzt somit auch ein negatives und pessimistisches Weltbild durch ein positives und optimistisches. Eine Regel sagt, man solle seine Affirmationen genau drei Wochen lang täglich 3 x anwenden und anschließend ihre Wirksamkeit überprüfen. Es empfiehlt sich jedoch, die Anwendung auf vier Wochen auszudehnen, um im gleichen Rhythmus zu bleiben, in dem man seine Blütentropfen einnimmt.

Dann entscheidet man sich, ob man sie beibehalten will, vielleicht eine oder alle austauscht oder überhaupt eine Pause einlegt. Ganz wie man es mit den Blütenessenzen macht.

Oder man beherrscht das Autogene Training oder eine entsprechende Entspannungstechnik so gut, daß man von der Benutzung reiner Wort-Affirmationen auf die Visualisierung übergeht. Visualisieren heißt schlicht: sich etwas vorstellen. Klingt ganz einfach, ist es aber für viele ganz und gar nicht. Kinder können es meist auf Anhieb, Erwachsene quälen sich und machen es sich dadurch noch schwieriger.

Warum nun überhaupt visualisieren? Ein kleines Beispiel: nehmen Sie irgendein Nahrungsmittel, das Sie besonders gerne mögen – sagen wir eine Erdbeere (wenn Sie gegen Erdbeeren allergisch sind, nehmen Sie etwas anderes). Nun begeben Sie sich in einen Entspannungszustand und denken: "Gleich werde ich eine Erdbeere essen". Was passiert? Wahrscheinlich nichts. Und nun noch einmal dasselbe von vorn, und Sie stellen sich vor, Sie haben die Erdbeere bereits in der Hand. Sie leuchtet herrlich rot, ist prall, saftig und süß, sie "schnuppern" schon einmal dran, "spüren" die feinen Härchen auf der Erdbeere, versuchen die erdachte Frucht, wenn Ihnen das möglich ist, mit mehr als einem Sinn zu imaginieren. Was passiert nun? Wenn Sie wirklich gut "visualisiert" haben, die Erdbeere tatsächlich vor Ihrem inneren Auge "gesehen" haben, dann wird vermutlich auch Ihr Körper reagieren, das Wasser wird Ihnen im Munde zusammengelaufen sein.

Erkennen Sie den Vorteil, wenn man statt einiger Worte ein Bild, eine Vorstellung benutzt? Bilder wirken schneller, sicherer und tiefer. Und sind schwieriger zu benutzen.

So eine Erdbeere sich vorstellen, schön und gut, was aber muß man sich vorstellen, wenn das Vorstellungsbild eine Affirmation ersetzen soll?

Schon wieder auf den armen Beispielspatienten X zurückgreifen? Gott sei Dank kann er sich nicht wehren. Patient X leidet (immer noch?!) an seinen unbestimmten Ängsten, er fürchtet sich vor der Dunkelheit, er begibt sich nicht gerne in Gesellschaft, wenn er dort Menschen vermutet, die er nicht kennt, er fürchtet sich vor allem ihm Unbekannten, beginnt daher nie etwas Neues und macht infolgedessen auch nie persönliche Fortschritte. Was also müßte dieser St.-John's-Wort-Mensch versuchen, mit dem inneren Auge zu sehen?

Nun, er könnte sich selbst sehen, wie er nachts durch die Stadt schlendert, fröhlich, unbeschwert, mal ein Stückchen laufend, dann wieder ganz normal gehend, hier und da neugierig in eine dunkle Gasse spähend, bis er zu Hause ankommt, ohne daß ihm das Geringste geschehen ist. Er würde damit das Ziel seiner Blütentherapie in

Gedanken bereits vorwegnehmen. Er würde spüren, wie schön das ist, ganz befreit, ganz offen, mutig und neugierig die früher so bedrohlich scheinenden Schatten zu erleben. Er begänne, sich in der Dunkelheit ebenso wohl zu fühlen wie am hellen Tag. Ein andermal sieht er sich inmitten einer Gesellschaft ihm unbekannter Menschen. Er stellt sich vor, wie er sie ohne Scheu anspricht und diese auf ihn eingehen, ganz freundlich, ganz rücksichtsvoll. Die Szene ist angenehm, er fühlt sich wohl unter diesen Menschen, und sie nehmen ihn wie selbstverständlich in ihrer Mitte auf.

Diese inneren Bilder, die Patient X benutzt, verfolgen denselben Zweck wie die Affirmationen – wirken aber ebenso tiefer, wie dies die Vorstellung einer Erdbeere verglichen mit dem Wort "Erdbeere" tut. Visualisieren ist nicht leicht. Man darf nicht versuchen, die Bilder zu erzwingen, man muß sie von selbst entstehen lassen. Für den einen mag das kein Problem darstellen, der andere mag sich plagen und abmühen, und doch funktioniert es nicht.

Man muß sich langsam herantasten, mit einfachen Aufgaben beginnen, schließlich immer komplexere Bilder entstehen lassen.

Und man kann, so man sich das Erlernen der Imagination erleichtern will, Blütenessenzen zur Hilfe nehmen, und zwar:

- *Blackberry*
- *Indian Paintbrush*
- *Iris*
- *Nasturtium*
- *Star Tulip.*


Sie helfen, das Visualisieren zu erlernen, so wie später das Visualisieren die Wirkung der Blütenessenz vertieft.

Man stellt sich also immer genau das vor, was man mit Hilfe der Blütenessenzen erreichen will. Der eine sieht sich selbst inmitten eines Höllengetöses die Ruhe bewahren (Indian Pink), ein anderer beobachtet sich selbst dabei, wie er in seiner Examensprüfung eine richtige Antwort nach der anderen gibt und die Prüfer ihm zu seiner ausgezeichneten Leistung gratulieren (Penstemon), ein dritter sieht sich ganz entspannt und einvernehmlich einen schönen Spaziergang mit seinem Vater machen (Saguaro). Beim Visualisieren ersetzt man alte hinderliche Überzeugungen durch erwünschte positive Bilder. Blüten und Bilder können so zusammenwirken und dem Leben zu neuer Qualität verhelfen.

## Farbtherapie

Als in den siebziger Jahren in der Bundesrepublik eine ganze Reihe von Mitgliedern der Rote Armee Fraktion festgenommen und in besonders eingerichteten Gefängnissen inhaftiert wurden, wurde bald der Vorwurf der Isolationsfolter laut, der die Haftbedingungen anprangerte. Dieser Vorwurf bezog sich vor allem darauf, daß die Gefangenen keinen Kontakt zu anderen Häftlingen haben durften und ihre Zellen aus Sicherheitsgründen vollkommen schallisoliert waren, so daß sie nicht den geringsten Laut von draußen wahrnehmen konnten. Viele der Inhaftierten litten sehr stark unter diesen Bedingungen, was aus psychologischer Sicht auf das Fehlen jeglicher Kommunikation, aber auch die Ausschaltung des Tag-Nacht-Rhythmus' zurückgeführt wurde, da die Neon-Dauerbeleuchtung den Gefangenen jede zeitliche Orientierung nahm.
Ein anderer Vorwurf, die Isolation betreffend, wurde niemals erhoben: in der künstlichen weißen Welt des Gefängnisses gab es keine Farben. Alle Schäden, die die Gefangenen psychisch erlitten, wurden einzig auf die oben genannten Bedingungen zurückgeführt – an das Fehlen von Farbe dachte niemand, obwohl dieses jedem, der sich in einer solchen Tag und Nacht immer nur weißen Umgebung aufhielte, sofort schmerzhaft bewußt würde. Nun ist es schwer, aus solch einem Kontext der Gesamtheit der Haftbedingungen genau den Einfluß des Fehlens von Farben herauszufiltern. Im Alltag empfinden wir die Einwirkung der Farben auf das psychische Befinden als so selbstverständlich, daß sich niemand darüber Gedanken macht. Doch ein jeder lebt mit Farben und setzt sie – bewußt oder unbewußt – zu seinen Zwecken ein. Man streicht zum Beispiel einen Ruheraum eher in gedämpften Farben, bevorzugt im Kinderzimmer fröhliche, man empfindet dunkle Farben als traurig, helle als optimistisch und so weiter. Ein Leben ganz ohne Farbe ist unvorstellbar.
Jede Farbe des Spektrums wirkt auf uns ein, ob wir dies wollen oder nicht. Wer sich selber besser kennenlernen möchte, der achte einmal genau auf sein Befinden und seine Gefühle, wenn er sich in einer grün-dominierten Gegend (Wald oder Wiese) aufhält, wenn er sich am blauen Meer mit dem blauen Himmel darüber befindet oder wenn er gerade in einem rotgestrichenen Raum verweilt. Sein psychischer Zustand wird sich von Fall zu Fall verändern.

Darüber hinaus haben Farben auch konkrete Bezüge zu bestimmten Körperregionen und -funktionen. An dieser Stelle kann uns eine Rückbesinnung auf die Chakren (siehe Teil 4) weiterhelfen, denn jedes Chakra wird mit einer bestimmten Farbe assoziiert, und zwar:

– Basis–Chakra:              rot
  körperliche Zuordnung:     Knochen, Blut

– Sakral–Chakra:             orange
  körperliche Zuordnung:     Geschlechtsorgane,    Verdauungsorgane,
                             Niere/Blase

– Nabel–Chakra:              gelb
  körperliche Zuordnung:     Leber, Gallenblase, Galle, Milz, Magen,
                             Nervensystem

– Herz–Chakra:               grün (auch rosa)
  körperliche Zuordnung:     Herz, Brustkorb, Kreislauf

– Kehl–Chakra:               hellblau
  körperliche Zuordnung:     Nacken, Hals, Kiefer, Ohren, Stimme,
                             Schilddrüse

– Stirn–Chakra:              indigo
  körperliche Zuordnung:     Gesicht, Augen, Nase, zentrales Nervensy-
                             stem

– Kronen–Chakra:             violett bis weiß
  körperliche Zuordnung:     Großhirn

Ein Mangel an Farbe muß sich somit auch als ein Mangel auf der körperlichen wie auf der seelischen Ebene darstellen. Ein funktionsuntüchtiges Chakra, das eine bestimmte Farbe weder aufnehmen noch abstrahlen kann, zieht physische wie psychische Folgen nach sich. Andersherum betrachtet gibt dann die Farbe, die für einen Menschen dominant ist, Hinweise auf seinen Charakter, seine Persönlichkeit, seine Stärken und Begabungen. Äußert jemand auf Befragen spontan, seine Lieblingsfarbe sei rot, ließe das darauf schließen, daß seine Interessen besonders auf körperlichem, materiellem Gebiet liegen, er wird mehr

Freude an körperlicher Arbeit haben als an der reinen Schreibtischtätigkeit, er wird sich gerne bewegen, und wenn er schöpferisch tätig ist, werden seine Bilder eher realistisch, seine Musik eher rhythmisch sein.

So gesehen kann man feststellen, daß zur geschlechtsspezifischen Sozialisation ein mehr oder weniger unbewußtes Element gehört, das Mädchen mit rosa umgibt (neben grün die Farbe des Herzens), während für Jungen hellblau gewählt wird, das mehr zu geistigen Bereichen tendieren läßt. Auf diese Art und Weise entgeht den männlichen Babies eine Menge Herzlichkeit, die ja in der Säuglingszeit für sie bestimmend ist. Grundsätzlich ist damit nichts gesagt über Liebesfähigkeit und Denkvermögen bei Frauen und Männern – eine Tendenz zur Entwicklung in die eine oder andere Richtung wird jedoch angelegt.

Die Dominanz von dunklen Farben macht depressiv (achten Sie einmal auf Ihre Laune nach einer wochenlang dauernden Schlechtwetterperiode, in der die Wolken das Licht nicht durchlassen), helle Farben muntern auf. Das Vorhandensein einer bestimmten Farbe prägt positiv in genau deren Wirkrichtung, das Fehlen einer anderen negativ. Welche Farbe wie prägt, kann man im Gespräch mit seinem Patienten erfahren, man kann es über die körperlichen Zuordnungen erschließen, auch über die Chakren und schließlich über das Visualisieren, wobei die Fähigkeit dazu natürlich erst einmal im Prinzip vorhanden sein muß.

Man kann dies austesten, indem man den Patienten bittet, sich nacheinander verschiedene Farben vorzustellen, sie vor seinem geistigen Auge entstehen zu lassen. Da wird dann die eine oder andere Farbe spontan erscheinen, eine andere vielleicht überhaupt nicht. Dort liegt ein Defizit.

Um nun den Bogen zu den Blütenessenzen zu schlagen, sei gesagt, daß man durch den Einsatz von Farben die Essenzen in ihrer Wirkung unterstützen kann. Die Zuordnung entnehme man dem Kapitel über die Chakren. Ein California–Wild–Rose–Typ (Basis–Chakra) benötigt rot und blau (Stirn–Chakra), Corn benötigt gelb, Lavender violett. Entsprechend können die einzelnen Menschen sich umstimmen, indem sie sich mit "ihren" Farben umgeben und beispielsweise ihre Kleidung danach auswählen und sich häufig an Orten aufhalten, an denen ihre Farben dominieren.

Mit Hilfe der im Abschnitt "Visualisieren, Imagination" angegebenen Blüten kann er erlernen, "Farben zu sehen", d. h. sie sich vorzustellen, wenn er sie zusätzlich noch mit "seiner" Blüte kombiniert.
Patient X ist trotz aller Bemühungen immer noch nicht genesen – als St.–John's–Wort–Mensch benötigt er gelb und grün. Da wir inzwischen an ihm beinahe völlig verzweifelt sind, kombinieren wir seine Blütenmischung mit einer Farbtherapie – er könnte also zusätzlich in seine bisherige Blütenkombination (St. John's Wort, Cayenne, Peppermint) noch 2 – 3 Tropfen Blackberry erhalten, um ihm das Visualisieren zu erleichtern, und die Hausaufgabe, sich um gelb und grün zu kümmern, sie sich vorzustellen, sich mit ihnen zeitweilig zu umgeben und Nahrung zu sich zu nehmen, die gelb (Mais, Bananen etc.), bzw. grün (Salat, Spinat etc.) ist.
Aber da aus Gründen der Kontinuität auch dies nicht helfen darf, schicken wir Patient X nun zur Psychotherapie....

## *Psychotherapien*

*Blütentherapie ist* Psychotherapie. Blütentherapie ist sanft und nebenwirkungsfrei, Blütentherapie ist mit jeder Form der Psychotherapie kompatibel.
Die vielen Therapieformen hier zu besprechen, würden den Rahmen dieser Arbeit sprengen, ist aber auch nicht notwendig, wenn man das Wesen der Therapie mit Blütenessenzen verstanden hat und sie richtig anzuwenden weiß.
Zu jeder Psychotherapie gibt es mehrere Blüten, die diese zu beschleunigen und zu vertiefen in der Lage sind. Daher kann jeder Psychotherapeut, der sich mit Blütentherapie befaßt, diese zum Nutzen seiner ursprünglichen Art zu arbeiten einsetzen. Das Wissen um die Konsti–tution seines Patienten wird ihm die Auswahl erleichtern. Er wird dann die Patienten–typische Blütenessenz mit einer oder mehreren Therapie–typischen Essenzen kombinieren.
Ein Psychoanalytiker wird Essenzen auswählen, die imstande sind, traumatische und prägende Erlebnisse aus der Vergangenheit zurück ins Bewußtsein zu holen (Dogwood, Chaparral, Fuchsia), ein Bio–Energetiker wird entspannende, das Körperbewußtsein verbessernde Blütenessenzen (Dandelion, Manzanita) nutzen, ein Verhaltenstherapeut wird Blüten einsetzen, die helfen, mit alten Mustern und Gewohnheiten schneller Schluß zu machen (Cayenne, Sagebrush, Penstemon), ein

Hypnosetherapeut wird solche Blüten anwenden, die entspannen und Widerstände überwinden helfen (Dandelion, Saguaro, Trillium) und den Kopf freimachen (Blackberry). Und die Primär-, Gestalt-, Metamorphose- und wie sie noch alle heißen -therapeuten werden genau die geeigneten Blüten für "ihre" Therapie finden.
Psychotherapie und Blütentherapie befruchten sich gegenseitig, bringen sich gegenseitig zum Erfolg.
Nur bei Patient X versagen sie allesamt, so daß er es jetzt mit Meditation versucht...

## *Meditation*

Patient X setzt sich auf den Fußboden und beginnt zu meditieren. Tut er das wirklich? Irgendwie kann er sich nicht konzentrieren, auf der Straße vor seinem Fenster herrscht starker Lärm, der seine Aufmerksamkeit immer wieder auf sich zieht (Indian Pink). Aber X läßt sich so schnell nicht beirren: Jetzt wird meditiert, daß die Schwarte kracht (Lavender). Aber ist das auch wirklich richtig so? X wird nervös und rutscht mit seinem Hintern kreuz und quer über's Meditationskissen (Chamomile).
Jetzt aber stillgehalten, sagt er sich und versenkt sich in sich selbst. Da beginnt sein Nacken, sich mit Steifheit zu melden (Dandelion), und immer noch nichts wird es mit der meditativen Ruhe. X reibt sich den Nacken, rollt den Kopf hin und her, bis es besser wird, holt ein paarmal tief Luft und beginnt von vorne.
Aber nun fangen seine Beine an zu schmerzen, die er mühsam in den Lotossitz gezwängt hat (Manzanita), herrje, X beginnt schon wieder, auf seinem Sitzkissen herumzurutschen.
Also wie war das: man setze sich gerade hin, verknote die Beine ineinander, lege die Hände in den Schoß und fixiere einen beliebigen Punkt vor sich auf dem Boden und werde innerlich ganz ruhig. Patient X dagegen sieht alles nur noch wie durch Nebel, der Punkt verschwimmt, er wird plötzlich so schrecklich müde (Peppermint). Wieder aufrichten und tief Luft holen.
Zu Hause hat es auch schon wieder Krach gegeben. Der Sohn hat sich mit einem Schulkameraden geprügelt, sodaß der aus einer Platzwunde an der Stirn und aus der Nase blutete, und einen Brief vom Lehrer mitgebracht – ich bin vollkommen ruhig und gelassen – die Tochter wollte unbedingt zum Frauenarzt, sich die Pille verschreiben lassen,

dabei ist sie erst 11. Nicht daran denken, ganz ruhig bleiben. Und dann auch noch dieser Brief vom Finanzamt: Steuernachzahlung. Ausgerechnet jetzt. Mein Geist ist rein und leer, ich denke an gar nichts. Auch nicht an Karl–Heinz, der am Wochenende zu Besuch kommen will. Hoffentlich trinkt er nicht wieder so viel. Ich soll und soll und soll nicht denken! Scheiß auf Karl–Heinz, mein Geist ist ein leerer Spiegel – oder etwa nicht? Wenn Karl–Heinz weniger trinken würde, wäre er ja wirklich – Ruhe und Frieden und Entspannung, völlige Stille innen und außen (Iiihix – Telefon!). Was hat der Chef eigentlich damit gemeint, als er heute morgen sagte: – Ruhe und Frieden, ich bin eins mit dem Universum, mein Geist ist rein und leer. Wie mein Magen – eigentlich könnte ich jetzt was essen.

Gott sei Dank, da klingelt der Wecker, die halbe Stunde Meditation ist überstanden.

Wieder nicht geklappt! Patient X ist ärgerlich, entknotet seine Beine, die völlig verkrampft und halb eingeschlafen sind, stolpert beim Aufstehen und fällt gleich wieder hin, weil er noch kein Gefühl in den Beinen hat.

Also, Meditation – das ist auch nichts für Patient X, alles Käse! Er hätte es vielleicht noch einmal mit Lotus versuchen sollen ...


## *Und was kann man noch machen mit Hilfe der Kalifornischen Blütentherapie*

Zum Beispiel:

### *– Traumarbeit*

Viele Menschen behaupten, überhaupt nicht zu träumen, andere wissen zwar, daß sie es tun, vergessen aber mit dem Klingeln des Weckers jeden Trauminhalt und tragen vielleicht nur noch einen emotionellen Eindruck oder Nachklang mit sich durch den Tag. Dann gibt es welche, die können sich an jedem Tag erinnern, was sie in der Nacht vorher Traumhaftes erlebten, und schließlich solche, die ihre Träume bewußt erleben, die im Traum wichtige Erfahrungen für sich persönlich machen, die im Traum lernen und sogar ihre Träume steuern können. Die Bedeutung der Träume in der Psychologie wird nicht mehr bestritten, die Träume können uns viel über uns selbst und die wahren

Beweggründe unseres Handelns mitteilen. Mit etwas Konzentration und Geduld kann man seinem Unterbewußtsein Fragen stellen, die dieses bildlich im Traum beantwortet, und wir können Lösungen für unsere Probleme im Traum finden. Voraussetzung ist dafür allerdings, daß man auch Zugang zu seiner eigenen ganz persönlichen Bilder- und Symbolsprache findet. Ein gleicher oder ähnlicher Trauminhalt bei verschiedenen Menschen mag auch eine ganz unterschiedliche Interpretation erfordern.

Wer seine Träume nicht mehr vergessen will, sondern sie für die eigene Weiterentwicklung nutzen, der mag auf folgende Blüten zurückgreifen, die ihm dabei helfen werden: Chaparral, Mugwort, Star Tulip.

## – *Die Schwangerschaft positiv erleben*

War die Schwangerschaft ein Malheur oder erwünscht, kam sie "zufällig" oder geplant zustande – es spielt hier keine Rolle, solange man sich nicht für eine Abtreibung entscheidet.

Kann eine Frau sich nicht entscheiden zwischen Beruf und Kind, mag Quince ihr Klarheit verschaffen. Hat sie sich entschieden für das Kind, auch wenn es nicht geplant gewesen sein sollte, hilft ihr Pomegranate, die Schwangerschaft zu akzeptieren und ihren natürlichen Verlauf anzunehmen. Mariposa Lily läßt sie das Ungeborene annehmen und es lieben, Star Tulip hilft ihr, zu ihm Kontakt herzustellen, mit ihm "übersinnlich" zu kommunizieren, es in seinem ganzen Wesen zu verstehen. Shooting Star wiederum hilft dem Kind, sein Schicksal zu akzeptieren, es kann Fehl- oder Frühgeburten vermeiden helfen.

Yarrow hüllt einen schützenden Schild um die Schwangere und ihr Kind, läßt negative Einflüsse nicht mehr durchdringen, und Lotus verhilft beiden, zu sich selbst und zueinander zu finden.

## – *Das Studium erleichtern*

Wer auf einen festen Termin hin lernt, an dem er geprüft werden soll, dem raucht schon mal der Kopf, der kommt schon mal an Punkten an, wo er einfach nichts mehr in seinen Schädel hineinbekommt, an denen er meint, auf einen Schlag alles bisher Erlernte vergessen zu haben. Die drei typischen "Lern-Blüten" Madia, Rabbitbrush und Shasta Daisy erleichtern das Lernen, man erkennt das Wesentliche und lernt, von dort aus auf anderes zu schließen, ohne sich nun wirklich jede Einzelheit einhämmern zu müssen. Peppermint hilft, dabei wach und aufmerksam zu bleiben, Blackberry schafft klare Sicht und Energie, Saguaro nimmt einem den Groll auf die Prüfer, Indian Pink läßt einen in Ruhe arbeiten, auch wenn die Atmosphäre um einen herum eher hinderlich ist, und Self-Heal gibt das Selbstvertrauen, die angestrebte Prüfung wirklich bestehen zu können.

Weitere Beispiele für Anwendungsmöglichkeiten der Kalifornischen Blütenessenzen werden jedem Kenner der Blüten schnell einfallen – die obigen drei sollten lediglich einen Anreiz darstellen, sich weiter mit den Blüten zu beschäftigen und ihre unendlichen Möglichkeiten zu erforschen und zu nutzen.

## Ausblick

### Deutsche Blütenessenzen

In der Naturheilkunde ist die Ansicht weit verbreitet, daß die Arznei, die jemand einnimmt, vom selben Ort stammen soll wie der Kranke. Man soll seine Medizin im direkten Umkreis suchen – die gleiche Heilpflanze habe unterschiedliche Wirkungen, wenn sie in unterschiedlichen Gegenden wachse, zumindest aber sei die heimische stärker als die fremde.
Weitergedacht hieße das: deutsche Essenzen müßten wirkungsvoller sein als solche, die an anderen Orten hergestellt wurden – so man Deutsche/r ist und in Deutschland lebt. Man bereite demzufolge Essenzen aus in Deutschland gewachsenen Pflanzen, um eine optimale Wirkung zu erzielen.
Das ist das eine. Und dann haben die hier lebenden Menschen ja auch bestimmte nationale Eigenarten, die möglicherweise nicht von allen im Ausland hergestellten Essenzen erfaßt werden mögen. Vielleicht also kann man auf die eine oder andere ausländische Blüte verzichten und sie durch bei uns bereitete Essenzen ersetzen. Was den übrigen natürlich nicht ihre Qualität abspricht – es geht lediglich darum, vorhandene Blütenessenzen durch eigene zu ergänzen, die eigene Auswahl optimal auf die hier lebenden Menschen abzustimmen.
Seit kurzer Zeit gibt es in der Bundesrepublik den Verein zur Förderung pflanzlicher Hausmittel (was im übrigen eine spezielle deutsche

Eigenschaft ist: Vereine gründen – auch wenn diese wohl nicht behandlungsbedürftig ist), der eigene Blütenessenzen herstellt und erforscht. Wer sich für diese Entwicklung interessiert, wende sich bitte an den in der Adressenliste aufgeführten Verein.

## Die Yoga-Essenzen

Sie heißen "Master's Flower Essences", kommen aus den USA und gehen auf die Lehren des großen Yogi Paramahansa Yogananda zurück. Yogananda ging 1920 von Indien nach Amerika, um dort Yoga zu lehren, er gründete Schulen und die Self-Realization Fellowship in Kalifornien.

Seit 20 Jahren existiert nun das Ananda World Brotherhood Village, eine spirituelle Gemeinschaft der Schüler Yoganandas, die auch die Master's Essenzen herstellt.

Der Master, also Paramahansa Yogananda, machte die Entdeckung, daß die Aufnahme bestimmter Nahrung die Seele beeinflußt. Er gab melancholischen Menschen Orangen zu essen, und sie wurden wieder fröhlich, er "verordnete" Äpfel als Gesundheitsprophylaxe (An apple a day keeps the doctor away) und Avocados als Gedächtnisstütze.

Das Problem dabei war, daß man natürlich zu allen Jahreszeiten melancholisch werden kann – nicht nur dann, wenn gerade die Orangen reif sind. Was dann?

Die Entdeckung Dr. Bachs brachte die Lösung des Problems: gewinnt man die Essenz aus den Blüten der entsprechenden Früchte, kann man ihre Kraft konservieren und unabhängig von der Jahreszeit nutzen.

So ergab sich aus der Ernährungslehre Yoganandas ein weiteres Blütenessenzensystem, das sich zudem über die momentane oder langfristige psychische Wirkung hinaus gut in Verbindung mit Yoga-Übungen und Meditationen einsetzen läßt und einem zu großen Schritten auf dem Weg zur spirituellen Selbstverwirklichung verhelfen kann.

Dieses Blüten-System besteht aus 21 verschiedenen Essenzen, von denen die einzelnen folgendermaßen charakterisiert sind:

– Almond:     Ruhe für Geist und Nerven, bewußte Steuerung der eigenen Energien.

– Apple:      Gesundheit, vertreibt Furcht, Mißmut und Zweifel.

| | |
|---|---|
| – Avocado: | gutes Gedächtnis, Erkenntnis der Wahrheit und der eigenen Lebensziele. |
| – Banana: | Demut, Hilfsbereitschaft, Ruhe, Entspannung. |
| – Cherry: | Fröhlichkeit, inneres Wissen um die Notwendigkeit der Höhen und Tiefen des Lebens. |
| – Coconut: | Spiritualität, vollkommene Freude; bei Lethargie oder Rastlosigkeit. |
| – Corn: | geistige Lebendigkeit, Unbegrenztheit, Freiheit, Enthusiasmus. |
| – Dates: | Zärtlichkeit, Güte; wenn man sich einsam, ungeliebt und bedeutungslos fühlt. |
| – Fig: | innere Freiheit, Beweglichkeit; bei zu strikter Selbstdisziplinierung. |
| – Grape: | göttliche Liebe, Hingabe; ermöglicht, bedingungslos und selbstlos zu lieben. |
| – Lettuce: | Ruhe; bei Rastlosigkeit, Aufgewühltsein. |
| – Maple Syrup: | geistige Frische, die eigenen Talente erkennen, neue Herausforderungen angehen. |
| – Orange: | Optimismus, Freude; hilft gegen Melancholie, Depressionen. |
| – Peach: | Selbstlosigkeit, Hilfsbereitschaft, Freiheit von Egoismus. |
| – Pear: | Frieden, Entspannung, innere Stille bei äußerer Aktivität. |
| – Pineapple: | Selbstsicherheit, Glaube an die eigenen Fähigkeiten. |
| – Raspberry: | Verzeihung, leichtes Herz, vertreibt inneren Groll. |
| – Spinach: | kindliche Lebensfreude, Einfachheit; für zu intellektuelle Menschen. |
| – Strawberry: | Würde, Selbstvertrauen, Selbstwertgefühl. |
| – Tomato: | geistige Kraft, Mut, Vertrauen in den göttlichen Schutz. |

## Weitere Essenzen

Wie bereits in der Einleitung dieses Buches erwähnt, werden Blütenessenzen inzwischen in aller Welt hergestellt, überall findet man für die
Region typische Pflanzen, die sich für die Bereitung der Essenzen
eignen.
Eine vorstellbare und durchaus wünschenswerte Entwicklung wäre die
eines "Welt-Systems" aus übergeordneten Blütenessenzen, die an allen
Orten der Welt ihre Wirkung entfalten und die man mit den örtlichen
kombinieren könnte. Jedoch sollte solch ein System gewisse Grenzen
rein zahlenmäßig nicht überschreiten, mehr als 100 Blütencharakte-
risierungen kann sicherlich niemand im Kopf behalten, wenn er nicht
nur rein oberflächlich zu jeder Blüte zwei, drei Stichworte auswendig
lernen will. Vermutlich würden es eher noch weniger als 100 sein. Ein
Homöopath sagte mir einmal, als solcher müsse er 50 – 60 homöopathische Mittel wirklich gut kennen, eine ganze Reihe dazu noch
oberflächlich, den Rest müsse er einfach nachschlagen.
Wer jedoch als unermüdlicher Sucher stets Ausschau nach weiteren,
ihm noch unbekannten Essenzen hält, dem sei gesagt, daß es für ihn
noch eine ganze Menge zu entdecken gibt.
In den USA gibt es nicht nur die Flower Essence Society mit ihren drei
24er Blütensets und etwa 100 weiteren ungeordneten, noch nicht
ausreichend erforschten Essenzen. Es gibt auch die bereits erwähnten
Yoga-Anhänger mit ihren 21 Master's Essenzen.
Dann gibt es noch die Flower Connection in Santa Fe, die es auf über
200 eigene Blütenessenzen bringt, und die Pegasus Leute, die mindestens ebenso viele herstellen.
Damit nicht genug: Am anderen Ende der Welt, in Australien, stellt die
Living Essences von Vaasudeva Barnao etwa 60 verschiedene Blütenessenzen her, Ian und Kristin White haben 22 australische Busch-
Blüten entwickelt, Roy Victor Love ein gutes Dutzend eigener Blüten.
Ich weiß noch von Leuten in der Schweiz und in Alaska, die wiederum andere Blüten für ihre eigenen Essenzen benutzen, und vermutlich gibt es noch eine Menge mehr, von denen ich noch nicht
gehört habe.
Für die ganz, ganz Interessierten finden sich im Adressenteil einige
Anschriften, an die man sich wenden kann, wenn man mehr über die
verschiedenen Essenzen erfahren will und sie auch erwerben möchte.

## Weitere Entwicklungen

Einige amerikanische Blütenexperten behaupten, die Kraft der Blütenessenzen nehme von der Stock–Bottle– zur Einnahmeflaschen–Ebene
hin rapide ab, es sei daher sinnvoller, die Essenzen direkt aus der Stock
Bottle zu verabreichen bzw. einzunehmen.
Ich selbst kann diese Beobachtung nicht bestätigen, möchte aber den
Tip weitergeben, wie man diese Wirkungsbeeinträchtigung verhindern
könnte: die amerikanischen Kollegen empfehlen, die Einnahmeflasche
für zwei Stunden unter eine Pyramide zu stellen. Die Pyramide sollte
möglichst aus Kupfer, noch besser aus Messing, Silber oder gar Gold
hergestellt sein. Eine Seite wird in Nord–Süd–Richtung ausgerichtet,
jeweils in Höhe der Mitte der Seiten wird ein Quarzstein neben die
Pyramide gelegt, vor die Ecken jeweils ein Magnetit. Auf diese Weise
würde die unter der Pyramide befindliche Essenz erheblich mit Energie
aufgeladen, bis die ursprüngliche Wirkung der Stock Bottle erreicht sei.
Der australische Blütenkundige Vaasudeva Barnao empfand die von Dr.
Bach eingeführte Art der Essenzgewinnung als unbefriedigend, da die
Pflanzen durch das Abreißen der Blüten beschädigt und verletzt
werden, die Blüten dadurch einen Teil ihrer Kraft einbüßen. Seine
eigenen Blütenessenzen gewinnt Barnao, indem er die Pflanzen so weit
biegt, ohne sie zu knicken, bis ihre Blüten in der mit Quellwasser
gefüllten Glasschale ruhen und ihre Kraft an das Wasser abgeben
können. Er bindet sie in dieser Stellung für einige Stunden fest und
befreit sie anschließend wieder von ihrer Fessel. Auf diese Weise
bleiben auch die genutzten Pflanzen heil.
Wieder andere Blütenfans empfehlen, das Glasschälchen für die
Essenzgewinnung durch eines aus Quarz zu ersetzen. Die Quarzschale
habe größere Energien, die heilkräftige Essenz zu extrahieren.
Ein weiterer Vorschlag zur Nutzung der Blütenkraft kommt wieder
durch die Flower Essence Society und beruht auf der Tatsache, daß
viele Blütenpräparate auch äußerlich angewendet werden können und
ihre Wirkung durch die Haut hindurch entfalten. Da eine Schicht der
äußeren Haut jedoch wasserabweisende Eigenschaften hat, hingegen
Fett aufnimmt, gewinnt die FES bestimmte Essenzen nicht in Quellwasser, sondern in Öl, am besten eignen sich dafür Oliven–, Mandel-
oder Jojoba–Öl. Diese Öl–Essenzen können dann am besten für
Massagen eingesetzt werden, vor allem das Dandelion–Öl wirkt
muskelentspannend, St. John's Wort (Johanniskraut–) Öl ist ja bereits

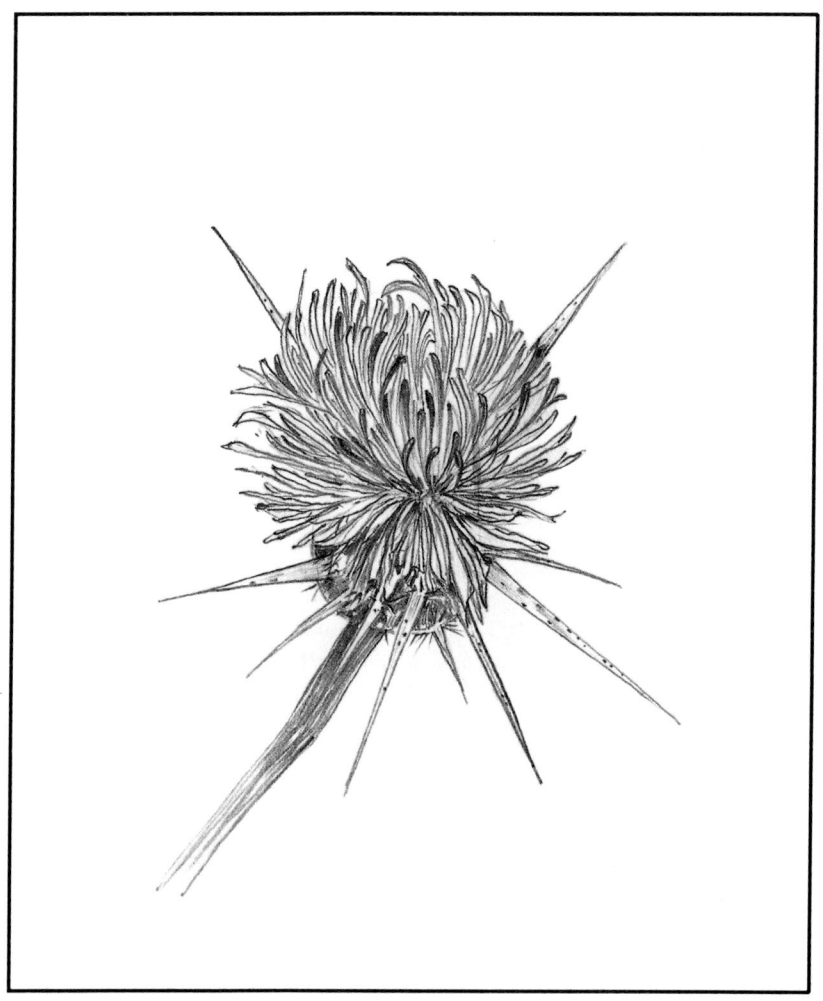

*Star Thistle*                *Centaurea*                *Sonnwend –*
                             *solstitialis*              *Flockenblume*

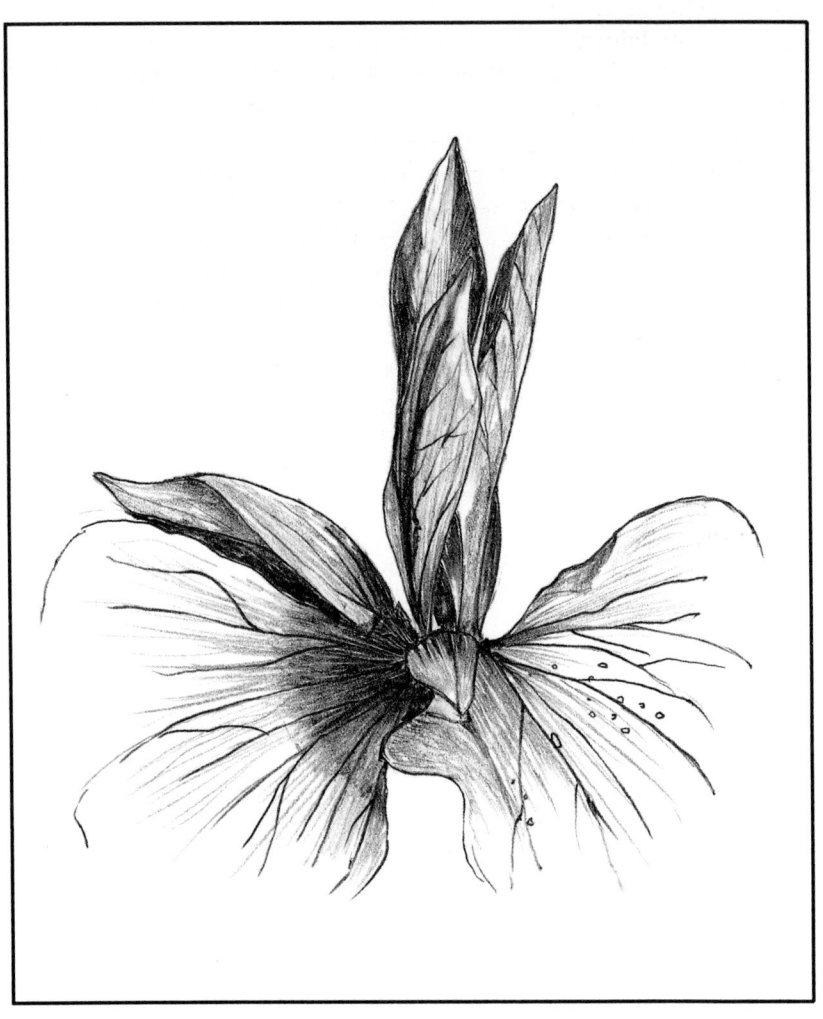

*Trillium*          *Trillium*          *Dreiblatt*
                    *chloropetalum*      *Waldlilie*

bekannt als guter Hautschutz, weiter werden noch ein Mugwort- und ein Calendula-Öl so hergestellt.

Und schließlich entfernt man sich immer weiter von dem, was Dr. Bach vor 50 Jahren vorgegeben hat, und stellt ganz neue Essenzen nicht mehr aus Blüten, sondern aus Edelsteinen her. Hier entsteht eine Synthese aus der bekannten Edelsteintherapie und der Blütentherapie. Die Edelsteinessenzen werden allesamt nach der Bach'schen Kochmethode bereitet, und zwar mit Hilfe destillierten Wassers und nicht mehr Quellwasser, da im Wasser enthaltene Mineralien die Kraftübertragung der Edelsteinenergie auf das Wasser behindern würde. Anstelle der bisher zu Meditations- oder Heilzwecken genutzten Edelsteine kann man nun die Essenzen einnehmen, was für viele Skeptiker unter den Patienten eine eher akzeptable Therapieform darstellt.

Auch für Patient X? Der allerdings hat sich mittlerweile aus dem Staub gemacht, hat endgültig die Nase voll von all den Therapeuten und sich entschlossen, sich jetzt selbst zu heilen.

Und genau darum war es ja von Anfang an gegangen...

# Inhaltsverzeichnis

# LITERATUR

über Kalifornische Blütentherapie:

Katz Richard/Kaminski Patricia: *Blütenessenzen – Repertorium ihrer Wirkungsweisen;* LAREDO VERLAG, München 1989
Kräftner Hildegard: *Die californischen Blütenessenzen;* Selbstverlag, Steyerberg 1987
Luetgebrune Barbara: *Handbuch der Kalifornischen Blütentherapie;* Windpferd Verlag Durach 1987
Thelesklaf Herbert: *Blüten heilen Kinderseelen;* LAREDO VERLAG, München 1991.

über Bach–Blütentherapie:

Bach Edward: *Gesammelte Werke;* Aquamarin Verlag, Grafing 1988
Bach Edward: *Blumen, die durch die Seele heilen;* Heinrich Hugendubel Verlag, München 1981
Bach Edward/Petersen Jens–Erik R.: *Heile dich selbst mit den Bachblüten;* Knaur Verlag, München 1988
Barnard Julian: *Blüten für die Seele;* Integral Verlag, Wessobrunn 1987
Blome Götz: *Mit Blumen heilen;* Verlag Hermann Bauer, Freiburg 1985
Chancellor Philip M.: *Das große Handbuch der Bachblüten;* Aquamarin Verlag, Grafing 1988
Damian Peter: *Astrologie und Bach–Blütentherapie;* Aquamarin Verlag, Grafing 1987
Lindenberg Anne: *Bach–Blütentherapie für Haustiere;* Econ Taschenbuch Verlag, Düsseldorf 1988
Kraaz Ingrid S./von Rohr Wulfing: *Die richtige Schwingung heilt;* Goldmann Verlag, München 1989
Krämer Dieter: *Neue Therapien mit Bachblüten;* Ansata Verlag, Interlaken 1989
Scheffer Mechthild: *Bach Blütentherapie;* Heinrich Hugendubel Verlag, München 1981
Scheffer Mechthild: *Erfahrungen mit der Bach Blütentherapie;* Heinrich Hugendubel Verlag, München 1984
Scheffer Mechthild: *Selbsthilfe durch Bach Blütentherapie;* Wilhelm Heyne Verlag, München 1988
Vlamis Gregory: *Die heilenden Energien der Bach–Blüten;* Aquamarin Verlag, Grafing 1987
Weeks Nora: *Edward Bach;* Heinrich Hugendubel Verlag, München 1988

englischsprachige Literatur:

Evans Jane: *Introduction to the Benefits of Bach Remedies*
Flower Essence Society: *Affirmation Brochure*, Nevada City, USA
Gurudas: *Flower Essences and Vibrational Healing*
Wheeler F. J.: *The Bach Remedies Repertory*

angrenzende Gebiete:

Carrington Patricia: *Das große Buch der Meditation;* Scherz Verlag,
München 1980
Drury Nevill und Susan: *Handbuch der heilenden Öle, Aromen und Essenzen;*
Windpferd Verlag, Durach 1989
Foucault Michel: *Psychologie und Geisteskrankheit,* Suhrkamp Verlag,
Frankfurt 1968
Freitag Erhard F.: *Kraftzentrale Unterbewußtsein;* Goldmann Verlag,
München 1983
Garfield Patricia: *Kreativ Träumen;* Ansata Verlag, Interlaken 1980
Gurudas: *Gem Elexirs and Vibrational Healing*
Hoffmann: *Handbuch des autogenen Training;* Deutscher Taschnbuch Verlag,
München 1977
Schultz Johannes H.: *Übungsheft für das autogene Training;* Georg Thieme
Verlag, Stuttgart 1935
Tietze Henry G.: *Imagination und Symboldeutung;* Ariston Verlag, Genf 1985
Toth Max/Nielsen Greg: *Pyramid Power;* Herrmann Bauer Verlag,
Freiburg 1977
Vollmar Klausbernd: *Fahrplan durch die Chakren;* Werkstatt Edition,
Happingen 1985
Wilson Annie/Beck Lilla: *Farbtherapie;* Scherz Verlag, München 1981
Yogananda Paramahansa: *Autobiographie eines Yogi;* Otto Wilhelm Barth
Verlag, München 1950

# ADRESSEN DER HERSTELLER DER BLÜTENESSENZEN

Kalifornische Blütenessenzen:
Flower Essence Services
P. O. Box 1769
Nevada City, CA 95959, USA

Yoga– oder Master's Essenzen:
Ananda World Brotherhood Village
14618 Tyler Foote Road
Nevada City, CA 95959, USA

Bach–Blütenessenzen:
Bach Flower Remedies Ltd.
Dr. E. Bach Centre
Mount Vernon, Sowell Wallingford
Oxfordshire, OX10 OPZ, Great Britain

Informationen über die Entwicklung deutscher Blütenessenzen:
Verein zur Förderung pflanzlicher Hausmittel e. V.
Ginsterweg 11
D–3074 Steyerberg
Tel. (05764)16 59

Weitere amerikanische Blütenessenzen:
Santa Fe Flower Connection Inc.
914 Baca, Suite B
Santa Fe, New Mexico 87501, USA
Tel. (505)984 11 71

Alaskan Flower Essence Project
1153 Donna Drive
Fairbanks, AK 99712, USA

Amerikanische Blütenessenzen und GEM Elixiers (Edelsteinessenzen):
Pegasus Products
P. O. Box 228
Boulder, CO 80306 USA

Australische Blütenessenzen:
Australian Bush Flower Remedy Society
P. O. Box 531, Spit Junction
N. S. W. 2088, Australia
Tel. (02)905 65 95

Bezugsbedingungen und –adressen für Blütenessenzen für die Bundesrepublik, Österreich und die Schweiz durch den Verlag.

Richard Katz/Patricia Kaminski

# Blütenessenzen

## Repertorium ihrer Wirkungsweisen

Sanfte Therapien nehmen mehr und mehr an Bedeutung zu. In der heutigen Zeit erkennt man dies an einer zunehmenden An-zahl von Veröffentlichungen über "Bach-Blüten", Blumen die durch die Seele heilen.

Blütenessenzen sind Katalysatoren für die Seele. Sie vermögen durch direkte und ausschließliche Einwirkung auf die Seele von Mensch, Tier und Pflanze, deren physische (körperliche) Leiden zu beeinflussen. Mehrmals am Tag angewendet, können sie un-sere inneren Heilkräfte aktivieren.

Zur weiterführenden Forschungsarbeit über das Thema Heilung mit Blütenessenzen hat sich vor ca. 10 Jahren in Kalifornien eine Gruppe interessierter Menschen unter der Führung eines Psychologen gebildet. Diese Gruppe hat seither eine große Zahl Blütenessenzen erforscht und über die Ergebnisse das "Flower Essence Repertory" geschrieben. Es wurde ein ausführliches Nachschlagewerk mit über 1 400 Eintragungen sowohl über die "kalifornischen" als auch die 38 Bach-Blüten und ist vorzüglich zur sicheren Auswahl der richtigen Blütenessenzen sowohl für den Therapeuten als auch den Patienten geeignet.

Teil 1 des Repertoriums in deutscher Sprache gibt einen generellen Überblick über ca. 200 Symptomstichworte. Jeweils in kurzen Sätzen werden die "positiven" wie auch die "negativen" Qualitäten beschrieben.

Teil 2 enthält in alphabetischer Reihenfolge ca. 120 Blütenessenzen, sowie die Stichworte unter denen sie in Teil 1 zu finden sind und eine kurze Beschreibung ihrer Wirkungen.

ISNB 3-927518-00-X

Herbert Thelesklaf

# Blüten heilen Kinderseelen

In unserer modernen technologischen 'Kultur' erleben viele Kinder so etwas wie einen Schock, wenn sie in die irdische Umwelt eintreten, in der die Qualitäten der Natur zunehmend verändert und gestört sind. Es gibt viele Wege, Kindern zu helfen, ihre inneren Kräfte in der physischen Welt harmonisch zu entwickeln. Aber eine natürliche Therapie, die auf der 'Muttersprache' der Blüten gründet und über die Seele wirkt, ist sicherlich eine der sanftesten und angemessensten.

Besonders in der Therapie von Kindern (und des Kindes in jedem von uns) scheint es wichtig zu sein, die Bedeutung der Seele zu verstehen. Kinder sind ja noch so offen und aufnahmefähig für subtile Einflüsse. Deshalb sind Blütenessenzen bei Kindern von so großer Wirksamkeit. Therapeuten berichten, daß Kinder auf die passende Essenz sehr positiv und außergewöhnlich und häufig in kürzerer Zeit als Erwachsene reagieren. Das Buch "Blüten heilen Kinderseelen" richtet sich in erster Linie an die Eltern. Es soll aber auch Therapeuten Hinweise geben, welche Blütenessenzen besonders für Kinder ausgewählt werden können. Eine Sammlung ausgewählter Fallbeispiele ergänzt das Werk.

ISBN 3-927518-02-6

Hans Höting

# Kraftquell Gedanke

### Gedankenkraft schafft Lebenskraft

Der Rolle des Geistes und der Energie bei der Vorbeugung und Heilung von Krankheiten wird von der Medizin eine immer größere Bedeutung zugemessen.
Hans Höting hat als Heilpraktiker bald erkannt, daß die wirkliche Ursache vieler Erkrankungen im geistig-energetischen Bereich zu suchen ist und daß echte, dauerhafte Heilung nur zu erreichen ist, wenn die Therapie hierauf abgestellt wird.
Das Buch "Kraftquell Gedanke" ist voll von theoretischen Hinweisen und praktischen Übungen zur Vorbeugung und Selbstbehandlung von Krankheiten. Dabei verbindet der Autor ganz bewußt die Verbindung von Witz und Weisheit.Damit will er den Leser auf zweierlei hinweisen:
1. Geistheilung hat nichts mit den oft frömmelnd, geheimnisvoll, fanatisch praktizierten, esoterisch angehauchten Heilbotschaften einiger selbsternannter Meditationsfreaks und Heilgurus zu tun. Geistheilung muß lebensnah bleiben, so, wie es der Humor ist.
2. Der Humor als Therapie durch eine ungewöhnliche Kombination von Witz und Weisheit.
Weil es hierbei um grundlegende Erkenntnisse und Lebensge-setze geht, gibt das Buch ganz nebenbei viele Anregungen zur Bewußtseinsbildung, zum Thema "Positive Lebenseinstellung" und "Lebensmeisterung", unterstützt durch viele Aphorismen.
Es ist ein ungewöhnliches Buch, flüssig, praxisnah, interessant geschrieben. Es wendet sich an alle mit dem Ziel der Bewußtseinserweiterung, Verbesserung der Lebensqualität und der Festigung der eigenen Gesundheit. Vor allem aber sei das Buch Kranken empfohlen. Es zeigt ihnen neue Perspektiven auf, mit dem Schicksal Krankheit besser fertig zu werden.

ISBN 3-927518-10-7

Gisela Friebel/Dr. med. Klaus Hoffmann

# *Nahrung für deine Seele*

Die Autoren beschäftigen sich in ihrem Buch mit psychischen Erkrankungen aus der Sicht der Ganzheitsmedizin. Mit einer Fülle von Material legen sie dar, daß psychische Erkrankungen nicht Schicksal sind, sondern daß es mit den Methoden der Natur-heilkunde gelingt, vielen dieser unter Allopathika zum Siechtum Verdammten zu helfen. Sie stellen das Problem "Psychische Erkrankung" mitten hinein in unsere heutige Situation der Um-weltverschmutzung, Nahrungsmittelverfälschung, modernen, materialistisch ausgeprägten Lebensführung. Sie weisen nach, daß psychische Erkrankungen in den meisten Fällen nicht seelisch bedingt, sondern aus der Sicht dieser Problemkreise zu sehen und auch anzugehen sind.

"Nahrung für deine Seele" ist ein ungewöhnliches Buch. Es packt ein hochaktuelles Thema in unkonventioneller Weise an. Von Alkoholismus über Besessenheit, Depression, Paranoia, Ernäh-rungsfehler, moderne Psychopharmaka, Vitaminmangelzustände bis hin zur Zöliakie wird alles abgehandelt, was für die Betroffenen interessant ist. Es ist in erster Linie eine Hilfestellung für verzwei-felte Angehörige psychisch Erkrankter. Aber auch Therapeuten, die wirklich helfen wollen, können damit arbeiten. Die Autoren verweisen auf vollkommen neue Wege, die jeder gefahrlos gehen kann. Das Buch nennt die richtigen Nährstoffe und Verfahren, wie man psychisch Kranken wirklich helfen kann.

Da es sich hier um ein so brisantes Thema handelt, kommen auf weiten Strecken Fachexperten zu Wort. Auch werden ganz konkrete Hinweise gegeben, wo man Hilfe bekommen kann.

ISBN 3-927518-01-8

Maruschi Adamah Magyarosy

# Vom Ozean zum Gipfel

### Teil 1: Unterwegs mit der Sehnsucht
### Teil 2 Der Eremit und Ich

M. A. M. beschreibt das Indien hinter dem Indien, gesehen, gehört, wahrgenommen mit anderen Augen, mit anderen Ohren, denn die Seele Indiens läßt sich weder "touristisch" noch durch "Guru-Shopping" erfassen. sie will erlebet und erfühlt sein, mit dem ganzen Herzen, nicht nur mit den Augen. Und das ist ein Prozeß, der nicht in einer zweiwöchigen "Sight-Seeing-Tour" geschieht. Über die Begegnung mit herausragenden spirituellen Persönlichkeiten und Lehrern erlebt M. A. M. ihre persönlichen Prozesse, die sie dem interesseirten Leser in ihrer originellen Art und Weise mitteilt. Besonders berühtend ist der zweite Teil, die unmittelbare Begegnung mit dem Sannyasin, der ihr in persönlicher Weise das vermittelt, was sie zeitweise bereits auf ihrer äußeren und inneren "Pilgerreise" vom Ozean zum Gipfel erlebt hat. Sie erfährt eine innere Neuwerdung – und das wichtigste: Liebe kommt nicht von außen – sie ist weder an Normen, noch an Konfessionen, noch an Konventionen gebunden. sie kennt kein Gesetz, kein Alter, kein Geschlecht, keine Rasse. Sie ist kein Spiel für Feiglinge und Schwächlinge. Sie wird aus unserem Bewußtsein geboren. Sie kann nur in Freiheit bestehen und sich entfalten. Und doch verbindet sie alles... denn um der Liebe willen ist die Schöpfung entstanden und um der Liebe willen wird sie aufrechterhalten..."

ISBN 3-927518-11-5

Dozent Dr. Karl Nowotny

# Mediale Schriften

### Mitteilungen eines Arztes aus dem Jenseits.

Dozent Dr. Karl Nowotny war Facharzt für Psychiatrie, Neurologie und Individualpsychologie an der Universitätsklinik in Wien. Zahlreiche wissenschaftliche Arbeiten wurden von ihm veröffentlicht. Nach seinem Tode meldete er sich über sein Medium Grete Schröder, um seine Vorträge niederzuschreiben.

Die "Medialen Schriften" wenden sich an jeden Menschen. In einfacher und klarer Sprache stellen sie die Zusammenhänge mit dem Jenseits dar und weisen Wege zu einer guten Lebensauffassung im Diesseits.

Themen wie Umgang mit Spiritismus, Verwandtschaft aus irdischer und jenseitiger Sicht, bewußtes Verlassen des materiellen Körpers und die Gefahren, die damit verbunden sind, mit Hilfe von Geistärzten durchgeführte Operationen und vieles mehr.

Themenschwerpunkte in Band 1

Geistwesen und geistige Tätigkeit.
Die kranke Seele als Ursache jeder Krankheit.
Freiheit des Willens und Persönlichkeit.
Zusammenwirken von Seele, Geist und Körper.
Die Seele, der Sitz des Gefühlslebens und Motor für alle Lebensäußerungen.
Von den äußeren Einflüssen auf die Seele. Besessenheit und ihre Heilungsmethoden.
Grundlagen für die Entfaltung der Lebenskraft.
Vom Hinübergehen ins jenseitige Leben und vom notwendigen Wissen um die Zusammenhänge.
Beschäftigung mit Spiritismus und ihre Gefahren.
Verkehr mit der Geisterwelt und ihre Gefahren.
Die mediale Betätigung und die Berufung dazu.

ISBN 3-927518-03-4